Heike Schweden

POWER-HEALING

Verändere dein Leben
Aktiviere deine eigene Kraft

Haftung

Die Informationen dieses Buches sind nach bestem Wissen und Gewissen dargestellt. Sie ersetzen nicht die Betreuung durch einen Arzt, Heilpraktiker oder Psychotherapeuten, wenn Verdacht auf eine ernsthafte Gesundheitsstörung besteht. Weder Autorin noch Verlag übernehmen eine Haftung für Schäden irgendwelcher Art, die direkt oder indirekt aus der Anwendung des Inhalts dieses Buches entstehen könnten.

Bitte fordern Sie unser kostenloses Verlagsverzeichnis an:

Smaragd Verlag
In der Steubach 1
57614 Woldert (Ww.)
Tel.: 02684-97848-10
Fax: 02684-97848-20
E-Mail: info@smaragd-verlag.de
www.smaragd-verlag.de

Oder besuchen Sie uns im Internet unter der obigen Adresse.

© Smaragd Verlag, 57614 Woldert (Ww.)
Deutsche Erstausgabe Juni 2011
Cover: © Logo: Heike Schweden
© Sergey Galushko - Fotolia.com
© Hellen - Fotolia.com
Umschlaggestaltung: preData
Satz: preData
Printed in Czech Republic
ISBN 978-3-941363-50-2

Heike Schweden

POWER-HEALING

Verändere dein Leben
Aktiviere deine eigene Kraft

Ein Buch für Menschen, die in ihrer
Selbstverantwortung leben wollen.

Eine Methode, die JEDER leicht und schnell
erlernen kann.

Smaragd Verlag

Über die Autorin

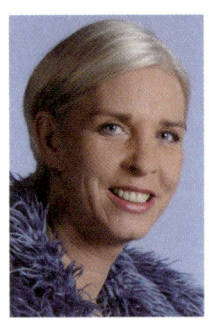 Heike Schweden ist Jahrgang 1965, Mutter von drei Kindern und lebt am Bodensee.
Sie arbeitet als Beraterin/Coach und Heilerin und ist Urheberin und Lehrerin von POWER-HEALING.

www.power-healing.de

Danksagung

Für meine wundervollen Kinder
Geraldine,
Vincent,
Tristan

und meine Mum, Heide Domay.

Besonderen Dank an meine Wegbegleiter:

Nicole Windmann,
Susanne Tweer,
Katja May,
Christoph Härle,
Peter Bodenmiller,
Dr. Klaus Schild,
Andrea Kaiser,
Reiner Greif,
Alexander Müller

und

Xavier Naidoo, dessen wundervolle Musik während der
ganzen Zeit des Schreibens lief und mir sehr viel Kraft, Mut
und Ausdauer gegeben hat.

Für die Realisierung dieses Buches bedanke ich mich bei all den Menschen von ganzem Herzen, die ich mit meiner Botschaft berühre, die mich so wundervoll begleiten, unterstützen und motivieren und bei denen ich so sein kann, wie ich bin.

Inhalt

8

Vorwort

Mein Leben schien komplett aus den „Fugen zu geraten",
als ich mich im November 2002 von dem Vater meiner drei Kinder trennte und mit ihnen gemeinsam aus der ehelichen Wohnung auszog. So vieles entwickelte sich anders, als ich damals
dachte.

Die Lebenssituation wurde für mich immer schwieriger, und
ich hielt es für besser, mit meinen Kindern auf die andere Seite
des Bodensees zu ziehen.

Deshalb suchte ich ein für uns passendes Haus, in das wir
im August 2003 einzogen.

In dieser Zeit hatte ich eine Firma mit sechzehn Mitarbeitern und konnte gut davon leben. Doch nach dem Umzug war
es mir kaum noch möglich, in dem Umfang für meine Firma da
zu sein, wie es nötig gewesen wäre, und so kam es, dass ich
mein Unternehmen Ende 2003 schließen musste. Von diesem
Zeitpunkt an war ich zum ersten Mal in meinem Leben ausschließlich Hausfrau und Mutter ohne zusätzliche Perspektiven
und erlebte viele tiefe Depressionen.

Im Mai 2004 erzählte mir ein Freund, dass er an einem
Seminar in Speyer teilgenommen und dort die Geistheilungs-
technik „Thetahealing" erlernt hatte. Bis dahin hatte ich keinerlei
spirituelle Erfahrungen, wusste aber sofort, dass ich unbedingt
auf dieses Seminar gehen musste, wozu ich im August 2004 bei
Karin Eischer die Gelegenheit hatte.

Nach kurzer Zeit war ich völlig begeistert und sehr erstaunt
darüber, welche Fähigkeiten in mir steckten. Da ich noch mehr
wissen wollte, nahm ich auch gleich noch an der Supervision
teil.

Als ich zurück nach Hause kam, nahm ich alles anders wahr. Ich betrachtete mein Leben neu und erlebte täglich mehr Frieden in mir. So begegneten mir immer wieder Menschen mit verschiedenen Beschwerden und Krankheiten, und für mich war es völlig klar, dass ich ihnen helfen konnte, auch wenn ich anfangs noch sehr unsicher war.

Keine Hilfe anzubieten war für mich unmöglich, denn ich wusste nun von Dingen, die viele Menschen durch unsere Kultur und unser kollektives Bewusstsein vergessen hatten. Deshalb bot ich immer wieder an, auf der spirituellen Ebene nach den Ursachen von Krankheiten oder Beschwerden zu schauen, und die meisten Menschen ließen sich darauf ein.

Nach kurzer Zeit arbeitete ich fast täglich mit mir und anderen Menschen und konnte so sehr viel „üben". Jedes Mal war ich erstaunt und tief berührt, was alles geschah. Mir und auch den anderen ging es danach sehr viel besser, und ich erlebte zum ersten Mal tiefe Erfüllung bei meiner Arbeit.

Durch all diese Erlebnisse brannte es in mir, noch mehr Informationen zu bekommen und zu lernen, vor allem aber, dieses „Wissen" weiterzugeben. Mein größter Wunsch war damals, die Lehrerausbildung für Thetahealing bei Vianna Stibal in Los Angeles zu absolvieren, doch zu dieser Zeit hatte ich große finanzielle Probleme und, vor allem, existenzielle Ängste. Das Seminar, das ich besuchen wollte, war auch noch zu einer Zeit, in der die Kinder Schule hatten. Außerdem hatte ich große Angst davor, weil meine Englischkenntnisse nicht gerade „enorm" waren.

Zum ersten Mal manifestierte ich einen Wunsch und visualisierte all das, was für mich wichtig war, und kurze Zeit später bekam ich eine Rückzahlung von einem Amt mit genau dem

Geldbetrag, den ich für mein Vorhaben brauchte. Nach einigen Tagen traf ich die Mutter einer Bekannten und erzählte ihr, dass ich für einige Tage eine Kinderbetreuung bräuchte, und sie bot sich sofort an.

Ende Januar 2005 flog ich nach Los Angeles und absolvierte dort meine Lehrerausbildung. Die wundervollen Erlebnisse, die ich dort hatte, begleiten mich bis heute, denn dadurch habe ich meinen eigenen Weg gefunden. Nach meiner Rückkehr kamen nun auch immer mehr Klienten auf Empfehlung zu mir, und Ende Mai 2005 gab ich mein erstes Seminar mit drei Teilnehmern.

Während meiner Arbeit bekomme ich ständig neue Informationen und Wege gezeigt, und die Vorgehensweise ist mittlerweile sehr einfach geworden, da ich täglich mehr die Grenzenlosigkeit und das tiefe Vertrauen in mich, in mein „Höheres Selbst" und in meine „höchste schöpferische Kraft" erfahre.
Alles, was mir bei Thetahealing nicht klar war oder mir sogar Angst machte, wie zum Beispiel etwas falsch zu machen, wurde und wird mir immer wieder so gezeigt, dass es für mich, meine Klienten und meine Seminarteilnehmern klar und einfach ist.

So gab ich damals nicht nur die ursprünglich erlernte Methode an meine Seminarteilnehmer weiter, sondern all mein Wissen, das sich zusätzlich zeigte. Ich fühlte jedoch, dass die Seminarunterlagen, die ich zu dieser Zeit noch weitergab, für mich immer weniger authentisch waren und bekam ständig von meiner „allumfassenden Kraft in mir" die Durchsage: „Geh deinen eigenen Weg." Gleichzeitig sagten mir viele Seminarteilnehmer und Freunde: „Das, was du lehrst, ist deins, das bist du! Schreibe ein Buch und finde deinen Namen dafür!" Also fing ich an, mein erstes Anwenderhandbuch zu schreiben, und kurze Zeit darauf bekam ich auch den Namen für diesen Weg: POWER-HEALING.

„Eigentlich" wollte ich unbedingt einen deutschen Begriff, doch da sich der oben genannte Name immer wieder „aufdrängte", fing ich an zu recherchieren und stellte fest, dass für diesen Namen die interessantesten Internetadressen (Domains) frei waren und bisher keine Marke unter diesem Begriff eingetragen war. So fiel mir die Entscheidung leicht, die Marke eintragen zu lassen und die Domains zu registrieren, denn dies war ja wohl kein „Zufall".

Seit Februar 2006 gebe ich nun POWER-HEALING-Seminare.

Bis heute ergänze und verändere ich ständig mein Unterrichts-, Beratungs- und Behandlungskonzept, denn durch meine Arbeit und meine persönliche Entwicklung sehe ich immer wieder permanent neue Wege, und so entstehen immer wieder noch leichtere Anwendungen.

Eine der bisher für mich zum Teil schwersten, erstaunlichsten aber auch wundervollen und sehr entscheidenden Entwicklungsprozesse erlebe ich seit Januar 2009. All die „Überraschungen" die sich zeigten, waren manchmal kaum auszuhalten, da auch ich immer wieder in meine doch so bekannten Strukturen, zumindest für kurze Zeit, zurückkehrte. Obwohl ich „eigentlich" genau weiß, wie es geht und dadurch mein Leben schon so oft mit Erfolg leben und auch verändern konnte.

Partnerschaften lösten sich, Freunde gingen, einer meiner großen Wünsche hatte kein Fundament mehr (auch wenn ich weiß, dass etwas Besseres kommen wird), und eine „Krankheit" zeigte sich. Zusätzlich neue Partnerschaften, neue Freunde, neue Geschäftsideen, neue Visionen.

In all dieser Zeit voller Ängste, Depressionen, manches Mal zu viel Alkohol und Zigaretten, kam immer wieder das tiefe Gefühl: „Schreib endlich dein Buch!" Doch dabei erlebte ich auch wieder Gefühle wie Angst vor Ablehnung, Angst, zu versagen.

Jedoch hatte ich bei all meinen Depressionen in dieser Zeit immer wieder das tiefe Gefühl: „Du hast den Menschen eine Botschaft zu geben!" POWER-HEALING ist JETZT der Weg für so viele Menschen, die das neue Bewusstsein erleben wollen, um in ihre Selbstverantwortung zu gehen!

Gerade weil ich diese Depressionen noch einmal so tief erlebte, stellte sich auch immer wieder das Gefühl ein: „Hinterlasse dein Wissen in dieser Leichtigkeit und Einfachheit, wie du es lehrst und auch so oft leben kannst. Für die Menschen, die es leben wollen – und für deine Kinder, die es eines Tages verstehen werden."

So fing ich an, mein Buch zu schreiben. Tag und Nacht arbeitete ich daran. In dieser Zeit hatte ich keinen „normalen" Tagesablauf mehr. Manchmal wurde ich morgens um 3.00 Uhr wach und schrieb bis zum Nachmittag, ging wieder schlafen und schrieb in der folgenden Nacht weiter. Da ich in all den Jahren, in denen ich Seminare gab, ein Anwenderhandbuch erstellt hatte, an dem ich immer wieder die Veränderungen der Methode beschrieb, hatte ich eine gute Grundlage für mein Buch.

Oft war ich erstaunt, was ich, seit POWER-HEALING in mein Leben gekommen ist, erlebt habe und wie einfach und wirkungsvoll die Anwendungen sind. So erfuhr ich mit jeder Seite, die ich schrieb, immer wieder auf intensive Weise meine eigene Heilung. Seitdem fühle ich mich gesund und kraftvoll, auch wenn sich hin und wieder erstaunliche Situationen zeigen, die ich jedoch wieder in der Einfachheit erleben, stehen lassen und/ oder verändern kann.

In dieser Zeit nahm ich Kontakt mit dem ausZeit-Verlag auf, und der Verleger erklärte sich bereit, mein erstes Buch zu veröffentlichen. Da der Schwerpunkt des Verlages jedoch auf e-books und Hörbücher liegt, stellte er das Buch auch einem befreundeten Verlag, dem Smaragd Verlag vor. Dort war man ebenfalls sehr daran interessiert, das Buch zu veröffentlichen, allerdings bat man mich darum, das Manuskript noch mehr auszuarbeiten. Nach einem gemeinsamen Treffen mit beiden Verlagen kamen wir überein, dass der ausZeit-Verlag das ebook und das Hörbuch und der Smaragd Verlag die gedruckte Version veröffentlichen würde. Wie wunderbar doch alles gefügt ist. An dieser Stelle möchte ich den beiden Verlagen von ganzem Herzen danken.

In meiner Wahrnehmung benötigen wir in der heutigen Zeit keinen personifizierten „Gott", keine Rituale, Regeln und spezielle Techniken mehr. Das einzig Wichtige ist das **Bewusstsein** zu erkennen, dass die **ALLUMFASSENDE SCHÖPFERISCHE KRAFT**, unser **ALLUMFASSENDES SEIN,** in uns selbst ist. So erkennen wir, was uns blockiert, und erlangen die Klarheit und Freiheit für das, was wir verändern möchten. Selbstverständlich kannst du jede Methode, die du bereits gelernt hast und die für dich stimmig ist, mit POWER-HEALING kombinieren, wie zum Beispiel Matrix, Quantenheilung, Familienaufstellung usw. Jedoch tu dies aus deiner Herzensliebe heraus, wenn du den Impuls dafür bekommst, in deiner authentischen Art, und nicht nach irgendwelchen Vorgaben.

Entscheidend ist, dass wir in reiner Herzensliebe, mit Achtung und Respekt, wertfrei, zum höchsten und besten Wohl „ALLER", ohne Machtmissbrauch und Manipulation, eigenverantwortlich handeln.

Mit diesem Grundsatz kann nichts „Böses" oder „Schlechtes" geschehen, und wir werden immer leichter und vertrauensvoller in unserer Eigenliebe und Eigenverantwortung leben.

Ab JETZT hast du keine Ausrede mehr, keine Zeit für deine Entwicklung zu haben, denn POWER-HEALING kannst du immer und überall anwenden, auch auf der Toilette und unter der Dusche.

Ich freue mich sehr, dir hier POWER-HEALING vorstellen zu dürfen.

Herzensgrüße

Einleitung

Liebe Leserin, lieber Leser,

in diesem Buch hast du die Möglichkeit, dich sehr intensiv und neu zu erfahren. Da ich dich energetisch in dieser Zeit begleite, habe ich das persönlichere „DU" gewählt.

Bei Anleitungen, die du auch mit anderen Menschen machen kannst, verwende ich das Wort „Klient", da es für die Formulierungen einfacher ist.

Du wirst eine neue Welt erleben, die dich immer mehr in die „Grenzenlosigkeit" deines Seins begleitet.

Es sind viele Anwendungen beschrieben, die du selbst durchführen kannst, und du wirst immer wieder erstaunt sein, was du alles „wahrnehmen" wirst.

Viele Menschen sprechen von „Hellsichtigkeit". Hier wirst du die Erfahrung machen, dass wir ALLE „hellfühlig", „hellsichtig" und „hellhörig" sind.

Bei jedem Menschen sind diese Wahrnehmungen unterschiedlich ausgeprägt, aber mit etwas Übung erweitern sich die Fähigkeiten, und dann sind die Wahrnehmungen so klar, dass du nicht mehr darüber nachdenkst, ob du sie gesehen, gefühlt oder gehört hast. Manche schmecken und/oder riechen auch während ihren „Wahrnehmungen".

„Sehen" kann bedeuten, dass du reale Bilder oder Farben bekommst, die dir die Informationen geben werden, die du benötigst.

Manche hören eine Stimme, die entweder klar und deutlich ist, oder sie nehmen plötzlich einen Gedanken wahr, der sich auch durch einzelne Worte ausdrücken kann.

Einige Menschen nehmen auch körperlich wahr, indem sie einen Druck oder leichten Schmerz an der Stelle spüren, an dem eine andere Person etwas hat. Keine Sorge! Sollte dir etwas unangenehm sein, musst du es nicht aushalten, du kannst es sofort abstellen und um andere, klare Wahrnehmungen bitten.

Das Entscheidende bei allen Wahrnehmungen ist, dass du darauf achtest, was du dabei fühlst, denn dadurch bekommst du die meisten Informationen.

Verlasse dich während deiner Behandlungen auf deine Emotionen und interpretiere nicht, was du siehst, denn sonst bist du vielleicht in deinem Ego oder in deiner Moral.

Denke immer daran: Jede Wahrnehmung ist richtig!

Du wirst immer die Informationen bekommen, die du verstehst und in Zusammenhang bringen kannst. Generell bekommst du immer das, was du auch verkraften und verarbeiten kannst.

Bei unserem Weg werden wir immer wieder gefordert, jedoch nicht überfordert!

Alle unsere Begegnungen, Erfahrungen und Situationen sind von uns selbst inszeniert. Deshalb sind wir auch immer wieder in der Lage, ALLES zu verändern.

POWER-HEALING kann jeder! Ich bin sicher, dass wir uns nur an etwas erinnern, das bereits in uns ist.

Lass dich auf das spannende Erlebnis ein, dich neu zu entdecken. So wirst du sehr viel von dir selbst erfahren.

ALLES IST MÖGLICH! Es liegt nur an deiner Vorstellungs-kraft.

Deine Wahrnehmung und das Gefühl von reiner, allumfassender Liebe zu dir selbst und anderen gegenüber werden sich immer mehr steigern.

Du brauchst keinen „Meister", du bist selbst ein Meister!

Von Herzen gern möchte ich dir die Möglichkeit geben, zu erfahren, was in dir steckt. Denn mit POWER-HEALING kann JEDER seinen EIGENEN authentischen Weg finden. Gestalte dein Leben ganz nach deinen Vorstellungen, mit mehr Leichtigkeit und Lebensfreude.

Kleines Basiswissen

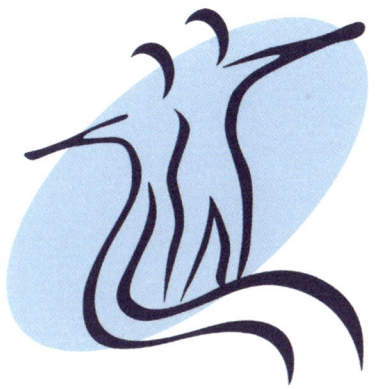

Wodurch entsteht die Realität?

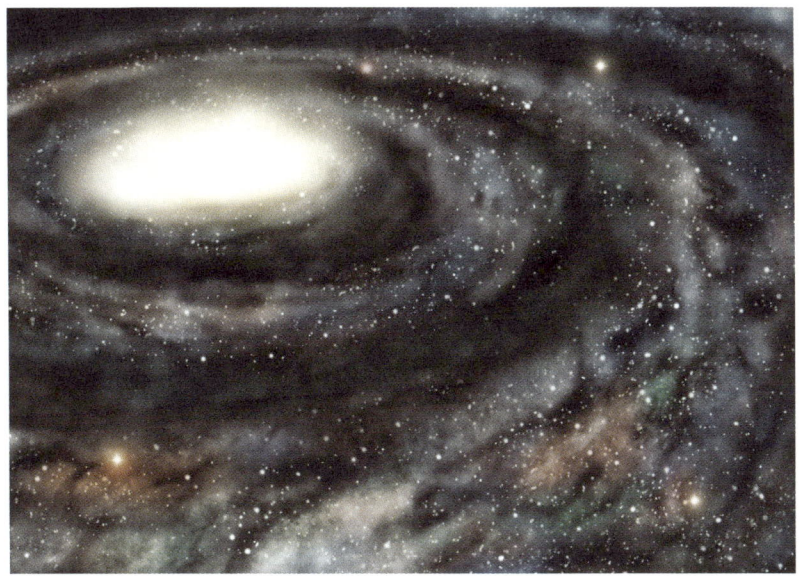

Täuschung oder Wirklichkeit

Immer wieder zweifeln wir daran, ob das, was wir sehen und wahrnehmen, auch der Wirklichkeit entspricht.

Wesentlich für die Unterscheidung zwischen Realität, Wirklichkeit und „Einbildung" ist unser Erinnerungsvermögen, das nicht immer dem entspricht, was „wirklich" war. Jede Erfahrung in unserem Leben wird abgespeichert, und sobald eine neue Erfahrung hinzukommt, kombiniert dies unser Gehirn und erschafft damit unsere „eigene Realität".

Hierzu ein Beispiel:
Ein Verkehrsunfall geschieht, und fünf Zeugen haben ihn

gesehen. Später bei der Aussage werden die Zeugen sich in der „Essenz" des Vorgangs einig sein, doch jeder hat die Details unterschiedlich wahrgenommen und je nach Wissensstand und Erfahrung das Eigene dazugetan.

Unser Gehirn kann nicht zwischen einem wirklichen Geschehen und einem selbst erschaffenen Bild unterscheiden, wie zum Beispiel Tagträume, Phantasiereisen und Manifestationen. Bis heute weiß die Wissenschaft noch nicht genau, wie wir uns erinnern. 1904 vertrat Richard Semon die Auffassung, dass durch unsere Erlebnisse im Gehirn Engramme (Gedächtnisspuren) entwickelt werden.

Engramm (griechisch en, „hinein", gramma, „Inschrift") ist die allgemeine Bezeichnung für eine physiologische Spur, die eine Reizeinwirkung als dauernde strukturelle Änderung im Gehirn hinterlässt. Die Gesamtheit aller Engramme – es sind Milliarden – ergibt das Gedächtnis.

Quelle: www.wikipedia.org/wiki/Engramm

Nach heutigem Verständnis sind Engramme in den Erregungsleitungen zu finden.

Synapsen (Kontaktstellen zweier Nervenzellen zur chemischen oder elektrischen Signalübertragung) werden durch häufige Verwendung, längeren Nichtgebrauch oder bei zeitlichem Zusammentreffen von Ereignissen verstärkt, neu gebildet oder gelöst. Dadurch ändern sich die Erregungsleitungen und somit auch die Engramme.

Ein Bestandteil unseres Gehirns ist der **Hippocampus**. Er ist eine zentrale Schaltstation des limbischen Systems, eine Funktionseinheit des Gehirns, die der Verarbeitung von Emotionen und der Entstehung von Triebverhalten dient, dem auch intellektuelle Leistungen zugesprochen werden.

Jedoch haben andere Abschnitte des Gehirns einen enormen Einfluss auf das limbische System. Die Entstehung von Emotion und Triebverhalten ist also immer ein Zusammenspiel vieler Gehirnanteile.

So wird jedes Ereignis in unserem Leben in zahlreichen Zentren gespeichert. Das, was wir gesehen haben, wird an einer anderen Stelle abgelegt als das, was wir gehört, gefühlt, gedacht haben, oder aber auch, was das Ereignis für uns bedeutet hat.

Wenn wir uns zurückerinnern, muss unser Gehirn die verschiedenen einzelnen Bausteine wieder wie ein Puzzle zusammenfügen.

Wenn das Gedächtnispuzzle für uns „stimmig" ist, akzeptieren wir es als die „Wahrheit" und sind so von einer Erinnerung überzeugt, die in unser Weltbild passt. Es ist das richtig, was unser Wahrnehmungssystem für richtig hält, weil es unseren üblichen Denkstrukturen entspricht.

Hierzu eine kleine Geschichte, die der Neurologe Vilayanur Ramachandran von der kalifornischen Universität bei San Diego erlebte.

Eine Patientin erlitt mit 76 Jahren einen leichten Gehirnschlag. Seitdem ist ihr linker Arm gelähmt. Da sie diese Realität nicht anerkennen will, leugnet sie die Lähmung. Wenn sie nach ihrem Arm gefragt wird, der leblos in ihrem Schoß liegt, sagt sie: „Das ist der Arm meiner Schwester, sie hat ihn bei mir liegen gelassen, als sie mich zuletzt besuchte."

Stellt man ihr die Aufgabe, einen Zwirn einzufädeln, sagt sie nach einiger Zeit: „Wissen Sie, Herr Doktor, heute schaffe ich das nicht, mein Rheuma..."

Diesen Zustand nennt man Anosognosie (Krankheit des Wissens). Hierfür gibt es einen Test. Man schüttet der Patientin kaltes Wasser in das linke Ohr. Plötzlich verschwindet das Symptom, und sie gibt zu, dass ihr linker Arm gelähmt ist. Dieser Zustand hält bis zu zwei Stunden an, danach ignoriert sie die Wirklichkeit wieder.

Bei diesem „Wasser-Schock-Test" erkannte Vilayanur Ramachandran, dass sich die Augen der Patientin schnell hin- und her bewegten wie beim REM-Schlaf (REM = rapid eye movement = schnelle Augenbewegungen), die Phase, in der wir träumen.

Träume sind der Versuch, die verdrängte Wirklichkeit aufzuarbeiten und uns die Realität zu zeigen, die wir nicht wahrhaben wollen. Das ist der Schlüssel zur Wahrheit und dadurch auch ein Weg, gesund zu werden.

In unserem Gehirn gibt es wohl ein „Realitätszentrum", das durch Krankheit oder andere Einflüsse „ausgeschaltet" und im Traum wieder eingeschaltet werden kann.

Auch wenn sich diese Geschichte seltsam anhört, machen wir oft das gleiche.

Durch unsere politischen, religiösen und sonstigen Einstellungen und Vorurteile gestalten wir unsere Realität und bleiben ihr treu, obwohl wir genügend Informationen erhalten, die uns zeigen, dass diese nicht immer richtig ist.

Solche Dinge geschehen, da wir für unser „Ich-Bewusstsein" nicht die Wahrheit brauchen, sondern die Stabilität.

Unser Wahrnehmungssystem verarbeitet Informationen sofort, und zwar nach dem Muster, das sich schon sehr früh in unsere Hirnzellen eingegraben hat. Erst bei wirklich schwerwiegenden Ereignissen sind wir bereit, unsere Weltanschauung zu verändern.

Der Psychiater Matthew Linn hatte eine Patientin namens Sue. Sie erinnert sich, dass sie als kleines Mädchen mit ihrer Mutter den todkranken Vater im Krankenhaus besuchte. Allerdings ließ sie die Mutter damals nicht zu dem Vater in das Krankenzimmer, und er starb, ohne dass er sich von seiner Tochter oder sie sich von ihm hätte verabschieden können. Seitdem wird sie von Trauer und Schuld geplagt.

Mit Hilfe des Therapeuten konstruierte Sue eine zusätzliche Szene. Sie stellte sich vor, dass sie damals einen Mann im Krankenhausflur traf (in ihrer Wahrnehmung war es Jesus), der ihr die Möglichkeit gab, doch in das Zimmer des Vaters zu gehen und sich von ihm zu verabschieden. Seitdem lebt sie ohne Schuld und Trauer.

Alle diese Veränderungen können wir auch mit POWER-HEALING erfahren, da wir bei dieser Methode in einem traumähnlichen Zustand sind. Wir erschaffen uns unsere Realität und können so alte, blockierende Erfahrungen auflösen.

Realität

Albert Einstein, geboren am 14.03.1879, gestorben am 18.04.1955, gilt als einer der bedeutendsten Physiker des 20. Jahrhunderts. Seine Theorien veränderten maßgeblich das physikalische Weltbild.

Die Relativitätstheorie ist Einsteins Hauptwerk. Hierbei revolutionierte er das Verständnis von Raum und Zeit. Er führte die „Gravitation" auf eine Krümmung von Raum und Zeit zurück, die durch die beteiligten Massen verursacht wird. Die Gravitation ist eine der vier Basiskräfte der Physik, das Phänomen der gegenseitigen Anziehung von Massen, und sie ist die Ursache der irdischen Schwerkraft und Erdanziehung.

1905 erschien seine Arbeit mit dem Titel „Zur Elektrodynamik bewegter Körper", die heute als „spezielle Relativitätstheorie" bezeichnet wird. Für seine Erklärung des „Photoelektrischen Effekts" wurde ihm 1921 der Nobelpreis für Physik verliehen.

1916 publizierte Einstein die „Allgemeine Relativitätstheorie" und leistete zur Quantenphysik wesentliche Beiträge.

John Archibald Wheeler, amerikanischer Physiker, geboren am 09.07.1911, gestorben am 13.04.2008, promovierte in Physik und beschäftigte sich sehr intensiv mit Nachforschungen auf dem Gebiet der theoretischen Physik.

1939 arbeitete er gemeinsam mit dem Wissenschaftler Niels Bohr an der Kernspaltung und war Leiter der Gruppe, die den Bau der ersten Wasserstoffbombe versuchte.

1952 unterrichtete er sehr erfolgreich die Relativitätstheorie in Princeton und wurde weltweit zum besten Lehrer für theoretische Physik.

John Wheeler inspirierte mit seinen Theorien einige der

heute bekannten Physiker und entwickelte 1961 die sogenannte Quantengeometrodynamik (kurz: Geometrodynamik), die als
Umformulierung der allgemeinen Relativitätstheorie verstanden
wird. In dieser Theorie wird jede physikalische Erscheinung,
wie etwa Gravitation und Elektromagnetismus, auf die geome-
trischen Eigenschaften einer Raum-Zeit-Krümmung zurückge-
führt, die nicht statisch, sondern dynamisch, also ständig in Bewegung ist.

Er setzte Materie und Raum gleich und war der Erste, der
1967 den Begriff „Schwarzes Loch" prägte. Das „Schwarze
Loch" ist der Bereich von Raum und Zeit, der aufgrund eines
starken Gravitationsfelds so stark gekrümmt ist, dass weder
Materie noch Licht oder andere Informationen nach außen gelangen. Es lässt sich lediglich durch drei physikalische Größen
vollständig beschreiben: Masse, Drehimpuls und elektrische
Ladung.

John Wheeler beschäftigte sich mit der Frage: **„Wodurch
entsteht Existenz?"**

Er wollte mit der Quantenphysik beweisen, dass die Art der
Wahrnehmung unsere Realität verändern kann.

Für diese Theorie haben Wissenschaftler ein Experiment
auf zwei verschiedene Arten entwickelt: Im ersten Versuch
scheint durch zwei parallele Schlitze Licht auf einen Streifen
Fotopapier. Ein Detektor, der zum Nachweis von Photonen
dient, wird neben die beiden Schlitze gestellt, sodass die Physiker jedes Photon als Partikel beim Durchqueren der jeweiligen
Schlitze beobachten können.

Der zweite Versuch ist gleich, jedoch ohne Detektor. Hierbei erkennen die Wissenschaftler, dass sich die Photonen nicht

wie Partikel verhalten, sondern wie eine Welle. So hat Licht eine zweiwertige Natur, nämlich Partikel und Welle. Das Ergebnis: Der bloße Wahrnehmungsakt beeinflusst das Verhalten des Lichts.

So wurde der Versuch mit Licht auf einen universalen Maßstab übertragen. Das (Sonnen-) Licht wird durch die Galaxie geschickt, und die Ergebnisse sind gleich was bedeutet, dass unsere Wahrnehmung von Lichtwellen oder -partikeln beeinflusst wird, die Millionen oder Milliarden Jahre vor unserer Geburt entstanden sind.

Unter der Annahme, dass Raum und Zeit nicht existiert, sondern nur behelfsmäßige Konstrukte sind, kann man vermuten, dass Gedanken unsere Vergangenheit verändern können, oder wie John Wheeler sagte: „Informationen sind vielleicht nicht nur, was wir über die Welt lernen, sondern sie könnten es sein, was die Welt ausmacht."

Vergleiche auch: www.wikipedia.org/wiki/Albert_Einstein
www.wikipedia.org/wiki/John_Archibald_Wheeler

Mit POWER-HEALING erlebst du den ätherischen Pfad zwischen Raum und Zeit, da du mit deiner schöpferischen Kraft alle Dimensionen durchquerst, um Wahrnehmungen und Heilungen zu ermöglichen, ohne von Raum, Zeit oder anderen Faktoren beeinflusst zu werden.

In der Quantenmechanik beeinflusst der Akt der Wahrnehmung das Ergebnis. POWER-HEALING ist der Wahrnehmungsakt. Durch das Visualisieren ermöglichst du deine Mitschöpfung.

Die 7 Ebenen der schöpferischen Existenz

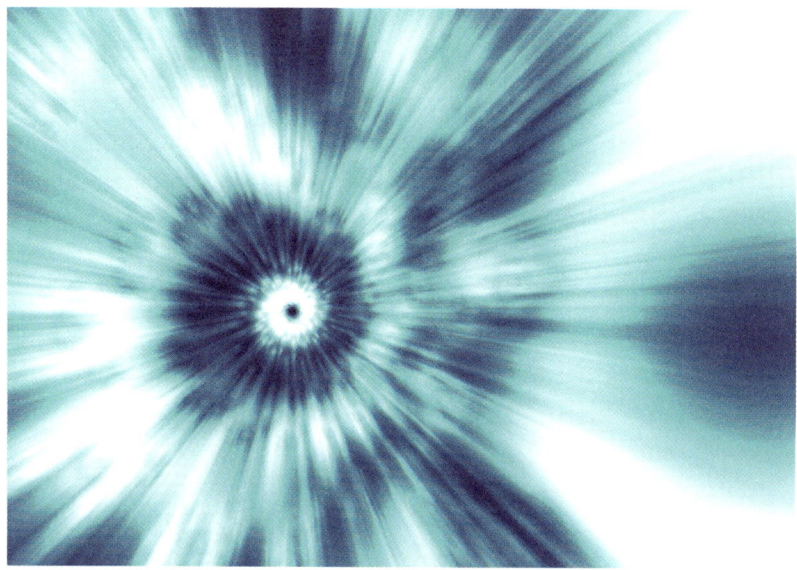

In diesem Kapitel möchte ich dir zeigen, wie bedeutungsvoll die Zahl „7" ist. Sicher kennst du Aussagen wie: „Alle sieben Jahre ist ein neuer Lebensabschnitt" oder: „Das „verflixte" siebte Jahr in einer Beziehung" usw.

Hier beschreibe ich nur einen kleinen Auszug vieler Informationen der Zahl 7 und der „7 Ebenen der schöpferischen Existenz".

Sicher wissen wir auch hier noch nicht alles, doch es ist interessant, dass hiervon in vielen Religionen berichtet wird.

Die Zusammenstellung der „Geschichten" kann dir eine Hilfe sein, verschiedene Dinge und Abläufe besser zu verstehen.

Die Bedeutung der Zahl 7

Zahlenpotenzen der Natur

Bevor sich die Schöpfung entfaltete, herrschte ein schlafähnlicher Zustand, der als Dunkelheit oder als scheinbares Nichts beschrieben wird.

Aus dieser selbstexistierenden Ewigkeit kam ein Impuls hervor und manifestierte sich als Geist-Materie, als das „Licht der Welt".

Die ursprüngliche Einheit unterteilt sich in das Dreieck von Wissen, Materie und Zeit.

Das eine Licht tritt in drei Strahlen der spirituellen Triade hervor. Rot = der kosmische Wille, Goldgelb = das kosmische Wissen, Blau = die kosmische Aktivität.

Die spirituelle Triade wird durch den Äther auf die Erde reflektiert, bricht das Licht und lässt die 7 Ebenen der Schöpfung wie 7 Regenbogenfarben erscheinen.

So wird die Existenz, die sich durch die Dreiheit in der Schöpfung manifestiert, vierfältig und siebenfältig. Wenn sich die 3 im vierfältigen Aspekt manifestiert (3 x 4), erhalten wir die 12 Qualitäten der Schöpfung, die die Grundlage der 12 Tierkreiszeichen sind.

In den Zahlen ist eine tiefe Weisheit verborgen, aus der 1 kommen die 3, die 4 und die 7 hervor. Es sind nicht von Menschen gemachte Symbole, sondern Potenzen der Natur, die sich durch Formen ausdrücken.

Die 1 ist ein Punkt oder Kreis und bringt die Energien zu ihrem Ursprung zurück.

Die 3 ist ein Dreieck und steht für das Ewige, Unsterbliche. Das Dreieck ist die Verbindung zwischen Kreis und Quadrat.

Die 4 ist ein Quadrat. Es manifestiert die Energien auf den gröberen Existenzebenen und steht für das Vergängliche. Die 7 entsteht durch ein Dreieck auf einem Quadrat.

Das Dreieck steht für den Kopf, das Viereck für den unteren Bereich des Körpers.

So haben wir auch die Form eines Tempels, des Tempels der Schöpfung. Deshalb wurden Tempel und Kirchen nach diesem Symbol erbaut, denn ein spitzes Dach ermöglicht das Herabströmen bestimmter Energien in die grobe Materie.

Je spitzer es ist, desto leichter werden die Energien angezogen. Heute werden oft viereckige Blöcke ohne ein schräges Dach gebaut. Man sagt, dass hier nicht genug spirituelle Energie einströmen kann.

Menschen, die nur ihrer Routine folgen, werden oft als „Quadratköpfe" bezeichnet. Hier steckt das Dreieck im Quadrat, und der Mensch lebt abgeschnitten von seinen höheren schöpferischen Fähigkeiten.

7 Ebenen der Existenz

Alte Schriften sagen, dass die Sonne von einem Wagen mit 7 Pferden gezogen wird. Das Pferd ist ein Symbol der Lebenskraft. Die Energie wird durch die 7 Strahlen übermittelt, die aus dem Zentrum der Sonne in die 7 Ebenen der Schöpfung dringen.

Auch unser Planet besitzt 7 Ebenen oder Dichtheitsstufen, die er im Laufe seiner Evolution durchläuft und dabei nur auf der Erdebene, der dichtesten Stufe, physisch sichtbar wird.

Die 7 Ebenen existieren in uns als die siebenfältige Natur unserer Existenz.

Die Weisheitslehren nennen sie: die reine Existenz, die Existenz des Wissens, der Seligkeit, erleuchtete Gedanken, andere Gedanken, Emotionen und die physische Existenz.

Die Lebenskraft und das Wissen ergießen sich durch die 7 Strahlen und 7 Planeten zur Erde. Sie erzeugen in uns das Wissen, dass wir existieren. Die 7 Zentren in uns stehen mit den 7 Ebenen des Wissens in Verbindung.

Das physische Wissen (Wurzelchakra), das sinnliche und emotionale Wissen (Sakralchakra), das mentale Wissen (Solarplexus), das buddhistische Wissen (Herzchakra), das ätherische Wissen (Halschakra), das Wissen als ICH BIN (Stirnchakra) und das Wissen als „Das bin ich" (Kronenchakra).

Mit den Zentren sind 7 Hormondrüsen verbunden, die mit der Ausschüttung der Hormone unsere Lebensfunktionen steuern.

Dies sind Zirbeldrüse, Hypophyse, Schilddrüse, Thymusdrüse, Nebennierendrüse, Bauchspeicheldrüse und die Keimdrüsen (Hoden und Eierstöcke). Bei vielen Menschen sind diese Drüsen nicht sehr aktiv. Sie entfalten sich mehr in ihrer Funktion, wenn wir uns weiter entwickeln.

Die Zirbeldrüse befindet sich im Schnittpunkt von Kronen-chakra und Stirnchakra. Sie entwickelt sich am meisten, wenn die Seele mit dem Körper verbunden ist.

Auch die Materie unseres Körpers besteht aus 7 Schichten in verschiedenen Dichten, vom feinstofflichen bis zum dichten physischen Zustand.

Das Bewusstsein durchdringt alle 7 Ebenen, und jede Ebe-ne hat ein anderes Gewebe von Materie. Nach der Ayurveda-Lehre bringen die drei ätherischen Gewebe des Körpers – Vata, Pitta und Kapha – die 7 physischen Gewebe des Körpers mit ihren Abstufungen hervor und spiegeln die 7 Ebenen der Exi-stenz. Diese sind Plasma, Blut, Fleisch, Hirnrinde, Knochen, Mark, Sperma und Eizellen.

Das siebte und höchste Gewebe in uns wird in den Weis-heitslehren Sukra (Venus) genannt und enthält die Geheim-nisse der Unsterblichkeit. Es stärkt den Vitalkörper und unser Denken.

7 Klänge

Die 7 Gewebe des Körpers werden durch die 7 Töne der Musik sehr wirksam umgewandelt. OM ist der Klang, der alle 7 Ebenen in uns miteinander verbindet und die Verbindung auch darüber hinaus herstellt. Dieser Klang kann alle Ebenen der Existenz miteinander verbinden, wenn wir dies mit der Absicht, Haltung und Bedeutung zum Ausdruck bringen.

Der **Veda**[1*] (Heilige Schriften) sagt: „Wenn ihr das OM äußert, werden die Engel aller 7 Ebenen erweckt, und das, was in eurem Körper unerwünscht ist, wird ausgetrieben."

Das **Intonieren**[**] des OM wirkt stimulierend auf die 7 Zentren des Körpers und auf die Umgebung.

Das Heilige Wort sollte in Siebener-Einheiten geäußert werden, also 7-mal, 14-mal, 21-mal, 28-mal, usw.

Äußern wir OM bewusst, so bewirkt es die Ausrichtung zwischen dem Körper, dem Denken, dem höheren Denken, der Seele, der universalen Seele und dem Geist.

OM teilt sich in 7 Klänge auf und vervielfältigt sich, dabei hat jeder Klang seinen spezifischen Zweck.

Der Mensch wird als ein Instrument mit 7 Saiten beschrieben, drei Saiten sind in hohen Tönen, drei Saiten in tiefen, während die mittlere Saite auch einen mittleren Ton hat.

In Indien wird Saraswathi, die Göttin der Weisheit, darge-

---

[*] **Veda** bedeutet „Wissen". Im Hinduismus werden die Heiligen Schriften so bezeichnet. Den Kern des Veda bilden die Texte der Shruti, es sind die von den Weisen (Rishis) „gehörten" Texte und Offenbarungen.
Die Begriffe „Veda" und „vedisch" werden in Indien auch im weiteren Sinn mit der Bedeutung „Wissen" verwendet und beziehen sich nicht nur auf Texte, sondern auf das religiöse und weltliche Wissen im Allgemeinen.
Die Tradition der vedischen Gesänge wurde von der UNESCO unter die Meisterwerke des mündlichen und immateriellen Erbes der Menschheit aufgenommen.
[**] **Intonieren**: Feinabstimmung von Lautstärke und Klangfarbe einzelner Töne bei Musikinstrumenten und Gesang.

stellt, wie sie, auf einem weißen Schwan sitzend, auf einer siebensaitigen Vina spielt, die die siebenfältige Schöpfung repräsentiert.

Krishna wird mit einer Flöte dargestellt, die 7 Löcher hat, die die 7 Zentren unseres Körpers symbolisieren.

Wenn wir dieser Musik lauschen, werden wir emporgehoben und verschmelzen mit ihr.

7 Zyklen

Die 7 Skalen des Klangs und des Lichts existieren aufgrund der siebenfältigen Pulsierung des Lebensprinzips.

Durch die Sonne treten die 7 Strahlen hervor, auf der Erde werden sie von 7 Meistern (Laotse, Jesus, Gurdjieff, Buddha, Mohammed, Patanjali, Krishnamurti) repräsentiert, die den 7 **Ashrams** (Ort der Anstrengung, klosterähnliches Meditationszentrum) der geistigen Hierarchie vorstehen.

Die 7 planetarischen Prinzipien wirken durch die 7 Hauptplaneten. Grundsätzlich stehen 7 planetarische Prinzipien mit uns in Kontakt. Die restlichen Planeten wirken durch diese 7 Planeten, so ist Neptun über Mond und Venus tätig, Uranus über Merkur und Saturn und Pluto über Saturn.

Die 7 Tage der Woche stehen mit den Planeten in Verbindung, deshalb werden die 7 großen Zeitperioden der planetarischen Runden die „7 Tage der Schöpfung" genannt. Die Lehre sagt, dass der Mensch sich durch 7 Runden in den großen Zyklen der 7 Rassen mit ihren 7 Unterrassen entwickelt. Diese Stadien spiegeln sich in den 7 Monaten, in denen sich die Entwicklung des Körpers eines Embryos vollendet.

7 Tage bilden den Zyklus einer Woche, 7 Jahre einen Zyklus unseres Lebens. Alle 7 Jahre wechselt Uranus in ein anderes Zeichen des Tierkreises. Es beginnt eine neue Lebensphase, die uns die Chance für einen Neubeginn gibt.

Besonders der siebte Zyklus von 7 Jahren, von 42 bis 49 Jahren, bietet uns die Gelegenheit, im Bewusstsein zu wachsen, das Karma der Vergangenheit zu neutralisieren und Losgelöstheit zu lernen, um uns vermehrt auf die Seele ausrichten zu können.

Nach 12 x 7, also 84 Jahren hat Uranus alle 12 Sonnenzeichen durchlaufen und Jupiter 7 Umlaufzyklen vollendet.

Während dieser Zeit hat der Mensch 1008 Vollmonde erlebt, die durch die „tausendblättrige Lotosblüte" des Kronenchakras symbolisiert wird.

Das 84. Lebensjahr wird das Jahr der Erfüllung genannt. In dieser Zeit sollten wir den Plan unseres Lebens erfüllt und uns vorbereitet haben, bewusst in höhere Ebenen überzugehen.

Vergleiche auch: www.wikipedia.org/wiki/Veda
Quelle: www.good-will.ch/pdf/d_lunar4_3.pdf

Die 7 Ebenen unserer Schöpfung

Erste Ebene: Wurzelchakra – physisches Wissen

Sie ist die physische Ebene der Kraft und der Erde. Dazu gehören Mineralien, Wasser, Atome und Moleküle. Verdichtete Schwingungen, die die physischen Strukturen noch nicht beibehalten, sondern gasförmig und flüssig sind.

Diese Ebene ist das Bindeglied zwischen der geistigen und der physischen Ebene. Hier entsteht das Bewusstsein, mehr als nur ein physisches Wesen zu sein und Aufgaben zu erfüllen.

Zweite Ebene: Sakralchakra – sinnliches und emotionales Wissen

Sie ist die astrale Ebene der Pflanzen, Bäume und Tiere. Hier befinden sich auch das Pflanzenvolk, die Erd- und Luftgeister. Sie ziehen die Lebenskraft mit sich, die von den Tieren genutzt werden kann. Diese Ebene ist frei von Selbstbewusstsein.

Dritte Ebene: Solarplexuschakra – mentales Wissen

Hier befindet sich die Ebene der Gegenwart, der menschlichen Realität, die wir erschaffen. Sie besteht aus individuellen Einheiten und Materie.

Vierte Ebene: Herzchakra – buddhistisches Wissen

Dies ist die letzte Ebene oder Dimension, in der wir noch einen Körper benötigen. Sie steht für individuelle Einheiten, Spiritualität und Emotionen. Auf dieser Ebene befinden sich auch die Seelen unserer Vorfahren und die tierischen Totems. Schamanen arbeiten meist auf dieser Ebene.

Fünfte Ebene: Halschakra – ätherisches Wissen

Auf dieser Ebene ist es möglich, alles sofort durch seine Gedanken zu erschaffen, wie auch den eigenen Körper. Es ist die Ebene des experimentellen Bewusstseins. Hier entsteht die Verantwortung für das Ganze.

Es ist die Ebene der Astrologie und des Dualismus. Hier sind auch die Energien, die wir als das „Gute" und das „Böse" wahrnehmen, obwohl letztendlich alles nur Energie ist. Mit manchen Energien können wir (noch) nichts anfangen, oder sie tun uns nicht gut.

Die Boten und Helfer der schöpferischen Kraft, wie Engel und Schutzengel, halten sich meist auf dieser Ebene auf, zusätzlich befinden sich hier Wesenheiten, die uns glauben machen wollen, dass sie Lichtboten sind und uns Informationen geben, die nicht direkt aus der „höchsten Quelle" kommen.

Je größer unser Egobewusstsein, umso leichter können wir „gefoppt" werden, da wir durch diese Informationen urteilen und eventuell manipulieren wollen.

Viele Heiler arbeiten auf dieser Ebene, da Glaubenssätze und Ängste sie daran hindern, auf höchster Ebene Informationen einzuholen.

(Es ist wohl nicht ganz klar, auf welcher Ebene sich die Aufgestiegenen Meister befinden, denn sie werden, je nach Literatur, der fünften oder sechsten Ebene zugeteilt.)

Sechste Ebene: Stirnchakra –
das Wissen und Bewusstsein „ICH BIN"

Auf dieser Ebene befinden sich die Gesetze von Zeit, Gravitation, Magnetismus, Licht und Schall. Hier wird die gesamte Struktur des Universums erschaffen, die Ausdruck kreativer Energie ist.

Siebte Ebene: Kronenchakra –
das Wissen „Das bin ich"

Dies ist die Ebene der höchsten schöpferischen Kraft. Sie steht für Heilungen, Manifestationen und Wahrnehmungen, für die Gegenwart, Zukunft und vergangene Leben. Das individuelle Bewusstsein existiert nicht mehr. Es ist der Ort der Liebe und Sicherheit.

Mit POWER-HEALING arbeiten wir ausschließlich auf dieser Ebene.

Die Aura

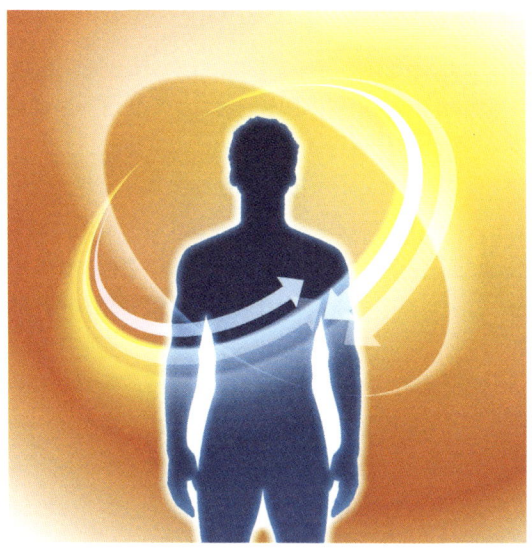

Aura bedeutet: „Hauch", „Lufthauch", „Ausstrahlung", „Lichtartiger Schein" oder „persönlichkeitsgeprägte Ausstrahlung" und ist dem Heiligenschein der christlichen Ikonographie vergleichbar (griechisch, **ávra**: der Hauch, Lufthauch – lateinisch **aura**: der Schimmer).

Quelle: www.wikipedia.org/wiki/Aura

Jedes Lebewesen hat eine Aura. Dieses Energiefeld umhüllt den Körper in verschiedenen Farben als Lichtkranz, in Form einer Ellipse.

Im normalen Sprachgebrauch verstehen wir unter „Aura" die „Ausstrahlung" eines Menschen, die sehr stark und beeindruckend sein kann. Man sagt auch: „Jemand strahlt vor Glück" oder „Ein Mensch hat eine magische Anziehungskraft, die andere in ihren Bann zieht."

Manche reden von guten oder schlechten „Schwingungen", die sie bei anderen Menschen spüren, oder dass sie mit jemandem „auf der gleichen Wellenlänge" sind.

In vielen Redewendungen entdecken wir, dass Menschen schon immer davon ausgegangen sind, von Energiefeldern umgeben zu sein.

Viele Menschen, besonders Kinder, können die Farben der Aura sehen. Häufig sprechen sie nicht über ihre besondere Begabung, weil es für sie völlig „normal" ist, sie zu sehen und sie davon ausgehen, dass alle Menschen die Farben der Aura sehen können.

Oft verliert sich diese Fähigkeit, wenn die Kinder in die Pubertät kommen, was Aussagen von Jugendlichen bestätigen.

Auch meine drei Kinder haben diese Fähigkeit. Trotzdem habe ich es erst verstanden, nachdem ich im August 2004 mein erstes spirituelles Seminar besucht hatte.

Nachdem ich meinen Kindern, sie waren damals 12, 10 und 7 Jahre alt, von der Aura erzählte, fragte mein ältester Sohn, ob ich die Farben meinte, die die Menschen umgeben. Er war erstaunt, dass nicht alle Menschen sie sehen können, denn er kannte es ja nicht anders. Mein jüngerer Sohn war sich anfangs nicht darüber bewusst und fragte seine Geschwister, wie man das sehen könnte. So erklärten sie ihm, dass er nur die Augen etwas zukneifen und auf eine Person oder ein Tier schauen müsste, um es ebenfalls zu können. Als Übung könne er es mit sich selbst ausprobieren, indem er mit zugekniffenen Augen auf seinen Arm schaut.

Daraufhin ging er in sein Zimmer, und nach einiger Zeit kam er zurück und erzählte uns, dass er es nun auch könnte.

Ehrlich gesagt, dachte ich anfangs, er sagt das nur, um nicht außen vor zu stehen. So testete ich ihn „heimlich". Jedes

Mal, wenn jemand zu uns kam, fragte ich meinen ersten Sohn, welche Farbe die Aura dieser Person habe, und er sagte immer spontan, welche Farbe er sah. Nachdem mein jüngerer Sohn dann vom Spielen kam, fragte ich ihn auch – und jedes Mal nannte er die gleiche Farbe wie sein älterer Bruder.

Ich war wirklich erstaunt, denn zu dieser Zeit konnte ich mir noch nicht vorstellen, dass es so einfach ist.

Nach einiger Zeit erklärte mir mein zweiter Sohn, dass er dann die Aura eines Menschen leicht sehen könne, wenn er ihm sympathisch sei, bei anderen müsse er sich anstrengen, um die Aura sehen zu können.

Jeder Mensch ist in der Lage, die Aura eines anderen Menschen wahrzunehmen. Meist ist dies der Grund, warum man einen Menschen von Anfang an als sympathisch oder unsympathisch empfindet.

Mit etwas Übung können wir die Aura des anderen bewusst wahrnehmen und fühlen. Dabei können wir den Gemütszustand der Person erkennen, aber auch körperliche Probleme und negative Energiefelder wie „Anhaftungen" (siehe „Verschiedene Energieformen") entdecken.

Bei einer Aura-Diagnose wird festgestellt, welche Farben einen Menschen umgeben. Hierbei ist es auch wichtig, auf welcher Seite des Körpers die Farben sind. (Anmerkung: Die meisten Menschen, die die Aura sehen können, können meistens nicht so viele Farben wahrnehmen, wie es bei den verschiedenen Aura-Diagnosen möglich ist.)

Mit diesen Informationen werden Charaktereigenschaften, Grundeinstellungen und Fähigkeiten des Menschen definiert. Man kann erkennen, ob jemand extrovertiert oder introvertiert ist. Auch, wie wichtig es für den Menschen ist, sich sozial zu engagieren, oder auch, ob der Glaube oder die Religion eine wichtige Rolle spielen.

Hierbei **gibt es kein Gut oder Schlecht**. Jeder Mensch ist anders, und das drückt sich in der Aura durch unterschiedliche Farben aus.

Wenn wir unsere Potenziale nicht optimal ausleben, erkennt man „Trübungen" in der entsprechenden Farbe. Sicher werden wir derzeit bei den meisten Menschen noch solche Trübungen erkennen.

Die Kirlian-Fotografie

Die Kirlian-Fotografie basiert auf der Grundlage einer Entdeckung des Physikers Lichtenberg um 1770. In den Dreißigerjahren des 20. Jahrhunderts entwickelte **Semyon Kirlian** daraus die nach ihm benannte Kirlian-Fotografie. Hierbei erdet man die Person oder den Gegenstand elektrisch. Eine Gegenelektrode in unmittelbarer Nähe liegt auf Fotopapier und erhält eine so hohe Spannung (ca. 100 Kilovolt), dass eine Funkenentladung von der Oberfläche des Objekts (Person oder Gegenstand) zur Elektrode entsteht. So entstanden ungewöhnliche Bilder, die als organische, farbige Energieausstrahlungen interpretiert wurden.

Besonders interessant war auch der sogenannte „Phantom leaf"-Effekt. Das Kirlian-Bild eines frisch gerupften Blattes, bei dem eine Ecke abgerissen wurde, sah einem noch vollständigen Blatt sehr ähnlich, das heißt, die Konturen des unvollständigen Blattes waren an der defekten Stelle nicht unterbrochen.

Die Aussage, dass bei den „Kirlian-Bildern" die **Aura** sichtbar gemacht werden kann, wurde von verschiedenen Wissenschaftlern abgestritten und entfesselte heftige Diskussionen.

Die westlichen Wissenschaftler wendeten sich von dieser Methode ab, während in anderen Ländern, vor allem in Russland, auf der Basis der „Kirlian-Bilder" weitergeforscht wurde. Heute nennt man diese Methode **„Bioelektrographie"**.

Man hat herausgefunden, dass die Kirlian-Bilder, zum Beispiel von Fingerkuppen eines Menschen, mit dem gesundheitlichen und dem emotionalen Zustand in Verbindung stehen. Während der Forschungen wurde klar, dass es bei der Entstehung der Bilder zu einer **Gasentladung** kommt, die durch die Anordnung der Elektroden und die elektrische Ladungsverteilung der Hautoberfläche des Organismus ausgelöst wird.

In den letzten 30 Jahren hat Prof. Dr. Ph. D. **Konstantin Korotkov** von der Staats-Universität St. Petersburg ein Gerät entwickelt, das „Gas-Entladungs-Visualisations-Technik" genannt wird. Hierbei werden viele Probleme der „Kirlian-Fotografie" vermieden.

Wie bei der Kirlian-Technik wird ein Hochfrequenzfeld um ein Objekt herum erzeugt und eine Gasentladung provoziert, die von einem **Computer-Bildanalyse-Verfahren** verarbeitet wird.

Die Art der Gasentladung hängt von verschiedenen Parametern ab, wie den elektrischen Ladungen des Objektes, den Emissions-Eigenarten, den Gasverdampfungen und dem Energieaustausch mit der Umgebung.

Korotkov ist davon überzeugt, dass es mit den Aufnahmen der Fingerkuppen möglich ist, eine umfassende Analyse des psycho-physiologischen Zustands eines Menschen durchzuführen.

Die Messung des bioenergetischen Felds stellt die Chakren in Diagrammform dar und zeigt den energo-informationellen Zustand vom lebenden Menschen. Diese Methode erhielt eine breite Anerkennung in Europa, den USA, Indien, Korea, Australien und Japan. Ihre Anwendung erfolgt in der Medizin, der Biophysik, der Ökologie und im Leistungssport. Die Methode zeigt ein Echtbild und die Reaktion des Menschen auf die unterschiedlichsten Einwirkungen, wie zum Beispiel Elektrosmog und geopathische Störungen.

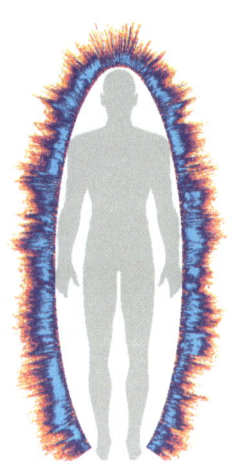

Vergleiche auch: www.people.freenet.de/soleil7/aura.html
Quelle: Klaus Pfeifer

Das Aurafoto

Genau genommen handelt es sich bei der Aurafotografie nicht um Aurafotos, es wird lediglich in unserer Umgangssprache so bezeichnet.

Mit einem Bioresonanzgerät und Handsensoren werden über die Meridianpunkte der Hände die Schwingungsraten der Energiefelder gemessen. Eine Software wandelt diese Informationen um, und nachdem über eine spezielle Kamera erst ein Bild von den Menschen gemacht wird, kommen die Aura-Messwerte über das ursprüngliche Bild. Dies kann dann ausgedruckt werden, wie auch eine Analyse dazu, die von der Software erstellt wird.

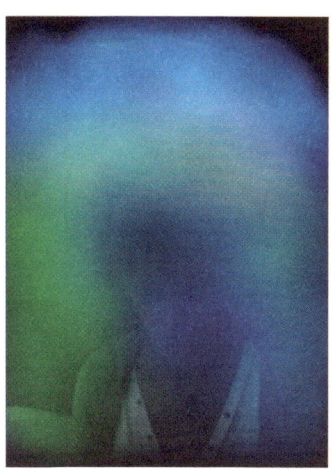 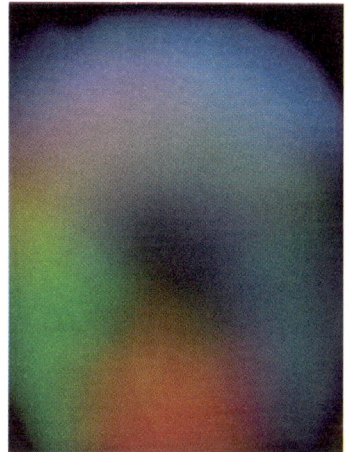

Farben der Aura

Dunkelrot	Physisch, realistisch, aktiv, erdverbunden, kraftvoll, Lebenskraft, Erfinder, Forscher, Durchhaltevermögen
Rot	Physisch, sexuell aktiv, voller Energie, kämpferisch, erreicht Ziele, Mut, aktiv, Willenskraft, Sieger, kraftvoll, erfolgreich, Unternehmer
Orange	Produktiv, positiv, handelt, Freude, Vergnügen, Herausforderung, Nervenkitzel, Abenteuer, kreativ, Geschäftssinn
Gelb	Verspielt, kreativ, klug, charmant, weich, großzügig, nimmt das Leben leicht, strahlt Wärme und Optimismus aus, gibt Freude, braucht Bewegung, Entertainer
Gelbbraun	Analytisch, intellektuell, logisch, ehrlich, verlässlich, genau, strukturiert, Perfektionist, Sicherheit, guter Geschäftssinn, Wissenschaft
Grün	Sozial, kommunikativ, geselliger Typ, perfekter Gastgeber, liebt die Natur, reisefreudig, harmonisch, guter Lehrer
Dunkelgrün	Zielorientiert, kommunikativ, materiell, verantwortungsbewusst, schnelle Auffassungsgabe, liebt Luxus, Führungspersönlichkeit, Organisator, Planer
Blau	Fürsorglich, sensitiv, liebend, hilfsbereit, friedvoll, loyal, erziehend, hat Mitgefühl, will nützlich sein, unterstützt andere
Indigo	Introvertiert, ruhig, künstlerisch, sucht die höhere Wahrheit, ausgeprägter Sinn für innere Werte, hat tiefe innere Gefühle, Liebe, Klarheit

Violett	Intuitiv, künstlerisch, idealistisch, magisch, sinnlich, futuristisch, visionär, charismatisch, Theoretiker, offen für neue Möglichkeiten, innovativer Erfinder
Magenta	Mystisch, künstlerisch, weich, kreativ, zerbrechlich, sensitiv, ethisch, lebt in seiner eigenen Phantasiewelt, Tagträumer
Weiß	Nicht physisch, spirituell, klar, heilend, ruhig, erleuchtet, transzendent, sensitiv, lebt in einer anderen Dimension, Transformation, spirituelle Kraft

Vergleiche auch: www.aurafotos.de

Aura wahrnehmen mit POWER-HEALING

Mit diesen Übungen kannst du deine feinstofflichen Wahrnehmungen verfeinern und später bei deinen Anwendungen zusätzlich auch über die Schwingungen der Aura Informationen für deinen Klienten bekommen.

1. **Übung**

   Halte deine Hand circa 20 cm über deinen Arm. Führe deine Hand langsam zu deinem Arm, bis du ihn fast berührst. Gehe mit der Hand wieder zurück und wiederhole dies einige Male. Nach kurzer Zeit wirst du deine eigene Aura spüren.
   Manchen fällt es leichter, diese Übung mit geschlossenen Augen zu machen.
   Probiere es auch bei anderen Menschen aus.

2. **Übung**

   Diese Partnerübung beginnen wir, indem wir uns erst hinter den anderen stellen, da es für beide angenehmer ist, die Nähe und Schwingungen so aufzunehmen, dass die „Intimsphäre" gewahrt bleibt. Viele Menschen empfinden es als sehr unangenehm, wenn ihnen andere zu nahe kommen. Meist ist dieser Bereich ab circa 40 cm zum Körper hin.
   Bei dieser Übung braucht man viel Platz. Deshalb ist es am besten, sie draußen auszuprobieren oder in einem Raum mit viel Platz.
   Stell dich dicht hinter die andere Person und achte darauf, dass du hinter dir mehrere Meter Platz hast. Beide schließen die Augen und erspüren den anderen.
   Wenn die vordere Person das Gefühl hat, dich gut wahrzunehmen, sagt sie es dir, und du gehst langsam nach hinten

von ihr weg. Wenn sie dich nicht mehr spürt oder nur noch schwach fühlen kann, sagt sie „Stopp" und dreht sich danach zu dir um. Wiederholt diese Übung noch einmal, und ihr werdet erstaunt sein, wie viele Meter zwischen euch liegen können.

3. Übung

Bei dieser Partnerübung stellt sich wieder eine Person hinter die andere. Die hintere Person ertastet das Energiefeld der vorderen, ohne sie zu berühren, mit etwa 20 bis 30 cm Abstand vom Körper.

Beginne diese Übung erst einmal von hinten oder der Seite, so ist es für beide angenehmer.

Beim „Ertasten" fühlst du vielleicht verschiedene Wärme- oder Kältepunkte.

Wenn du das Gefühl hast, an einer Stelle des Körpers einen Impuls zu bekommen, so frage die Person, ob sie dort Schmerzen oder eine Verletzung hat. Eine Verletzung kann schon lange her sein, und trotzdem ist sie im Energiefeld oft noch zu spüren.

Danach machst du die gleiche Übung von vorne und nimmst so viel Abstand, dass es für beide angenehm bleibt.

Anmerkung

Sicher hast du auch schon erlebt, dass du zum Beispiel an die Tür gehst, weil du gefühlt hast, dass du Besuch bekommst, oder du bist auf einer Veranstaltung und wartest auf jemanden. Genau in dem Moment, in dem die Person den Raum betritt, schaust du zur Tür. Oder du denkst an jemanden und kurz darauf ruft dich genau diese Person an. Alle diese Wahrnehmungen können wir auf die Schwingungen der Aura zurückfüh-

ren. Je mehr wir mit einer Person verbunden sind, desto leichter und schneller können wir sie fühlen. Deshalb ist es gut, wenn du diese Übungen immer mal wieder mit verschiedenen Menschen ausprobierst.

Es ist auch sehr spannend, die zweite Übung mit mehreren Leuten auf einer Wiese auszuprobieren. So habt ihr mehr Platz und könnt euch dabei nach 10 oder 20 Metern noch fühlen, und auch wenn die hinteren Personen „kreuz und quer" zurücklaufen, könnt ihr euren Trainingspartner aus allen anderen herausfühlen.

4. Übung

Bitte eine andere Person, sich vor eine weiße Wand zu stellen, ohne dass ihr Schatten stört.

Gehe einige Schritte zurück und schau auf ihr Gesicht.

Der beste Punkt ist die Mitte der Stirn, zwischen den Augenbrauen und dem „Dritten Auge".

Versuche nun, nicht mehr direkt das Gesicht anzuschauen, sondern die Wand dahinter.

Dabei siehst du fast durch die Person hindurch und nimmst sie mehr aus den Augenwinkeln wahr.

Wenn möglich, blinzele in dieser Zeit nicht mit den Augen.

Nach einigen Sekunden wirst du vielleicht einen schmalen, hellen Schein um ihren Kopf wahrnehmen.

Bleibe mit dem Blick auf derselben Stelle und gehe langsam einige Schritte zurück.

Nun siehst du eventuell verschiedene zarte Farben.

5. Übung

Wenn du die vierte Übung mit dir selbst ausprobieren möchtest, so nimm einen Spiegel, der auf eine helle Wand reflektiert.

Betrachte dich nun im Spiegel und versuche, wie oben beschrieben, durch dich hindurch auf die Wand zu schauen (Gerne kannst du hierbei dein Drittes Auge mit einbeziehen). Gehe langsam einige Schritte zurück, und du wirst eventuell Farben erkennen.

Das Gleiche kannst du auch mit deiner Hand vor einem hellen Hintergrund probieren.

Solltest du keine Farben sehen, probiere es vor einem dunklen Hintergrund aus. Manchmal geht es dann leichter.

Resigniere nicht gleich, wenn du keine Farben erkennen kannst.

Bei diesen Übungen ist es gut, wenn du sie mehrmals wiederholst, dann wirst du die Farben der Aura erkennen. Sie sind sehr viel „feinstofflicher", doch nach einiger Zeit wirst du sie sehen können.

Wenn du diese Anwendung „verbissen" machst, weil du meinst, es sei wichtig, die Aura sehen zu können, dann gelingt es dir nicht in Leichtigkeit. Wundervoll ist es doch, die Aura wahrnehmen zu können, egal wie. Sieh es einfach als Übungsspiel, in Leichtigkeit und Lebensfreude.

In diesem Buch wirst du erfahren, wie du in deiner Verbundenheit deines allumfassenden Seins alles erfährst, was wichtig für dich ist. So kannst du auch für dich entscheiden, dass du die Aura sehen willst.

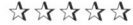

Energiezentren – Chakren

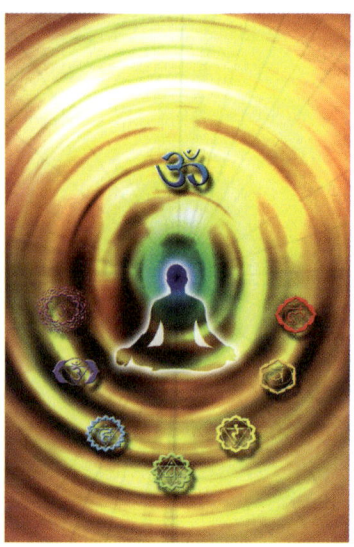

Chakra ist ein Sanskritwort und heißt Rad, Kreis, Diskus, wird aber auch mit Lotosblüte übersetzt.

Die Chakren sind Lebensenergiezentren oder auch Schwingungskörper im Energieleib (Astralkörper) des Menschen und durch unsichtbare Energiekanäle miteinander verbunden. Sie befinden sich in unmittelbarer Nähe wichtiger Organe und haben eine große Bedeutung im tantrischen Hinduismus, tantrisch-buddhistischen Vaj-rayana, im Yoga, der „Traditionellen Chinesischen Medizin (TCM)" und in den meisten spirituellen Lehren.

Diese Verbindungsstellen werden trichterförmig, mehrere Zentimeter über der Körperoberfläche hinausragend dargestellt.

Ihre Drehrichtung wechselt auf jeder Stufe und ist bei Mann und Frau jeweils entgegengesetzt. Die Zentren bewegen sich wie „wirbelnde Feuerräder", die sammeln, transformieren und Energien jeglicher Art verteilen.

Die verschiedenen Systeme variieren in den Details sowie in der Anzahl und der genauen Platzierung der Chakren. Alte indische und tibetische Texte sprechen von 72.000 bis 350.000 Energiekanälen im Körper.

Sieben Chakren werden als Hauptenergiezentren des Menschen angesehen und befinden sich entlang der Wirbelsäule oder auch der senkrechten Mittelachse des Körpers.

Mittlerweile spricht die „New Age-Bewegung" (die neue naturphilosophische Weltanschauung und Ganzheitlichkeit von Leben und Wahrnehmung) von vierzehn Hauptchakren, die allerdings nur bei Menschen aktiviert sein sollen und durch die spirituelle Arbeit in höhere „Schwingungen" kommen.

Vergleiche auch: www.wikipedia.org/wiki/Chakra
www.gesundheit.com/

Meiner Ansicht nach ist es nicht wirklich wichtig, wie viele Chakren wir haben, denn mit POWER-HEALING werden wir einfach ALLE zu unserem „höchsten und besten Wohl" einstellen.

Auch unsere westliche Kultur kennt die Chakren, allerdings nicht unter diesem Begriff.

Sie erscheinen in Sprichwörtern wie „Ich habe Schmetterlinge im Bauch", „Mir fällt ein Stein vom Herzen" oder „Ich habe einen Kloß im Hals". Dies zeigt, dass die Chakren sowohl psychologische als auch biochemische Aspekte besitzen. Sie sind eine Schnittstelle zwischen dem empirisch messbaren Körper und dem subjektiv gedeuteten Geist. Deshalb sind sie mittlerweile auch Gegenstand von psychiatrischen Studien.

Sicher ist es dir schon passiert, dass du bei deinem Gegenüber wahrnimmst, wie es ihm wirklich geht, auch wenn er eventuell etwas anderes sagt. Hierbei nimmst du die Schwingung seiner Aura und Energiefelder wahr. Das ist auch der Grund, warum uns manche Menschen auf Anhieb sympathisch oder unsympathisch sind. Wenn wir Menschen plötzlich als angenehm empfinden, die wir vorher ablehnten, haben sich meist ihre Felder verändert.

Wenn du öfters mit deinen Energiefeldern arbeitest, wirst du leichter und selbstverständlicher in verschiedenen Situationen zusätzlich wahrnehmen und so auch immer mehr deiner Intuition vertrauen können.

Jedes Chakra hat auf der gegenüberliegenden Seite des Körpers ein Gegenchakra.

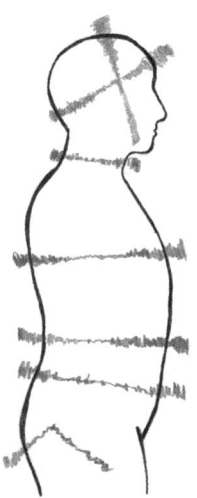

Form des ätherischen Chakra-Trichters:
Die Trichterwirbel, die sich an den einzelnen Chakren bilden, können unterschiedlich weit und tief ausgebildet sein.

Starke und schwache Wirbelbildung:

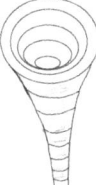 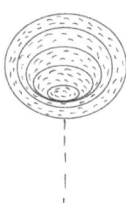

1 Kronenchakra
Spiritualität, Selbstverwirklichung, tiefes Vertrauen, Erleuchtung. Das prophetische Chakra und das Wichtigste für POWER-HEALING.

2 Stirnchakra (Drittes Auge)
Geistige Klarheit, Wahrnehmungen, Übersinnlichkeit, Phantasie, Weisheit.

3 Halschakra
Kommunikation, Inspiration, Wahrheit, mentale Kraft

4 Herzchakra
Liebe, Emotionen, Güte, Verständnis, Toleranz, Verantwortung.

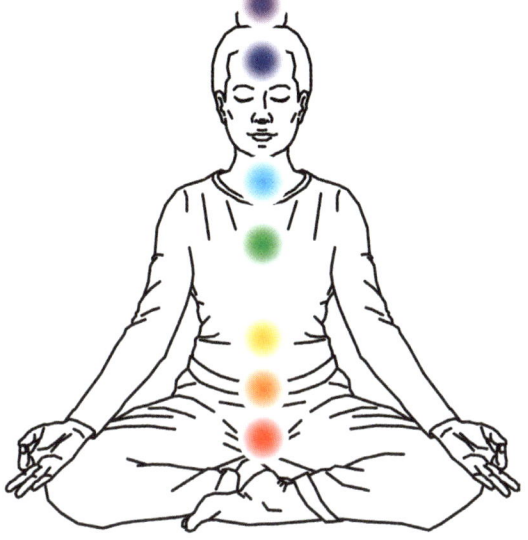

5 Solarplexus (Nabelchakra)
Persönlichkeit, Intuition, Sensibilität, Willenskraft, Empathie (Mitgefühl).

6 Sakralchakra (Sexualchakra)
Sexualität, Fortpflanzung, schöpferische Energie, Lebensfreude.

7 Wurzelchakra
Unterstützung aller Chakren, verankert die Intuition, Erdverbundenheit und Fülle.

☆☆☆☆☆

Die Chakren im Einzelnen

Wurzelchakra   Muladhara-Chakra

(Mula = Wurzel, adhara = Stütze)

Steht für:

Urvertrauen, Selbsterhaltung, Lebenswille, Überleben, Lebenskraft, gesundheitliche Konstitution, Stabilität, Sicherheit, Geborgenheit, Energieaufnahme, Erdung, Ausdauer, Durchhaltevermögen.

Körperlich:

Beckenboden, Dick- und Enddarm mit Verdauung und Ausscheidung, stabiles Knochengerüst, Beine und Füße, Zähne, Nägel, Blutbildung, Ischiasnerv, Drüsenfunktion der Nebennieren, Bildung von Kortison, Adrenalin und Noradrenalin, Temperaturausgleich, Stressbewältigung.

Bei Störungen und Blockaden:

Mangelnde Lebensfreude und Lebensenergie, mangelndes Vertrauen ins Leben, Existenzängste, Misstrauen, Phobien (zum Beispiel vor Spinnen, Mäusen usw.), psychische Kraftlosigkeit, Depressionen, Darmerkrankungen, Hämorrhoiden, Verstopfung, Durchfall, Kreuzschmerzen, Hexenschuss, Ischialgien, Knochenerkrankungen, Osteoporose, Schmerzen in Beinen und Füßen, Krampfadern und Venenleiden, Blutarmut, Blutdruckschwankungen, stressbedingte Erkrankungen, Allergien.

Sakralchakra   (Sexualchakra oder Genitalchakra)
Svadhisthana-Chakra
(Svadhisthana = Süße, Lieblichkeit)

Steht für:
Sexualität, Sinnlichkeit, Liebesleben, Erotik, Fortpflanzung, Arterhaltung, Kreativität, Begeisterungsfähigkeit, schöpferische Energie und Kraft, Emotionen, Sinnlichkeit, Lebensfreude, Lebenslust, positive Bindungsfähigkeit zu Menschen, Selbstbewusstsein.

Körperlich:
Beckenraum, Unterleibs- und Geschlechtsorgane wie Nieren, Blase, Gebärmutter, Eierstöcke, Prostata, Hoden, Kreuzbeinbereich, Hüftgelenke, Lendenwirbelsäule, Immunsystem, Entgiftung, Blutkreislauf, Lymphfluss.

Bei Störungen und Blockaden:
Motivationslos, starke Stimmungsschwankungen, das Leben nicht genießen können, seelisch kraftlos, Eifersucht, Schuldgefühle, unausgewogenes Sexualverhalten wie Sexgier, Triebhaftigkeit, sexuelles Desinteresse, Potenzstörungen, Menstruationsbeschwerden, Erkrankungen der Gebärmutter, den Eierstöcken, Prostata und Hoden, Pilzerkrankungen der Geschlechtsorgane, Geschlechtskrankheiten, Nierenerkrankungen, Blasenprobleme, Harnwegsinfektionen, Schmerzen in der Lendenwirbelsäule, Hüftschmerzen, mangelnde Entgiftung, Suchtgefährdung.

Nabelchakra (Solarplexuschakra)
Manipura-Chakra
(Manipura = leuchtender Juwel)

Steht für:
Persönlichkeit, Selbstbewusstsein, Selbstvertrauen, Selbstkontrolle, Gefühle akzeptieren und leben, Sensibilität, Lebensenergie und Lebendigkeit, gute Nerven, Willenskraft, Macht im positiven Sinn – mit Sensibilität und Mitgefühl, Tatkraft, Durchsetzungskraft, Ziele verwirklichen, intuitive Entscheidungen (Bauchgefühl), guter Schlaf.

Körperlich:
Vegetatives Nervensystem, Bauchspeicheldrüse, Magen, Gallenblase, Leber, Milz, Dünndarm (Verdauungsprozess).

Bei Störungen und Blockaden:
Mangelndes Selbstbewusstsein und Selbstwertgefühl, Unsicherheit, Gleichgültigkeit, blockierte Gefühle, Gefühlskälte, wenig Lebensenergie, Machtbesessenheit, übertriebener Ehrgeiz, zu hohes Leistungsdenken, Rücksichtslosigkeit, Wutanfälle, Ziele nicht erreichen können, keine Durchsetzungskraft, Magenerkrankungen wie Sodbrennen, Erkrankungen der Leber, Milz und Gallenblase, Gelbsucht, Dünndarm (Verdauungsstörungen), Schmerzen in der Lendenwirbelsäule, Nervenerkrankungen, Essstörungen, Übergewicht, Diabetes, Schlafstörungen.

Herzchakra Anahata-Chakra
(Anahata = nicht angeschlagen, unbeschädigt)

Steht für:
Liebe, bedingungslose Liebe, Zuneigung, Herzensgüte und -wärme, Menschlichkeit, tiefes Verständnis, Mitgefühl, Geborgenheit, Offenheit, Toleranz, uneigennütziges Denken und Handeln, Toleranz gegenüber fremden Kulturen und Andersdenkenden, Selbstverantwortung, Verantwortung übernehmen, sich selbst und andere Menschen annehmen können.

Körperlich:
Herz, Lunge, Bronchien, Thymusdrüse (Organ des Lymphsystems für das Immunsystem, im Mittelfell der Brusthöhle) Blutkreislauf, Blutdruck, oberer Rücken, Schultern, Haut, Arme, Hände.

Bei Störungen und Blockaden:
Lieblosigkeit, Herzenskälte, Verbitterung, Kontaktschwierigkeiten, Einsamkeit, Liebe nicht annehmen können, Beziehungsprobleme, Herzrhythmusstörungen, Herzinfarkt, Erkrankung der Herzkranzgefäße wie Angina pectoris (Schmerzen in der Brust, ausgelöst durch Durchblutungsstörungen im Herzen durch eine enge Stelle in einem Herzkranzgefäß), Blutdruck zu hoch oder zu niedrig, erhöhte Cholesterinwerte, Durchblutungsstörungen, Lungenerkrankungen, Asthma, Atembeschwerden, häufige Erkältungen, Hauterkrankungen, Allergien, Schmerzen in der Brustwirbelsäule und den Schultern, Rheuma in Armen und Händen.

Halschakra   Vishuddha-Chakra
(Vishuddhi = reinigen)

Steht für:
Kommunikation, Wortbewusstsein, Inspiration, Wahrheit, Ausdrucksfähigkeit (auch der Kreativität und Musikalität), mentale Kraft, Sprachgewandtheit, Kommunikationsfähigkeit, bewusster Umgang mit Worten, schöne, harmonische Stimme.

Körperlich:
Hals, Kehlkopf, Stimme, Kiefer, Speise- und Luftröhre, Atmung, Halswirbelsäule, Nacken, Schultern, Ohren, Schilddrüse mit Stoffwechsel und Nervensystem.

Bei Störungen und Blockaden:
Schwierigkeiten, Gefühle und Gedanken in Worte zu fassen, Angst, die eigene Meinung zu vertreten, Hemmungen, Schüchternheit, kein Zugang zur inneren Stimme, Halsschmerzen, Hals- und Mandelentzündungen, Heiserkeit, Sprachstörungen, wie zum Beispiel Stottern, Mundhöhlen-, Zahnfleisch- oder Kieferentzündungen, Über- oder Unterfunktion der Schilddrüse, dadurch Stoffwechselstörungen, Nervosität und Antriebsschwäche, Schmerzen im Bereich der Halswirbel, der Nacken und der Schultern.

Stirnchakra   (Drittes Auge)
Ajna-Chakra (Ajna = wahrnehmen)

Steht für:
Wahrnehmung und übersinnliche Wahrnehmungen, Intuition, Phantasie und Vorstellungskraft, Selbsterkenntnis, Erkenntnis

und Bewusstsein höherer Wirklichkeiten, Weisheit, gutes Gedächtnis, Konzentrationsfähigkeit, geistige Klarheit.

Körperlich:

Sinnesorgane: Augen, Ohren Nase und Tastsinn, Nebenhöhlen, Gehirn, Hypophyse (Hirnanhangdrüse = Hormondrüse, für das gesamte Hormon- und Nervensystem).

Bei Störungen und Blockaden:

Konzentrations- und Lernschwächen, Unruhe, Stimmungsschwankungen, fehlende Erkenntnis, Einsicht und Phantasie, geistige Verwirrung, Schizophrenie, Ängste und Wahnvorstellungen, Aberglauben, Kopfschmerzen und Migräne, Gehirnerkrankungen, Erkrankung der Augen und Ohren, chronischer Schnupfen, Nebenhöhlenentzündungen, neurologische Störungen, Erkrankungen des Nervensystems.

Kronenchakra   Sahasrara-Chakra
(Sahasrara = tausendfältig, tausendfach)

Steht für:

Selbstverwirklichung, Spiritualität und spirituelles Verständnis, Erkenntnis, Vertrauen, tiefer innerer Frieden.
Erleuchtung und Vollendung, wenn alle anderen Chakren geöffnet, ohne Störungen und voll entwickelt sind.

Körperlich:

Ist nicht einzelnen Organen zugeordnet. Es hat eine schützende Wirkung auf den gesamten Organismus. Dazu kommt das Mittelhirn und die Zirbeldrüse (Epiphyse), ein kleines Organ im Epitheliums (Teil des Zwischenhirns). Zudem ist es für die Produktion von Melatonin zuständig. Dadurch werden der Schlaf-Wach-Rhythmus sowie andere zeitabhängige Rhythmen des Körpers gesteuert.

Bei Störungen und Blockaden:
Verhaftung in der materiellen Welt, ein Gefühl von Mangel, Leere und Unzufriedenheit, Weltschmerz, Dumpfheit, geistige Erschöpfung, Ablehnung der Schöpferkraft, Immunschwäche, Nervenleiden, Lähmungserscheinungen, Multiple Sklerose, Krebserkrankungen, Funktionsstörungen der Zirbeldrüse durch Tagesrhythmusstörungen und Schlafstörungen, aber auch sexuelle Frühreife, mangelnde oder überhöhte Geschlechtsentwicklung.

Vergleiche auch: www.wikipedia.org/wiki/Chakra

Chakren wahrnehmen

Übung

Bei dieser Partnerübung stellen sich die Personen wieder hintereinander, denn es ist auch hier für beide angenehmer und die „Intimsphäre" bleibt gewahrt.

Zuerst tastest du den Körper mit deinen Händen ab, ohne ihn zu berühren, und gehst gezielt an die 7 Basischakren. Fange unten, in der Nähe des Gesäßes an und fühle dich hinein.

Vielleicht fühlst du verschiedene Wärme- oder Kältepunkte, eventuell bekommst du auch den Impuls, dass dieses Energiefeld „zu" oder nicht genug geöffnet ist.

Tausche dich mit deinem Partner aus, was er dabei empfindet. Vielleicht spürt er auch, wo sich deine Hände gerade befinden.

Wenn du genug wahrgenommen hast, gehe zum nächsten Chakra, bis hoch zum Kronenchakra.

Anmerkung

Diese Übung dient der zusätzlichen Wahrnehmung, und du kannst später auch bei anderen Personen über die Schwingungen der Chakren Informationen bekommen.

Bei dieser Übung können auch Emotionen und Gefühle ausgelöst werden. Manchmal werden einem dadurch plötzlich Blockaden bewusst, oder man erinnert sich an vergangene Erlebnisse oder Erfahrungen, da diese ja alle in unseren Feldern abgespeichert sind.

Du wirst hier alle Werkzeuge erhalten, um diese Dinge zu lösen.

Chakren einstellen und aktivieren

Anwendung

Mit POWER-HEALING kannst du, das Einverständnis deines Klienten vorausgesetzt, **anordnen**, dass JETZT „alle" Energiefelder zum „höchsten und besten Wohl" der Person geöffnet, eingestellt und aktiviert werden. Die Methode wird im Kapitel „Die POWER-HEALING Technik" genau beschrieben.

Die Basis der Wahrnehmungen mit POWER-HEALING

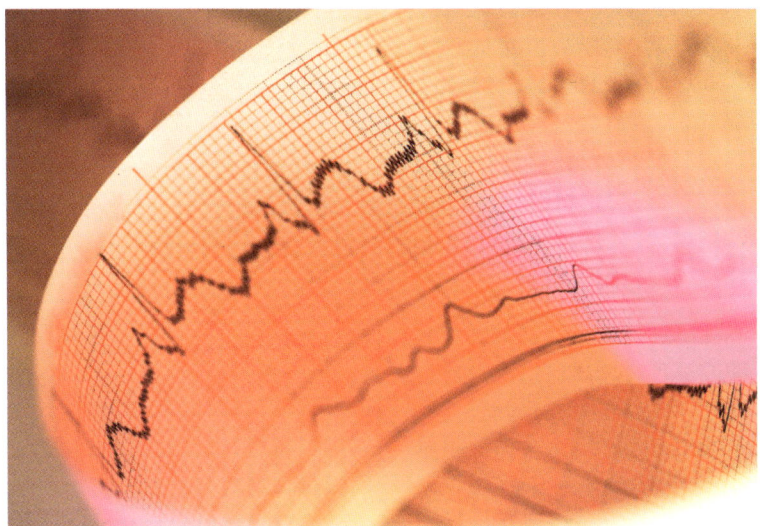

Frequenzbereiche des Herzens

In der „spirituellen Welt" wird sehr oft davon gesprochen, dass man für die Verbindung zur „schöpferischen Kraft" die „richtige" Gehirnwellenfrequenz „benötigt". Hierbei handelt es sich um die Alpha-Gehirnwellenfrequenz (siehe Seite 75), die mit Theta-Wellen kombiniert ist (siehe Seite 77).

In meiner Wahrnehmung ist es jedoch entscheidend, dass wir uns bewusst mit unserer reinen Herzensliebe verbinden, denn dadurch verändern wir unsere Herzfrequenz, und es entsteht automatisch die Verbindung zu unserer „höchsten schöpferischen Kraft", ohne darüber nachdenken zu müssen, wie es funktioniert.

Studien zufolge ist jeder Mensch von einem messbaren elektromagnetischen Feld umgeben. Dieses entsteht durch Herz, Gehirn und andere Körpersysteme. Das pulsierende elektromagnetische Feld des Herzens zeigt eine 40 bis 60-mal größere Welle als das des Gehirns und ist circa fünftausendmal stärker. Ähnlich wie bei Handys und Radiostationen übermittelt das Herz die Informationen über seine Wellen.

Dies kann noch mehrere Meter entfernt gemessen werden und beeinflusst nicht nur unsere Gehirnwellen, sondern auch die anderen Menschen, die sich in unserer Nähe befinden.

Positive und erhebende emotionale Zustände wie reine Liebe, Anteilnahme, Mitgefühl, und Wertschätzung erzeugen ein gleichmäßiges und geordnetes Muster im Herzrhythmus, und dadurch verändert sich unser elektromagnetisches Feld.

Negative oder stressige emotionale Zustände wie Ärger, Frustration, Sorge und Angst rufen ein gezacktes, ungeordnetes Muster im Herzrhythmus hervor. Es ähnelt Aufzeichnungen von Erdbeben und fühlt sich auch für Menschen so an, die in diesem Zustand sind.

Wenn wir ehrlich und authentisch aus unserem Herzen leben, verändert sich unser Energiefeld, und alles wandelt sich zum positiven Denken und Handeln. Zusätzlich entwickeln wir dabei Achtung und Respekt für uns selbst und andere Menschen.

Unsere Kommunikation wird klar und effektiv, und dadurch erleben wir auch den Respekt anderer Menschen. So sind wir immer in Verbindung unserer Intuition und schöpferischen Kraft.

Ehrliches Mitgefühl und aufrichtige Vergebung bringt unser Herz in eine so positive Frequenz, dass das Gefühl von unserem Verstand übernommen wird und sich im ganzen Körper verteilt.

Unser Herzrhythmus synchronisiert den elektrischen Rhythmus des Gehirns. Emotionen bewegen sich schneller als Gedanken, und dadurch verstärken sich unsere Wahrnehmungen. Diese tief empfundenen Energien entstehen dort, wo das körperliche und emotionale Herz zusammentreffen. Hierbei bekommen wir den Zugang zu mehr Zielstrebigkeit, Sicherheit und innere Ruhe.

Vergleiche auch: Buch „Stressfrei mit Herzintelligenz"
von Doc Childre, Deborah Rozman

Die einzelnen Frequenzbereiche der Gehirnwellen

Das starke Energiefeld der Herzenergie beeinflusst alle anderen elektromagnetischen Felder und Frequenzbereiche im Körper.

Unsere schöpferische Kraft entfaltet sich in der Kombination und Harmonisierung von Alpha- und Thetagehirnwellen. Wir befinden uns dann in einem Zustand der entspannten, kreativen Konzentration, wie wir ihn täglich beim Einschlafen, Aufwachen, Musizieren und bei Tagträumen erleben, wenn wir in unserem Tun „versinken" und ein wenig das Gefühl für Raum und Zeit verlieren. Ein Gefühl von tiefer Entspannung und geistiger Klarheit stellt sich ein.

In diesem „Zustand" wird Stress abgebaut. Beide Gehirnhälften werden synchronisiert, aktiviert und harmonisiert. So werden die spontane, mentale Vorstellungskraft und das kreative Denken wieder lebendig. In diesen Frequenzbereichen werden ebenfalls Schmerzen reduziert und euphorische Gefühlszustände produziert, indem die Ausschüttung von Glückshormonen (Endorphine) stimuliert wird.

Bei verschiedenen Forschungen wurde festgestellt, dass wir unsere Gehirnwellen und somit unseren Zustand gezielt über unsere Herzenergie verändern können. Seit Tausenden von Jahren wird dies von Menschen in schamanischen Zeremonien, bestimmten Trommelrhythmen und Klängen und durch Trancetänze praktiziert.

Unsere Gehirnwellen sind in fünf verschiedene Frequenzbereiche unterteilt und ständig in Bewegung. Dabei erzeugen sie kontinuierlich Energieströme in allen Frequenzbereichen der einzelnen Gehirnwellen. Mit einem EEG (Elektroenzephalogramm) kann man diese Wellen aufzeichnen, die in Hertz (= Schwingungen pro Sekunde) gemessen werden.

1. Alpha-Wellen (14 – 8 Hz)

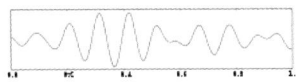

Sie entstehen in gelöster, entspannter Grundhaltung, beim Tagträumen und Visualisieren sowie auch bei allen Sinneswahrnehmungen. Hierbei erhöht sich die Fähigkeit, „innere Bilder", Geschmacks- Geruchs- und Gehörsinn und die Tastempfindung viel intensiver wahrzunehmen. Diese Frequenz ist das Tor zur Meditation und die Brücke zur Theta-Frequenz, um die Informationen in unser Wachbewusstsein zu bekommen.

Bei sehr tiefen Meditationen oder Hypnose gelangen wir in den Theta- und Delta-Wellenbereich. Hierbei produzieren wir keine Alpha-Wellen mehr und können uns dadurch nicht mehr an den Inhalt erinnern. Deshalb sind die Alpha-Wellen in Kombination mit anderen Hirnwellen besonders bedeutsam.

In dieser Frequenz sind wir in einem weitgehend neutralen, stressfreien Zustand. Bei Sorgen oder Stress sind wir sehr viel weniger im „Alpha-Zustand" und auch nicht so ausgeglichen. Der Alpha-Bereich ist optimal, um Informationen zu verarbeiten oder um zu lernen. Erwachsene produzieren im Normalfall wenig Alpha-Wellen, während Kinder sich häufig im Alpha-Zustand befinden, bis zum Alter von sechs Jahren sogar überwiegend. In tiefen Meditationen dominiert in unserem Gehirn der Bereich der Alpha-Wellen.

2. Beta-Wellen (38 – 15 Hz)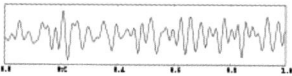

Normales Wachbewusstsein, nach außen gerichtete Aufmerksamkeit, logisches, prüfendes und bewusstes Denken. Die niederfrequenten Beta-Wellen entstehen, wenn wir klar denken, wach, aufmerksam und kreativ sind, während die hohen Frequenzen besonders bei innerer Unruhe, Angst und Stress entstehen, aber auch, wenn unser Egobewusstsein, unser innerer Kritiker, aktiv ist. Je höher die Frequenz, desto hektischer werden wir. Wir verbringen unseren Alltag meistens im Beta-Bereich.

3. Delta-Wellen (3 – 0,5 Hz)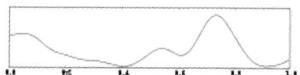

Diese haben die niedrigste Frequenz und entstehen, wenn wir im unbewussten Bereich oder im traumlosen, erholsamen Tiefschlaf sind. Sie kommen aber auch in Kombination mit anderen Hirnwellen vor. Hierbei entsteht dann unsere „intuitive" Aufmerksamkeit, in der wir uns in Situationen oder andere Menschen einfühlen können. Meistens haben Menschen in helfenden Berufen hohe Anteile an Delta-Wellen, aber auch Menschen mit traumatischen Erfahrungen, da sie in einem Zustand ständiger Wachsamkeit leben.

4. Gamma-Wellen (100 – 38 Hz)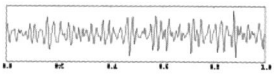

Diese Wellen wurden zuletzt entdeckt und sind noch am wenigsten erforscht. Sie entstehen bei Spitzenleistungen, starker Fokussierung und Konzentration, aber auch bei mystischen und übersinnlichen Erfahrungen. Sie werden auch mit Angstzuständen, Schizophrenie und Hyperaktivität in Verbindung gebracht.

Neue Ergebnisse zeigen, dass die Gamma-Wellen auch bei „Verschmelzungserlebnissen", dem „Gefühl des universellen Wissens" und dem „Verlust des Ich-Gefühls" entstehen.

Gamma-Wellen werden vor allem im Frequenzbereich um 40 Hz, im Zusammenhang mit intensiven Meditationen erfahren. Dabei ist ein besonderes Kennzeichen die „Synchronisation" der Gamma-Wellen über weite Bereiche des Gehirns. Diese Wellen können derzeit noch nicht in voller Bandbreite dargestellt werden, sondern nur bis zum oberen Rand des Messbereichs bei 38 Hz.

5. Theta-Wellen (7 – 4 Hz)

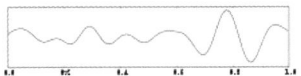

Sie entstehen während unserer Träume, dem REM-Schlaf[*], in der Meditation und bei Gipfelerfahrungen (das Gefühl, an einem Berggipfel angekommen zu sein). Diese Frequenz erfahren wir auch im „Dämmerzustand" zwischen Wachen und Schlafen, oft begleitet von traumartigen, unkontrollierten mentalen Bildern. Hier erreichen wir unsere unbewussten

---

[*] **REM-Schlaf** (REM, engl. Rapid Eye Movement, auch paradoxer Schlaf oder desynchronisierter Schlaf) wird eine Schlafphase bezeichnet, die unter anderem durch schnelle Augenbewegungen gekennzeichnet ist. Weitere Merkmale sind ein niedriger Tonus der quergestreiften Muskulatur (Herz, Zwerchfell und Augenmuskeln bleiben ausgespart) und ein bestimmtes Aktivationsmuster im EEG – Theta-Wellen mit einer Frequenz von 4 bis 8 Hz und langsame Alpha-Wellen. Desweiteren ist eine rege Beta-Aktivität zu verzeichnen, die sonst eigentlich nur im Wachzustand zu finden ist. Außerdem steigen während des REM-Schlafs Blutdruck und Puls an.

und unterdrückten seelischen Anteile, aber auch unsere Kreativität und Spiritualität.

Bilder aus dem Theta-Bereich sind oft weniger farbig, manchmal bläulich getönt, vermitteln uns aber meist ein tieferes Gefühl von persönlicher Bedeutung als die lebendigen, bunten Bilder der Alpha-Wellen.

Theta-Wellen allein bleiben unbewusst. Erst wenn auch Alpha-Wellen dazukommen, können wir ihre Inhalte bewusst wahrnehmen und uns später daran erinnern.

Quelle: www.wikipedia.org/wiki/REM-Schlaf
Vergleiche auch: www.hirnwellen-und-bewusstsein.de
www.flanagan-neurophone.com/Glossar/

Bei den Anwendungen mit POWER-HEALING verändert sich automatisch unsere Gehirnwellenfrequenz in Alpha-Wellen, manchmal kombiniert mit Theta-Wellen.

Das Schöne ist, dass wir dazu nichts tun müssen, denn wir können dies bereits von Geburt an. Es ist ähnlich wie der Zustand kurz vor dem Einschlafen oder Aufwachen und wenn wir musizieren, malen oder sonst kreativ tätig sind.

Kinder sind bis zum sechsten Lebensjahr fast ausschließlich im Alpha-Zustand. Deshalb lernen Sie in dieser Zeit auch so enorm viel.

Leider verlernen wir dies dann, je älter wir sind, da wir immer wieder aufgefordert werden, Dinge rational anzugehen.

Wenn du wieder häufiger in diesem „Zustand" bist, wirst du schnell feststellen, dass du dich viel mehr in deiner Mitte fühlst, weniger Stress empfindest und sich deine Konzentration deutlich steigert.

Herzensangelegenheiten

In der vierten Lebenswoche eines Embryos beginnt das Herz zu schlagen. In einem normalen Leben schlägt das menschliche Herz rund 2,5 Milliarden Mal und sendet pro Minute durchschnittlich fünf Liter Blut in den Organismus. Wenn Stress, Freude oder Aufregung uns bewegen, wirkt sich das direkt auf die Herztätigkeit aus: Das Herz rast, stolpert, klopft wie wild oder setzt vor Schreck sogar einen Moment lang aus.

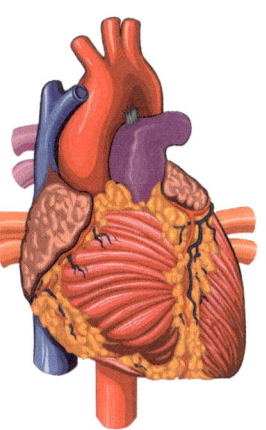

Wie leistungsfähig das „Kraftwerk Herz" ist, hängt natürlich auch von Alter, Ernährungsweise und Lebensstil ab, doch den wichtigsten Muskel des Menschen kann man auch trainieren.

Das Herz eines Erwachsenen ist kaum größer als eine leicht geballte Faust und wiegt zwischen 300 und 500 Gramm.

Gut geschützt von den Rippenbögen, liegt es direkt hinter dem Brustbein – umgeben von den beiden Lungenflügeln.

Unser Herz ist unser Kraftwerk, Motor und Pumpe zugleich, und treibt den Blutkreislauf an. Das verzweigte Netz aus Arterien, Venen und Kapillaren (Haargefäßen) ist circa 130.000 km lang.

Die Aufgaben des Blutkreislaufs sind

* Transport von Sauerstoff und Kohlendioxid,
* Lieferung von Nährstoffen in die Zellen,
* Abtransport von Stoffwechsel-Endprodukten aus den Zellen,
* Verteilung der Hormone zur Organsteuerung,

- Beförderung von Abwehrstoffen (Immunsystem),
- Steuerung der Körperwärme,
- Transport von Stoffen zur Blutgerinnung bei Verletzungen,
- Umsetzung von genetischen Informationen über die verschiedenen Blutgruppen.

Das Herz ist in zwei Teile unterteilt. Getrennt werden diese durch die Herzscheidewand, versorgt über die untere und obere Hohlvene. Jede der zwei Herzseiten bildet eine eigenständige Pumpe, die sich in einen Vorhof und eine Herzkammer unterteilt.

Die linke Herzseite ist der „Verteiler", sie versorgt den Organismus über die Arterien mit sauerstoffreichem Blut, während die rechte Pumpe das sauerstoffarme Blut aufnimmt und in die Lunge pumpt. Das sauerstoffreiche Blut wird dann wieder von der Lunge in die linke Herzseite aufgenommen und an den Kreislauf verteilt.

Das Herz sendet wesentlich mehr Signale an unser Gehirn, als es vom Gehirn empfängt. Es ist das einzige Organ, das außerhalb eines Körpers noch für kurze Zeit schlägt.

Damit der Blutkreislauf immer „schön rund" läuft und es nicht zu einem Rückstau kommt, arbeiten vier widerstandsfähige Ventile, die Herzklappen, im unermüdlichen Herzen: Eine Herzklappe befindet sich jeweils zwischen Vorhof und Herzkammer, und eine weitere verbindet die Kammer mit der jeweiligen angrenzenden Schlagader (Körper und Lunge). Während der Tätigkeit des Herzmuskels öffnen und schließen sich die Herzklappen in einem bestimmten Rhythmus. So sorgen sie dafür, dass das Blut nur in die vorgegebene Richtung fließen kann. Die Geräusche, die beim Öffnen und Schließen der Klappen entstehen, nehmen wir als Herztöne wahr.

Unser Herz arbeitet unermüdlich. Etwa 70-mal pro Minute schlägt es, das macht 100.000 Schläge jeden Tag – ein Leben lang. Erstaunlich, wie viel Leistungskraft in diesem kleinen Organ steckt, wenn man bedenkt, dass dieser „Motor" so gut wie nie gewartet wird. Der elektrische Impuls für die Herztätigkeit geht vom Sinusknoten aus, einer Ansammlung spezialisierter Nervenfasern, die sich im Dach des rechten Vorhofs befinden. Hier entsteht der Grundrhythmus des Herzschlags.

Wenn das Herz bei Stress, Sport oder extremen emotionalen Belastungen mehr als üblich leisten muss, treten zwei Teile des vegetativen Nervensystems in Aktion: In Stress-Situationen wird der Sympathikus aktiv, er steigert die Herzfrequenz und damit die Herzleistung. Der Parasympathikus ist sein Gegenspieler, der dann wieder für die Herabsetzung der Herzfrequenz sorgt.

Vergleiche auch:
www.medicom.de/gesundheitsnews/das-herz-schrittmacher-des-lebens

Hand aufs Herz

Anwendung 1

Durch diese Anwendung verändern sich dein Herzrhythmus, deine Gefühlswelt und deine Wahrnehmungen.

Lege eine Hand auf dein Herz und fühle hinein, was geschieht.

Folge deinem Ein- und Ausatmen, fühle, wie es sich anfühlt, spüre nach, wohin und wie weit dein Atem in deinen Körper strömt.

Probiere verschiedene Gefühle aus und spüre, was geschieht, wo du die Gefühle wahrnimmst, welche Impulse dazu kommen. Lass die Gefühle in dich einfließen.

- Ich fühle mich sicher.
- Ich fühle mich geborgen.
- Ich fühle Frieden.
- Ich fühle Ruhe in mir.
- Ich nehme mich an, wie ich bin.
- ICH BIN.

Stell dir nun eine Person oder Situation vor, die du aufrichtig wertschätzen kannst, und fühle dabei in dein Herz. Nimm wahr, was geschieht und achte auf die Veränderungen deiner Gefühle.

Dies kannst du auch mit anderen Gefühlen ausprobieren wie Liebe, Achtung, Respekt, Vertrauen, Vergeben usw.

Anwendung 2

Lege eine Hand auf dein Herz und fühle, was geschieht. Lege die andere Hand auf deinen Bauch (Solarplexus).

Folge deinem Ein- und Ausatmen, spüre, wie es sich anfühlt.

Nun atme ein und lass deinen Atem bewusst in dein Herz einfließen. Beim Ausatmen lässt du den Atem bewusst durch den Bauch (Solarplexus) bis zu deinem Beckenboden fließen.

Wenn du magst, kannst du auch mit deinem Atem spielen und ihn bis zu den Füßen fließen lassen.

(Solltest du hierbei das Gefühl haben, dass der Atem nicht so richtig durch den Körper fließt, sind an diesen Stellen körperliche oder mentale Blockaden, die wir durch die verschiedenen Anwendungen in diesem Buch auflösen können.)

Nachdem du dies einige Male gemacht hast, kannst du die oben genannten Gefühle noch einmal ausprobieren.

Nimm wahr, was geschieht und auch, welche Veränderungen du zu Anwendung 1 empfindest.

Hinweis

Wenn du magst, wende diese Übungen mehrmals täglich an. Da du sie auch durchführen kannst, während du auf der Toilette bist, gibt es fast keine „Ausreden", es nicht zu tun.

Ich biete diese Übungen sehr gerne Menschen an, die ich auf Veranstaltungen, Messen, in Kneipen usw. treffe, bei denen ich wahrnehme, dass sie nicht in ihrer Mitte sind.

Da es manchen peinlich ist, in der Öffentlichkeit zu stehen und eine Hand aufs Herz und eine auf den Bauch zu legen, reicht es, sich dieses vorzustellen. Meistens ist in dem Moment die Peinlichkeit vorüber, und sie legen wie selbstverständlich ihre Hände auf.

Hierbei biete ich nur an, dem eigenen Atem zu folgen, und nach einiger Zeit sage ich laut: „Ich fühle Ruhe in mir", und nach einem Moment: „Ich bin im Frieden". Bisher hat mir jeder bestätigt, dass er sich danach sehr viel besser und ruhiger gefühlt hat – und das nach einer Anwendung von 2 bis 3 Minuten.

Methode

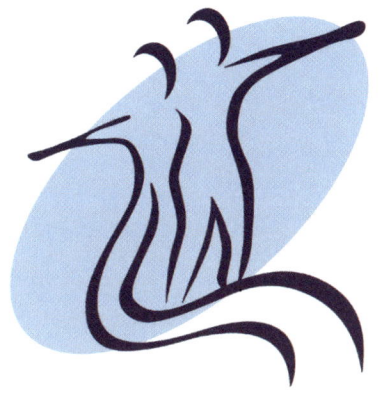

Visualisieren

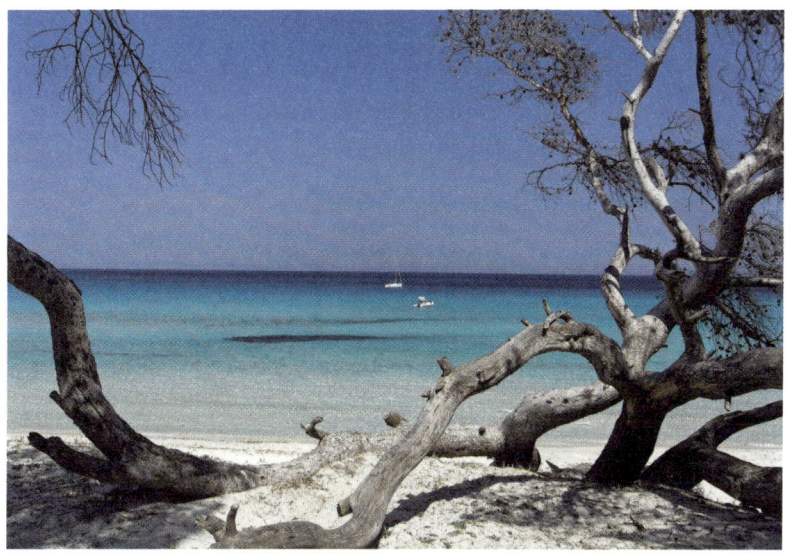

Visualisieren ist die Fähigkeit, dir die Dinge oder Erlebnisse, die du bereits kennst, vorzustellen. Hierbei siehst du mit deinem „inneren Auge" (Stirnchakra).

Bei der Visualisierung kannst du auch hören, schmecken, riechen und fühlen. Es ist ganz einfach und bedarf nur ein wenig Übung. Tagträume sind nichts anderes – und das hast du sicher schon oft gemacht.

Über das Visualisieren kommst du mit Leichtigkeit zu den Wahrnehmungen, deiner „schöpferischen Kraft", und dadurch wird POWER-HEALING noch leichter. Alles, was geschieht, ist somit in deiner eigenen Realität, denn unser Gehirn kann es nicht unterscheiden. Hierbei wirst du Verschiedenes wahrnehmen: Bilder, Emotionen, Worte, Farben usw.

Alle diese Wahrnehmungen sind die Informationen, die JETZT für dich wichtig sind.

Auch wenn du am Anfang glaubst, dass du es dir nur einbildest, wirst du schnell erfahren, dass du diese Wahrnehmungen von deiner „schöpferischen Kraft in dir" bekommst. Jeder Impuls dazu ist richtig. So wirst du schnell auch die Bilder und Wahrnehmungen verstehen, denn in diesem Prozess verbindest du alle Wahrnehmungen mit deinen Empfindungen und Gefühlen.

Oft kommen dir dabei Vergleiche in den Sinn wie: „Das fühlt sich an wie...".

Wir verknüpfen unsere Wahrnehmungen mit unseren Erfahrungen und Erinnerungen, die wir bereits gemacht haben.

Unsere Vorstellungskraft ist grenzenlos und nicht an Raum und Zeit gebunden. Wir selbst sind die einzige Person, die uns begrenzen kann.

Beispiele

• Denken wir an unser Lieblingsgericht, entsteht ein Feuerwerk aus Bildern, Erinnerungen, Duft und Geschmack. Dadurch wird auch der Speichelfluss angeregt.
• Ein Bauherr steht auf seinem Grundstück und sieht sein neues Haus mit allen Details vor seinem inneren Auge.
• Der Chirurg kann sich die anstehende Operation genau vorstellen und die Handgriffe, auch die der Mitarbeiter, durchspielen.

Mit dem Visualisieren, unserer Vorstellungskraft, bringen wir unsere Ideen und Absichten in unsere Realität.

Mit POWER-HEALING lernst du, diese Fähigkeiten noch leichter einzusetzen.

Hierzu eine kurze Meditation.

Schließe deine Augen.

Stell dir vor, wie du an einem Strand spazieren gehst.

Du fühlst den Wind, der dein Gesicht und deine Haare umspielt.

Du fühlst den Sand, der unter deinen Füßen nachgibt und durch deine Zehen rieselt.

Der Sand ist warm von der Sonne.

Langsam gehst du vor zum Wasser.

Du riechst das Meer, das Salz in der Luft.

Du fühlst die Sonnenstrahlen auf deinem Körper.

Du hörst das Schreien der Möwen und schaust in den Himmel.

Verfolge das lustige Spiel der Möwen in der Luft.

Gehe ein Stück weiter zum Meer.

Der Sand wird feucht.

Du spürst, dass sich der Sand unter deinen Füßen nun anders anfühlt.

Jetzt umspielt das Wasser deine Füße. Es ist angenehm kühl.

Du gehst weiter, und das Wasser steigt bis zu deinen Waden.

Schau dir die Farbe des Meeres an, sieh den Schaumkronen auf dem Wasser zu.

Verweile noch einen Moment an diesem Ort, kehre dann langsam zurück in dein Hier und Jetzt – und öffne deine Augen in deinem eigenen Rhythmus.

Nun, was hast du erlebt?

Hast du vielleicht mehr Dinge wahrgenommen, als in der Meditation beschrieben waren?

89

Konntest du etwas dabei fühlen?

Hinweis

Nimm dir hin und wieder eine „Auszeit" für Tagträume. Es ist schön, und du trainierst damit auch deine Wahrnehmungsfähigkeit.

Die POWER-HEALING „Technik"

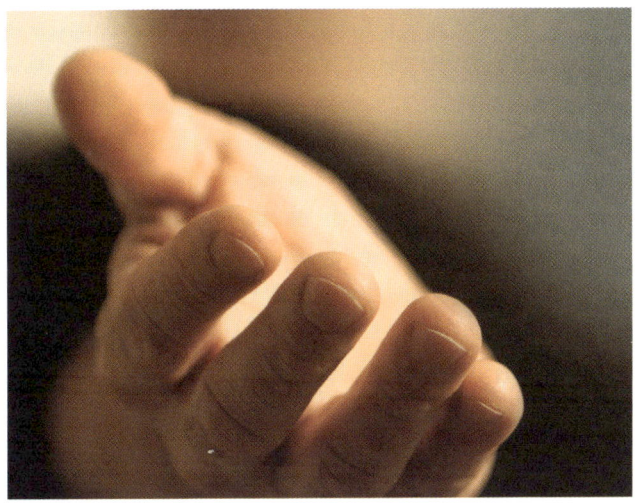

Mit POWER-HEALING wird dir wieder bewusst, dass du IMMER den Zugang zu deiner allumfassenden inneren Weisheit, deiner schöpferischen Kraft, deinem Höheren Selbst hast.

In den vielen Religionen und Kulturen werden verschiedene „Begriffe" verwendet wie: Allah, Buddha, Gott, Jehovah, Shiva und vieles mehr. Diese Glaubensgemeinschaften bieten uns Wertkonzepte, Handlungsanweisungen, Kastenzuordnungen und eine Moral, die manchmal nicht mit unseren eigenen Grund- und Ureinstellungen übereinstimmt.

Alle diese Namen führen zu der allumfassenden, universellen, schöpferischen Kraft, jedoch wird uns dabei meist vermittelt, dass wir getrennt davon sind.

In meiner Wahrnehmung ist die allumfassende Liebe, die schöpferische Kraft, in uns selbst, denn wir sind IMMER in Verbindung mit unserem Sein, unserer Lichtquelle. Oft vergessen wir es nur.

Unsere Kultur ist historisch stark durch den Katholizismus geprägt, der in unserer Erziehung und unserem kollektiven Bewusstsein verankert ist. Dadurch entstehen erlernte Verhaltensweisen und Glaubenssätze, die mit dem Wort „Gott" meist negativ behaftet sind. Beispiele hierfür sind: „Gott ist ein strafender Gott", „Ich bin es nicht wert, dass Gott mich erhört", „Ich habe Fehler gemacht und kein Recht auf Hilfe von Gott".

In der katholischen Religion sind wir Sünder (Erbsünde) und haben angeblich nicht das Recht, etwas zu erwarten, geschweige denn, etwas zu fordern. Wir nehmen unbewusst die Haltung des Opfers an, das geduldig darauf wartet, irgendwann erhört zu werden.

Häufig werden die Menschen dabei aufgefordert, die Eigenverantwortung abzugeben. Solange wir diese Muster und Glaubenssätze haben, sind wir blockiert.

In diesem Buch hast du die Möglichkeit, alte Muster aufzulösen und die reine, bedingungslose Liebe deines eigenen Höheren Selbst zu erfahren.

Meine Definition zur „höchsten schöpferischen Kraft":

Ich sehe meine „Quelle" wie dieses Blatt Papier, das du gerade liest. Jeder Buchstabe ist ein Mensch, jedes Wort eine Familie oder Gruppe, jeder Satz eine Kultur. Alles zusammen ergibt das Ganze, die „schöpferische Kraft".

Jeder von uns ist „ALLES-WAS-IST", und ALLES IST IN UNS. Deshalb sind wir auch Schöpfer unseres eigenen Seins und dürfen, können, sollen unser Leben selbst gestalten, immer!

In der „allumfassenden Kraft" werden wir IMMER geliebt und zwar so, wie wir sind.

Wir machen Erfahrungen (manche nennen es Fehler), um daraus zu lernen, und wenn wir es nicht verstanden haben, bekommen wir die Gelegenheit, das „Lerngeschenk", noch einmal. Das „Schlimmste", was uns passieren kann ist, eine Erfahrung mehr zu haben.

Sicher gibt es viele spirituelle Ideen, Möglichkeiten, Wahrnehmungen, Regeln und Geschichten.

Ich habe mich entschieden, Spiritualität als „das neue Bewusstsein" zu sehen, und sie mit „Leichtigkeit" und Lebensfreude zu leben. Ich werde mich nicht mehr an Regeln oder Vorstellungen anderer halten, die ich nicht fühlen und verstehen kann, die mir nicht einleuchten, oder die ich nicht leben mag.

Letztendlich spielt es für mich keine Rolle in diesem Leben, was ich mir vor der Inkarnation eventuell vorgenommen habe. Ich kann JETZT aktiv entscheiden, was für mich stimmig ist und was nicht.

Sollte es das Ziel gewesen sein, in diesem Leben zu erfahren, wie es ist, in Armut zu leben oder als Opfer, so weiß ich, dass ich trotzdem frei entscheiden kann, ab sofort in der Fülle zu leben und immer genug zu haben, wie auch, nie wieder Opfer zu sein, ohne deshalb Täter zu werden, sondern Schöpfer des eigenen Lebens.

POWER-HEALING bedeutet für mich:

In reiner Liebe, mit Achtung und Respekt, wertfrei, zum höchsten und besten Wohl „ALLER" (auch für mich), ohne Machtmissbrauch und Manipulation eigenverantwortlich zu leben und zu helfen.

Mit diesem Grundsatz kann nichts „Böses" oder „Schlechtes" geschehen, und du wirst immer leichter vertrauensvoll in deiner Eigenverantwortung leben.

Wie lernt man POWER-HEALING?

In unserer Kultur werden die meisten dazu erzogen, Entscheidungen überwiegend mit dem Verstand zu treffen und nicht mit dem „Bauchgefühl", der Intuition. So haben wir es verlernt, uns selbst zu vertrauen, obwohl JEDER im Ursprung diese Fähigkeiten hat, zu „fühlen", was für ihn richtig ist.

Da wir immer mit unserer „schöpferischen Kraft" verbunden sind, können wir auch zu jeder Zeit wieder in das tiefe Gefühl der Verbundenheit kommen und wieder darauf vertrauen, dass unser Bauchgefühl richtig ist.

Mit POWER-HEALING sind wir in der Lage, uns wieder daran zu erinnern.

Wie im Kapitel „Frequenzbereiche des Herzens" beschrieben, beeinflusst und harmonisiert das Energiefeld des Herzens alle anderen Energiefelder in uns, wie Chakren, Gehirnfrequenzen, Pulsschlag, Intuition und Telepathie. So erleben wir bei den POWER-HEALING-Anwendungen innigste Verbundenheit zur „allumfassenden grenzenlosen, höchsten Kraft". Wir nehmen wieder wahr, dass wir mit unserer Herzenergie über unser Kronenchakra und dem Solarplexus mit der „schöpferischen Kraft" verbunden sind.

Um einfach und schnell die allumfassende Energie zu fühlen und in ihr zu sein, zeige ich dir zwei Wege. Wenn du magst, probiere beide aus. Du wirst den großen Unterschied wahrnehmen, und dabei erfahren, dass du dich in kurzer Zeit sehr schnell erdest und sofort „oben" in deiner Verbundenheit bist.

Anwendung 1

- Setz dich bequem hin.
  (*Wenn du deine Füße auf den Boden stellen möchtest, dann lege eventuell ein Kissen unter deine Füße, um guten Bodenkontakt zu haben und bequemer zu sitzen. Generell ist es aber nicht nötig, unbedingt die Füße auf dem Boden zu haben, diese Anwendung geht auch im Schneidersitz, im Stehen oder Liegen. Es ist ein Glaubenssatz, wenn man meint, man sei besser geerdet, wenn die Füße auf dem Boden stehen.*)
- Lege eine Hand auf dein Herz und die andere auf deinen Bauch (natürlich kannst du dir das auch einfach vorstellen).
- Schließe deine Augen und atme 3 bis 4-mal tief ein und aus.
- Stell dir vor, wie deine Energie in deinen Bauch strömt.
- Sammle deine Energie in deinem Bauch.
- Gehe nun mit deiner Energie durch dein Becken, deine Beine, bis zum Boden.
- Dort angekommen, gehst du mit deiner Energie zurück, durch deine Beine, dein Becken, deinen Bauch, deinen Brustkorb, Hals, Kopf – durch dein Kronenchakra hinaus.
- Gehe höher – noch ein bisschen höher – und noch ein Stück.
  (*Vielleicht bekommst du ein neues Gefühl oder nimmst wahr, dass es „oben" heller wird.*)
- Fühle dich noch einen Moment hinein und komme dann langsam wieder zurück in deine Mitte, deinen Bauch – und öffne deine Augen nach deinem Rhythmus.

Anwendung 2

- Setze, lege oder stell dich bequem hin.
- Lege eine Hand auf dein Herz und die andere auf deinen Bauch.
- Schließe deine Augen und atme 3 bis 4-mal tief ein und aus.
- Stell dir vor, wie deine Energie in deinen Bauch strömt.
- Sammle deine Energie in deinem Bauch.
- Gehe nun mit deiner Energie durch dein Becken, deine Beine, bis zum Boden. Dort angekommen, gehe nun weiter durch den Boden in die Erde.
  (Vielleicht fühlst du, dass es immer wärmer wird, vielleicht riechst du die Erde oder siehst die verschiedenen Erdschichten.)
- Gehe immer tiefer und tiefer, bis zum Erdkern.
- Dort angekommen, springst du auf ein Trampolin. Durch die Kraft des Erdkerns schnellst du nach oben.
- In großer Geschwindigkeit schießt du durch alle Erdschichten durch, zurück durch deine Beine, deinen Körper, aus deinem Kopf heraus, durch dein Kronenchakra.
- Gehe höher – noch ein bisschen höher – und noch ein Stück.
  (Vielleicht bekommst du ein neues Gefühl oder nimmst wahr, dass es „oben" heller wird.)
- Fühle dich noch einen Moment hinein und komme dann langsam wieder zurück in deine Mitte, deinen Bauch – und öffne deine Augen nach deinem Rhythmus.

Diese Anwendung brauchst du nicht jedes Mal so ausführlich durchzuführen, bevor du in deine Verbundenheit und Wahrnehmungen gehst, denn nach 2 bis 3-mal ist es als Erfahrung

„abgespeichert". So wirst du nach kurzer Zeit schon bei dem Gedanken, in deine Verbundenheit gehen zu wollen, nach spätestens 2 bis 3 Atemzügen in diesem Gefühl und immer schneller und einfacher in deiner Verbundenheit sein. Deine Hirnwellenfrequenzen reagieren dann auch schneller.

Hinweis

Bei allen Anwendungen musst du weder deine Hände auf dein Herz und Bauch deinen legen, noch deine Handflächen nach oben drehen. Auch das wäre ein Glaubenssatz. Ziel ist doch, immer und zu jeder Zeit Anwendungen anzuordnen und zu bezeugen. Wenn du es jedoch möchtest, darfst du es natürlich gerne tun.

Klarheit und Anordnung

Meistens können wir sagen, was wir <u>nicht</u> wollen, aber oft fällt es uns schwer, genau zu artikulieren, was wir wollen. Mit POWER-HEALING lernst du, klar zu formulieren, was du willst.

Bei den Anwendungen ist es wichtig, dass du dir im Klaren darüber bist, was du mit deiner „schöpferischen Kraft" verändern möchtest. Wenn du mit anderen Menschen arbeitest, sollten auch diese in der Klarheit sein, was sie wirklich wollen. Deshalb biete ich dir für die ersten Anwendungen Formulierungen an, mit denen es dir leichter fallen wird, in deiner Klarheit zu sein. Später brauchst du sie nicht mehr.

Alle Formulierungen kannst du im Stillen sprechen, dann bleibst du leichter in deinem Gefühl. Wenn du mit einer anderen Person arbeitest, lass sie die Worte ebenfalls im Stillen nachsprechen. Dadurch kannst du ausschließen, dass der andere die Worte nur aus Höflichkeit wiederholt, jedoch nicht verinnerlicht.

Wenn du magst, verwende hier die Worte: **„Ich will…",** **„ich ordne an…"** oder **„es wird JETZT geschehen, dass…"**

Mit dieser Vorgehensweise „überlisten" wir lediglich unser Unterbewusstsein, denn so bezweifeln wir nicht mehr, was wir wollen und was geschehen soll.

Wertigkeit und Richtigkeit werden nicht mehr infrage gestellt, und es wird das ausgeführt, was zu tun ist, ohne Misstrauen oder Zweifel. Die „schöpferische Kraft in dir" wird dies nicht als respektlos empfinden.

Beispiel

Wer Kinder hat, weiß, dass es wenig Sinn macht, zu sagen: „Liebe Kinder, es wäre sehr schön, wenn ihr bitte den Müll rausbringt, aber nur, wenn es euch nicht zu viel Mühe macht und ihr gerade Zeit dafür habt." Mit dieser „Bitte" stellst du deinen Wunsch selbst infrage, da die Möglichkeit mit zu vielen Erlaubnissen behaftet ist, es nicht zu tun. Ergebnis: Der Müll wird wohl nie von den Kindern rausgebracht...

Ordnest du aber in Befehlsform an: „Kinder, bringt bitte jetzt den Müll raus!", wird es sehr zeitnah geschehen, da du es mit dieser Aussage nicht mehr infrage stellst.

Um mir meiner Verbundenheit wieder bewusst zu sein, hilft es, erst das Gefühl von „**ICH BIN**" einfließen zu lassen. In diesem Moment bin ich mir meiner schöpferischen Kraft wieder bewusst.

Eine „Anrede" brauchst du bei den Prozessen nicht. Wenn es dir jedoch hilft, sage zum Beispiel: „**Schöpferische Kraft in mir, ich ordne an...**" oder „**Schöpferische Kraft von Allem-was-ist, es wird JETZT geschehen, dass...**" oder „**Mein allumfassendes Sein in mir, es ist jetzt...**" – und nimm wahr, dass es geschieht.

In meinen Seminaren verwende ich für alle Teilnehmer eine Anrede bei den verschiedenen Anleitungen nur, damit die Verbundenheit in der Gruppe gleichzeitig fühlbar ist und der jeweilige Prozess gemeinsam erlebt werden kann.

Arbeitest du für dich allein oder mit einem Partner, ist das nicht nötig.

Nun sag im Stillen zum Beispiel:

„**Ich ordne an,** dass JETZT, SOFORT, das Gefühl: „Ich bin sicher, ich fühle mich beschützt" in mich einfließt, in jede Zelle meines Seins." Dann nimm wahr, was geschieht.

Wahrnehmen und Bezeugen

Deine klare Formulierung kannst du, wenn du magst, mit „Danke" abschließen.

Nun kommt der spannendste Teil des Prozesses.

Sage nun im Stillen zum Beispiel: „Danke, **zeig es mir JETZT!**"

Hiermit signalisieren wir unserem Unterbewusstsein, dass es bereits JETZT geschieht. In diesem Moment wird die Anweisung direkt umgesetzt, und wir stellen sie nicht mehr infrage.

Sicher wirst du die Veränderung fühlen können, Licht, Farben oder Bilder sehen, Worte hören, Gerüche wahrnehmen, die dich davon über**zeugen**, dass es getan ist!

(Diesen Satz kannst du auch mehrmals wiederholen, wenn du anfangs für dich mehr Nachdruck brauchst. Du wirst feststellen, dass du ihn mit etwas Übung nach einiger Zeit nicht mehr wiederholen musst, da du immer sicherer wirst.)

Bevor du die Anweisung artikulierst, sammle dich kurz, schließe die Augen und gehe energetisch über dein Kronenchakra hinaus, zum Beispiel wie in den vorher aufgeführten Anwendungen beschrieben. (Wenn du dieses einige Male gemacht hast, reicht auch das Bewusstsein, es zu tun. Schließe die Augen, und du bist bereits in deinem Gefühl.)

Wenn du mit dir selbst arbeitest, gehe nun über dein Kronenchakra zurück in deinen Körper oder, wenn du mit einem Klienten arbeitest, über das Kronenchakra des Klienten in sein Feld. Dies kann bedeuten, dass du erst mental eine „Reise" durch den Körper machst und danach den Körper äußerlich wahrnimmst (oder umgekehrt). Es hilft dir am Anfang, einen

„roten Faden" zu haben. Dadurch ist es aber auch möglich, den anderen gleichzeitig allumfassend wahrzunehmen. Dies kommt mit der Übung.

Gib die Anweisung und **bezeuge** den angeordneten Vorgang, den deine „schöpferische Kraft" vollzieht. Sicher werden nun Emotionen kommen, Farben, Bilder, oder auch Worte, die dich davon über**zeugen**, dass es getan ist!

Wichtig ist es, dass du bei Heilungen nicht nur anordnest, sondern auch von deinen Wahrnehmungen <u>überzeugt</u> bist, dass es bereits geschehen ist. So ist es in deiner Realität verankert, und du stellst es nicht mehr infrage!

Es ist wissenschaftlich erwiesen, dass unser Gehirn nicht unterscheiden kann, was Realität oder Wirklichkeit ist. Ein Tagtraum, eine Visualisierung oder feinstoffliche Wahrnehmungen sind für uns genauso real.

Wenn du mit jemand anderem arbeitest, schließe ihn so mit ein, dass er bereit ist, auch in sich hineinzufühlen. Es spielt dabei keine Rolle, wie der Prozess verläuft, da du wieder mit der inneren Weisheit deines Seins verbunden bist, ist alles, was du JETZT wahrnimmst, richtig.

Nimm deine Heilung in deiner Eigenverantwortung von Herzen gerne und liebevoll an. Deshalb empfehle ich dir, bewusst mit dem Satz abzuschließen: „Danke, ich nehme die Heilung JETZT an."

Vielleicht erlebst du diesen Vorgang intensiver, wenn du ihn mit einer Handlung verbindest. Gut ist es, einige Schlucke Wasser zu trinken und dabei nochmals zu verinnerlichen, dass die Heilung JETZT fließt.

Wenn du mit einer anderen Person arbeitest, stehst du nicht in der Verantwortung. Jeder entscheidet selbst, ob er die Heilung annehmen möchte oder nicht.

Raum und Zeit sind menschliche Konstruktionen, die uns hier auf der Erde helfen, Ordnung herzustellen, um uns zu orientieren und einen „Überblick" zu behalten.

Unser Verstand braucht einen individuell bemessenen Zeitrahmen, um die gleichzeitig mit dem Energiefluss eintretende Heilung zu realisieren und in unsere Existenz zu bringen. Hierbei können wir jedoch auch die Geschwindigkeit selbst bestimmen, wenn wir es uns vorstellen können.

Grundsätze von POWER-HEALING

- POWER-HEALING ist unabhängig von Alter, Geschlecht, Rasse, Farbe, Glaubensbekenntnis oder Religion. Wenn du in deiner reinen Herzensliebe handelst, bist du IMMER in deiner schöpferische Kraft und hast den Zugang zu „Allem-was-ist".
  Denke immer daran, dass jeder Machtmissbrauch und jede Manipulation dich in deiner grenzenlosen Kraft beschneidet und auf dich zurückkommen kann, ganz besonders, wenn du „schwarze, oder okkulte Magie" einsetzt.
- Wenn du POWER-HEALING bei anderen Menschen anwenden möchtest, hole dir vorher die ausdrückliche Genehmigung ein. Dies kannst du auch auf der Seelenebene tun (siehe Kapitel „Die Seele mit dem Körper im Einklang"), denn auch dafür entwickelst du deine Fähigkeiten. Du kannst dies immer einsetzen, wenn du hörst, dass jemand krank ist, oder du einen Menschen siehst, der sich gerade verletzt hat, oder gerade einen Unfall siehst.
  Diese Form der Spontanheilung ist ein Angebot an die verletzte oder kranke Person. Auf der Seelenebene kann sie die Heilung annehmen, sie muss es aber nicht…
- POWER-HEALING ermöglicht uns, Verbindung mit einem anderen Menschen aufzunehmen, egal, wo er sich derzeit befindet. So können wir die wichtigen Informationen für ihn wahrnehmen und Heilung anbieten. Deshalb ist es auch möglich, telefonische Beratungen und Behandlungen durchzuführen, oder aber mit dem Einverständnis der anderen Person, gegebenenfalls auf der Seelenebene, aus der Ferne zu arbeiten.

Bitte gehe mit dem Einverständnis der anderen Menschen achtsam und respektvoll um und missbrauche das dir entgegengebrachte Vertrauen nicht.

- Bei der Arbeit mit einem Klienten ist es besonders wichtig, dass du ALLES, was du wahrnimmst und sich dir zeigt, auch mitteilst. Bewerte und verschweige nichts! So hat der Klient die Möglichkeit, die Bedeutung deiner Wahrnehmungen in seinen persönlichen Zusammenhang zu bringen. Wenn du etwas verschweigst, bewertest du und gehst in eine Verantwortung, die dir nicht zusteht. Auch nach der Arbeit mit einem Klienten kann es vorkommen, dass du „nachträglich" Informationen für ihn bekommst. Selbstverständlich solltest du auch diese immer weitergeben.

- ALLE Wahrnehmungen und Informationen, die während der gemeinsamen Arbeit ausgetauscht werden, sind grundsätzlich vertraulich. Verhalte dich bitte diskret und gib niemals Informationen an Dritte weiter, ohne vorher das Einverständnis dafür zu haben.

- Es ist möglich, dass du in der ersten Zeit bei den Anwendungen immer mal wieder ein „Ziehen" an der Stirn und am Nasenbein empfindest. Mit diesem Vorgang öffnen sich immer mehr die Chakren, hierbei ganz besonders das Stirnchakra, das für unsere feinstofflichen Wahrnehmungen steht.

- Außerdem rollen bei den meisten von uns die Augäpfel nach oben, wenn wir in unserer Verbundenheit sind und die Augen geschlossen haben. Dies geschieht, weil wir dabei in einer anderen Gehirnwellenfrequenz (Alpha) sind. Bei manchen entsteht dadurch ein leichter Muskelkater an den Augen, denn im Alltag rollen wir die Augen ja nicht ständig nach oben.

Wichtig für die Wahrnehmungen

- Bei der Arbeit mit einem Klienten berührst du sein Herzchakra. Dieses Gefühl kann für ihn neu sein und ihn verwirren, da die meisten Menschen die reine Herzensliebe, mit der wir arbeiten, noch nie erlebt haben. Eventuell interpretiert dein Gegenüber dieses Gefühl als plötzliches „Verliebtsein".
  Deshalb erzähle ich meinem Klienten vor der Behandlung, dass er eventuell Emotionen oder Gefühle bekommt, die er noch nicht kennt oder stärker empfindet als jemals zuvor. Wenn du das beachtest, werden keine „peinlichen" Situationen entstehen.
- Während einer Behandlung solltest du deine eigene Moral und Meinung herauslassen. Lass dich einfach auf die Grenzenlosigkeit ein und dich von deiner schöpferischen Kraft führen, denn du bist hierbei der Vermittler, das Medium für deinen Klienten.
- Für deine Behandlungen sollte es immer einen Energieaustausch geben. Dies kann Geld sein, aber auch ein Gegenstand, der dich erfreut, oder eine Umarmung. Sicher sind auch Hilfeleistungen als Gegenleistung für eine Behandlung möglich, wie Babysitting, Fenster putzen, Wäsche bügeln, Reifen wechseln oder Rasen mähen.
- Ich habe die Erfahrung gemacht, dass die Behandlungen besser angenommen werden, wenn ein Energieaustausch stattfindet, da die Achtung und der Respekt für diese Arbeit bei beiden im Bewusstsein verankert werden. So ist die Arbeit dann für beide „etwas wert" und nicht „umsonst".
- Solltest du während einer Behandlung plötzlich Zweifel haben, gehe noch einmal bewusst in deine Herzenergie

und fühle die Verbundenheit zur „höchsten schöpferischen Kraft" über dein Kronenchakra. Lass Angst, Zweifel und Misstrauen aus dir heraus in das heilende, allumfassende Licht fließen und das Gefühl von Sicherheit, innerem Frieden und tiefem Vertrauen in dich einfließen – und schon kannst du in reiner Herzensliebe und Lebensfreude, zum höchsten und besten Wohl ALLER, weiterarbeiten.

- Wenn du deine persönlichen Angelegenheiten herauslässt, ist es leicht, den schöpferischen Prozess zu erleben.

Erfahrung aus meiner Praxis

Eine meiner ersten Klientinnen kam über Empfehlung von Bekannten im Juni 2005 zu mir. Sie war circa 34 Jahre alt. Ich gebe ihr hier den Namen Nina.

Der Grund ihres Besuches waren häufige Migräneanfälle und Kopfschmerzen.

Ich wollte erst einmal über das Kronenchakra in sie hineinfühlen (ein „Reading" machen), bevor sie mir Informationen von sich gab.

Bei der Gebärmutter hatte ich plötzlich das Gefühl, dass dort etwas ist. Es fühlte sich dunkel an, und irgendetwas lag darin. Da ich zu dieser Zeit noch nicht so viel Erfahrungen hatte und noch Angst davor, körperliche Krankheiten wahrnehmen zu können, kamen gleich Unsicherheit und Angst in mir hoch: „Hoffentlich ist das keine Krankheit, hoffentlich ist es nichts Schlimmes."

Doch sofort wurde mir bewusst, dass ich mich damit selbst blockierte und atmete erst einmal bewusst aus. Danach ließ ich die Gefühle in mich einfließen: „Ich bin sicher. Ich bekomme alle Informationen, die JETZT für die Klientin wichtig sind. Ich bin JETZT die richtige Person zur richtigen Zeit für diese Klientin."

Sofort danach hörte ich auf der feinstofflichen Ebene: „In der Gebärmutter ist eine Spirale." Erst war ich erstaunt, denn Nina kam ja zu mir, weil sie Migräne hatte.

Nachdem mir wieder klar wurde, dass ich nicht bewerten sollte, teilte ich ihr meine Wahrnehmung mit, und sie war sehr erstaunt, da sie tatsächlich eine Spirale hatte. Nun, wieder in meiner Sicherheit, kamen immer mehr Informationen. Sie habe immer wieder Zwischenblutungen – und einen großen Kinderwunsch.

So fragte ich sie, ob die Informationen stimmen, und sie bestätigte meine Aussagen. Sie habe zwar bereits zwei Kinder, aber sie würde gerne noch ein drittes Kind bekommen. Allerdings wollte ihr Mann aus vielen Gründen, zum Beispiel wirtschaftlichen, kein Kind mehr haben. Sie hätten neu gebaut und noch viele Dinge vor. Für ihn würde da kein weiteres Kind reinpassen.

Nun war mir klar, warum sie Zwischenblutungen hatte und woher Kopfschmerzen und Migräneanfälle kamen.

Durch den Kinderwunsch lehnte ihr Körper die Spirale ab und versuchte, diese mit den Blutungen herauszuschwemmen.

Ihr Mann hatte viele logische, rationale Argumente, warum es besser wäre, kein weiteres Kind zu bekommen, dagegen hatte sie nur eins: ihren Kinderwunsch mit allen Emotionen. Dies kollidierte mit dem „Verstand", und so kämpfte der Körper gegen die Emotion an.

Ich sagte ihr, dass sie gemeinsam mit ihrem Mann darüber sprechen sollte, um vielleicht einen gemeinsamen Weg zu finden.

Außerdem könnte sie eventuell trotz Spirale schwanger werden, denn unser Unterbewusstsein hat oft sehr viel Macht.

Sollte sie zu dem Entschluss kommen, kein weiteres

Kind empfangen zu wollen, so sei es wichtig, sich von diesem Wunsch zu verabschieden und sich und ihrem Mann zu vergeben. Nachdem wir diese Anwendung gemeinsam durchgeführt hatten, ging es ihr sehr viel besser.

Wenige Tage später rief sie mich an und erzählte mir, dass sie sich mit ihrem Mann ausgesprochen und dabei erfahren hatte, dass er große Angst hatte, die Verantwortung zu tragen, eine Familie mit drei Kindern und ein Haus zu finanzieren. Sie einigten sich darauf, erst einmal abzuwarten. Die Migräne war weg, und einige Zeit später erfuhr ich, dass Nina wieder ein Kind erwartete.

Der Umgang mit dem Tod

Heilung kann auch bedeuten, dass jemand „nach Hause" gehen möchte. Jeder darf dies frei entscheiden und seinem Seelenplan folgen. Auch wenn es dich schmerzt und du es vielleicht nicht gleich verstehen kannst, solltest du diese Entscheidung respektieren.

Es liegt nicht in deinem Ermessen, und du hast nicht das Recht, es zu verändern oder gar zu verhindern, es sei denn, die Seele will es anders, was du dann aber auch wahrnehmen wirst.

Frage deinen Klienten, was er noch braucht, um in Frieden gehen zu können. Eventuell kann er Menschen, die ihm viel bedeuten, noch nicht loslassen.

Frage ihn, was noch offen ist und ob er sich selbst und anderen ALLES vergeben möchte.

Vielleicht empfindet er noch Hass für jemanden oder für eine erlebte Situation.

Löst gemeinsam alle diese Dinge auf, und dann biete an, das Gefühl von tiefem, inneren Frieden aus der „schöpferischen Kraft einfließen zu lassen.

Häufig hast du hierbei auch die Aufgabe, die Angehörigen so zu begleiten, dass sie diesen Menschen in Liebe loslassen können.

Beispiele aus der Praxis

Im Sommer 2006 kam eine Frau zu mir, sie war Anfang 60, ich nenne sie hier Erika.

Ihre Diagnose war ein faustgroßer Lungentumor. Kaum hatte sie Platz genommen, sagte sie auch schon: „Wenn er sich nur endlich ändern würde!" Damit meinte sie ihren Ehemann, und sogleich erzählte sie weiter, dass er sie in all den Jahren nie unterstützt habe, noch nicht einmal jetzt, wo sie so krank sei.

Nachdem ich ihr eine Zeit lang zugehört hatte, sagte ich ihr, dass ich nicht in der Lage sei, ihn zu verändern, ihr jedoch zeigen könnte, wie sie sich selbst verändern könne.

Erst war sie fast entsetzt, denn das war ja ihr Anliegen. Doch dann erkannte sie, dass, wenn sie sich ändert, er sich auch ändern kann.

So gingen wir gemeinsam in ihre Themen und fühlten uns in die Lunge und den Tumor.

Nach kurzer Zeit erlebte sie selbst sehr intensiv ihre Trauer und Verletztheit, die sie über all die Jahre ihres Lebens gesammelt hatte.

Zusätzlich nahm ich wahr, dass sie mit einer so schweren Geburt auf die Welt kam, dass sie gleich zu Beginn ein Nahtod-Erlebnis hatte. Zusätzlich hatte sie viele schwerwiegende Erlebnisse, wie zum Beispiel auch eine Vergewaltigung.

Anmerkung

Bei Schocks, Schreck, Traumen, oder Nahtod-Erlebnissen atmen wir ein und halten erst einmal die Luft an. So kann sofort eine emotionale und körperliche Blockade entstehen.

Da Lunge und Haut aus derselben Zelle entstehen, können durch die oben genannten Erfahrungen zum Beispiel Haut- oder Atmungsallergien die Folge sein, oder auch andere Krankheiten. Siehe dazu Kapitel „Embryonale Erinnerungen".

Nachdem wir unter anderem die Selbstvergebung und Vergebung mit verschiedenen Personen durchgeführt hatten (siehe Kapitel „Emotionen und Gefühle erschaffen") und danach mental direkt an den Tumor gingen und dort in der Vorstellungskraft visualisierten, dass er sich ab jetzt sofort auflösen würde, manifestierten wir noch ihren größten Herzenswunsch: mit der gesamten Familie in Urlaub zu fahren (siehe Kapitel „Wünsche manifestieren"). Danach vereinbarten wir noch als „Hausaufgabe" verschiedene Affirmationen, die wir gemeinsam erstellten und die Erika morgens nach dem Aufwachen verinnerlichen wollte.

Hier die Sätze dazu:
Ich bin gesund!
Mein Körper ist gesund und voll mit Liebe!
Ich will leben!
Ich lebe!
Heilung erfolgt rasch und schnell. Ich bin geheilt!
Ich vergebe den Menschen, die mich umgeben!
Ich kann Liebe leicht erhalten und akzeptieren!
Ich kann Freude leicht empfangen und akzeptieren!

Nach circa vierzehn Tagen bekam ich einen Anruf ihrer Tochter, die mir berichtete, dass ihr Vater nun der Mutter nach 40 Jahren Ehe im Haushalt helfen würde und einkaufen ginge. Die gesamte Familie würde in Kürze zusammen in Urlaub fahren, und der Tumor sei in so kurzer Zeit nur noch walnussgroß, dass im Moment keine weiteren Therapien notwendig wären.

Circa eineinhalb Jahre später meldete sich Erikas Tochter wieder und erzählte mir, dass man bei ihrer Mutter nun einen Gehirntumor festgestellt habe, Erika sich jedoch weigerte, noch einmal in meine Sitzung zu kommen.
Für viele hört sich das vielleicht komisch an, nachdem doch Erika nach bereits einer Sitzung so viel Selbstheilung aktiviert hatte. Jedoch war ihr genau das auch klar. Es hätte wieder ge-

schehen können – und sowohl ihre Tochter als auch ich spürten, dass sie müde war und gehen wollte.

So unterstützte ich ihre Tochter bei dem Prozess, ihrer Mutter zu vergeben und ihren Wunsch zu respektieren. Die Tochter fand dadurch die Kraft, ihre Mutter liebevoll zu begleiten.

Im Spätherbst 2008 bekam ich einen Anruf von einer Frau Ende 60, ich nenne sie hier Vera. Sie hatte Darmkrebs im Endstadium und bat mich um Hilfe. Bereits am Telefon fühlte ich, dass sie gerne in die andere Dimension übergehen wollte, und so fragte ich sie. Nach kurzem Zögern bestätigte sie es und erzählte mir, dass sie das eigentlich niemandem sagen könnte, denn sie hätte ja ein erfülltes Leben, Mann, Kinder, Enkelkinder und wirtschaftliche Unabhängigkeit. Sie empfand es den anderen Menschen gegenüber als sehr undankbar.

In meinem Gefühl hatte Vera nicht mehr so viel Zeit, um verschiedene Dinge noch im „Hier" zu lösen. Da sie nicht in der Lage war, eine zweistündige Reise zu mir auf sich zu nehmen, fuhr ich kurz darauf zu ihr. Mittlerweile war sie im Krankenhaus, wo ich sie besuchte.

Es war eine sehr intensive und wundervolle Begegnung für uns beide, und wir fühlten uns sehr nah. Unter anderem war natürlich die Selbstvergebung wichtig. Nachdem ich ihr zeigte, wie sie sich selbst vergeben konnte und sie es ausprobierte, spürte ich, dass es noch etwas gab, was sie sich nicht vergeben konnte, und so bot ich ihr an, es mir zu erzählen oder an die Situation zu denken und sie mit meiner Hilfe aufzulösen.

Sie erzählte mir, dass sie als junge Frau von einem Mann verführt wurde und sie sich anfangs darauf einließ, weil sie nicht genau wusste, wie sie aus dieser Situation wieder rauskommen konnte.

Doch irgendwie machte es ihr dann auch Spaß, sodass sie sich einige Male mit diesem Mann traf, obwohl sich das zu dieser Zeit für eine Frau nicht „schickte".

Nach einiger Zeit blieb ihre Periode aus, und aus Angst schwanger zu sein, bat sie diesen Mann um Hilfe.

Er empfahl ihr, ganz viel Alkohol zu trinken, dann würde das Kind schon abgehen. Dies tat sie dann auch – und kurze Zeit später kam ihre Periode.

Fast 50 Jahre lebte Vera nun mit dem Gefühl, ein Kind abgetrieben zu haben und fühlte sich deshalb in all der Zeit schuldig.

Da es mir wichtig ist, dass meine Klienten ihre Prozesse in ihrer Realität erleben, sagte ich ihr nicht sofort, dass sie meiner Wahrnehmung nach zu dieser Zeit nicht schwanger war, sondern bot ihr an, gemeinsam in diese Zeit zurückzugehen und uns in die Situation hineinzufühlen. Direkt darauf sagte Vera voller Freude: „Ich war gar nicht schwanger!"

Sicher hat diese Erkenntnis sehr zu ihrem Seelenheil beigetragen.

Danach manifestierten wir noch gemeinsam, wie sie sich ihren Abschied aus diesem Leben wünschte.

Nach dieser Begegnung hatten wir noch einige schöne Telefongespräche. Kurz bevor sie starb, es war in der Adventszeit, sprach sie noch auf meinen Anrufbeantworter. Sie war zu Hause und wurde dort gepflegt. Die Familie organisierte ein weihnachtliches Abschiedsfest mit allen Menschen, die Vera bei sich haben wollte, und sie war voller Frieden. Sie bedankte sich so von Herzen bei mir für die Begleitung, dass ich jetzt, wo ich diese Zeilen schreibe, wieder in Dankbarkeit tief berührt bin und die Tränen fließen.

Energetische Reinigung und Schutz

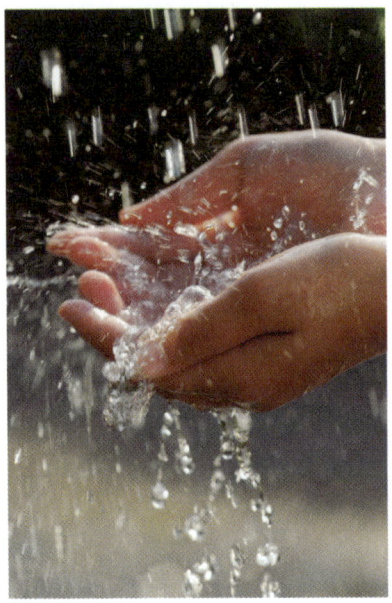

Energetische Reinigung

Manchmal neigen wir dazu, Energien anderer Menschen zu übernehmen, die uns nicht guttun. Dies kann dazu führen, dass wir Symptome, Schmerzen oder Unwohlsein des anderen übernehmen. Wenn du dich nach einer Sitzung unwohl oder erschöpft fühlst oder immer wieder an den Klienten denkst und noch eine starke „Verbundenheit" spürst, dann empfehle ich dir, dich nach der Behandlung energetisch zu reinigen, deine Energiefelder zu klären und deinen Schutzraum zu aktivieren.

Anwendung

Löse oder durchtrenne noch einmal bewusst die Energien zwischen dir und deinem Klienten. In der Verbindung deiner schöpferischen Kraft „reinigst du dich von ALLEN Energien, die nicht zu dir gehören und nicht deinem höchsten und besten Wohl entsprechen. Ordne an, dass dein energetischer Raum geschützt ist.

Wenn du magst, nimm dazu eine Lichtdusche, Sonnenlicht, klares Wasser oder einen Wasserfall, was auch immer sich für dich richtig anfühlt, deiner Kreativität sind hier keine Grenzen gesetzt.

Verbinde dich noch einmal bewusst mit deiner Herzenergie und lass die Worte „ICH BIN" in dich einfließen.

Hinweis

Da du immer in deiner schöpferischen Kraft bist, bekommst du auch nach dem „Reinigungsvorgang" zu jeder Zeit weiterhin Informationen und Wahrnehmungen während des Gesprächs mit deinem Klienten, doch du übernimmst dabei die Energien des anderen nicht. Solltest du vergessen haben, dich zu reinigen, kannst du es jederzeit nachholen.

Heilung – Spontanheilung – Heilung für dich selbst

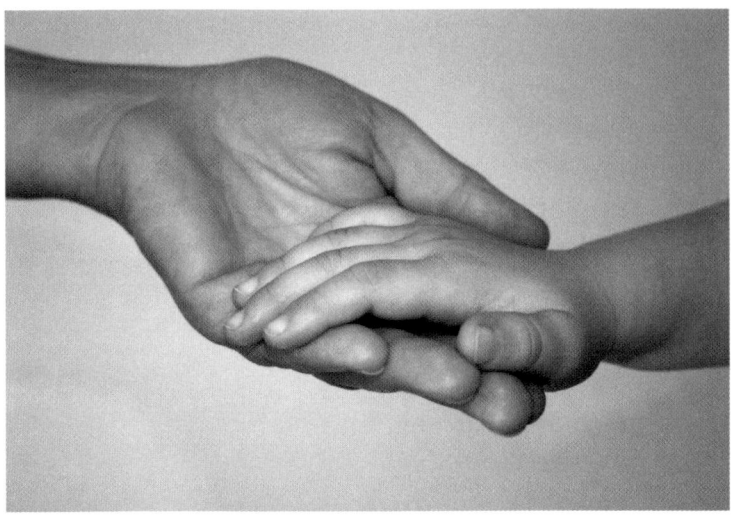

Nun hast du schon einige Erfahrungen gemacht und weißt, dass du selbst Schöpfer deines Lebens, deiner eigenen Realität bist. Deshalb kannst du ab sofort auch die Verantwortung für alles, was in deinem Leben geschieht, übernehmen.

Vielleicht dachtest du bisher, dass alles „Zufall", „Schicksal" oder „göttliche Fügung" war, vielleicht dachtest du auch in manchen Situationen, einfach „Glück gehabt" zu haben.

In meiner Wahrnehmung legten wir, bevor wir inkarnierten, selbst fest, welche Begegnungen, Lektionen, Herausforderungen und Aufgaben wir erfahren wollten, um daran zu wachsen und uns weiterzuentwickeln. Es gibt also nichts in unserem Leben, was wir nicht in irgendeiner Form „bestellt" haben. Jedoch können wir auch hier alles verändern. Denn heute, im

HIER und JETZT, haben wir die Möglichkeit, unseren „freien Willen", „die freie Entscheidung" einzusetzen! Nicht mehr Täter oder Opfer zu sein, sondern unser Leben in Frieden und reiner Liebe zum „höchsten und besten Wohl ALLER" zu erschaffen. Deshalb können wir auch die ursprünglichen Bestellungen und Verabredungen verändern.

Wenn du dich entscheidest, die Verantwortung für dich und alle Bereiche deines Lebens sowie die Konsequenzen deines Handelns wertfrei zu übernehmen, lösen sich viele Blockaden auf. Im Nachhinein hast du damit neue Erfahrungen gesammelt.

Mit POWER-HEALING sind wir in der Lage, uns liebevoll weiterzuentwickeln!

Heilung

Wenn du bei dir selbst oder anderen Menschen etwas wahrgenommen hast, was Heilung braucht, sowohl seelisch wie auch körperlich, kannst du dort direkt Heilung anordnen oder zum Abschluss gesamt Heilenergie einfließen lassen, immer vorausgesetzt, dein Gegenüber möchte das auch.

Ich möchte darauf hinweisen, dass es <u>nicht</u> wichtig ist, welche schulmedizinische Diagnose dein Klient hat, denn wir sehen die „Krankheit" als Symptom, das entstanden ist, weil die Seele verletzt wurde. Wenn wir die Ursache dafür gefunden haben, hat dein Gegenüber die Möglichkeit, die Heilung anzunehmen.

Manche Menschen bringen ihre Krankenberichte, Röntgen- und Ultraschallbilder in meine Sitzung mit. Sie sind es gewohnt, dass Ärzte, Therapeuten und Heilpraktiker diese Unterlagen einsehen wollen.

Wenn du <u>keine</u> medizinische Ausbildung hast, solltest du die Unterlagen am besten gar nicht anschauen, denn so kommst du nicht in die Situation, darüber zu urteilen oder eine Meinung abzugeben.

Sollte dein Klient eine Krankheit haben, die du nicht kennst, sage dies sofort und ehrlich. Weise ihn auch noch einmal darauf hin, dass du keine medizinische Ausbildung hast (wenn es so ist) und er jetzt bei dir ist, um auf einer anderen Ebene herauszufinden, warum er diese Krankheit hat und was sie ihm sagen möchte.

Krankheiten können auch „Vorteile" für uns Menschen haben. Diese herauszufinden, ist hierbei sehr wichtig.

Lass dir kurz erklären, was es für eine Krankheit ist, und konzentriere dich dann auf deine Arbeit.

Du musst nicht allzu viel von deinem Klienten wissen. Du bekommst alle Informationen, die für ihn wichtig sind, aus deiner allumfassenden schöpferischen Kraft.

Anwendungen bei anderen Menschen

Bei Anwendungen mit Klienten hilft es dir vielleicht, Kontakt über die Hände, Füße oder auch Schultern aufzunehmen. Selbstverständlich kann der Klient auch dabei liegen. Spüre, was sich für dich und deinen Klienten gut anfühlt und besprich es mit ihm.

Bitte beachte, dass die meisten Menschen gerne bei der Behandlung liegen wollen, vor allem, wenn sie bei verschiedenen Therapeuten in Behandlung sind oder waren. Vielleicht sind sie es zu sehr gewöhnt, „machen zu lassen", und übergeben dir damit unbewusst die Verantwortung für den Heilungsprozess. Deshalb empfehle ich dir, mit deinem Klienten auf gleicher „Augenhöhe" zu sein, es sei denn, du hast den deutlichen Impuls, die Behandlung im Liegen zu machen.

Bitte deinen Klienten um die Erlaubnis, für ihn „wahrzunehmen" oder dich „einfühlen" zu dürfen, was ihm fehlt oder was er braucht, was ihn blockiert, oder warum er diese Krankheit oder Beschwerden hat. Frage ihn auch, ob er Heilung erfahren möchte.

Wenn du das Gefühl hast, dass er hierbei blockiert ist, dann löse zuerst die Glaubenssätze dazu (siehe Kapitel „Alte Muster, erlernte Verhaltensweisen, Prägungen, Glaubenssätze und Blockaden") und schau, welche Gefühle und Emotionen fehlen oder blockieren (siehe Kapitel „Emotionen und Gefühle erschaffen").

Hier die Anwendung, wie ich sie in meinen Seminaren anleite

- Am besten sitzen dein Partner und du euch gegenüber. So seid ihr auf gleicher Höhe.

- Achte darauf, dass eure Beine entweder parallel zueinander sind, oder einer die Beine öffnet (für Männer oft die bevorzugte Position) und der andere mit seinen geschlossenen Beinen zwischen den geöffneten Beinen seines Gegenübers ist. So seid ihr euch nahe genug und in einer entspannten Haltung.

- Sorge für eine komfortable Atmosphäre. Es ist wichtig, dass ihr beide bequem sitzt, denn so könnt ihr besser entspannen. Lege ein Kissen auf euren Schoß, so habt ihr noch eine gewisse Distanz, und es ist nicht zu intim.

- Wenn du magst, drehe deine Hände mit den Handflächen nach oben. Diese Geste empfindet dein Gegenüber als „Einladung", und er kann entscheiden, ob und wann er seine Hände in deine legt. Erlaube ihm, dass er zu jeder Zeit seine Hände wieder wegnehmen darf. Manchmal empfinden Menschen die Herzenergie sehr stark, da sie diese noch nicht kennen, und fühlen sich plötzlich „unwohl".

- Du kannst deinem Klienten auch sagen, dass du eventuell deine Hände wieder wegnehmen wirst, da der Energiefluss für dich dann ausreicht.

- Wenn du lieber Kontakt über die Füße oder die Schultern aufnehmen möchtest, achte auch hier darauf, dass es dein Klient bequem hat und auch du dich in deiner Position wohlfühlst.

1. **Werde dir in dem Gespräch darüber klar, was sein Anliegen ist und wo er Heilung möchte.**

2. Folge kurz deinem Atem und lass zum Beispiel das Gefühl von „ICH BIN" in dich einfließen. Aus deiner Herzenergie und über dein Kronenchakra bist du dir deiner Verbundenheit mit deiner „schöpferischen Kraft" bewusst und automatisch in deiner Intuition und Telepathie.

3. Wenn du magst, sprich deine „schöpferische Kraft" direkt an: „Ich ordne an, zeige mir, was den Klienten blockiert und was er JETZT braucht, um heil zu werden und um sich weiterzuentwickeln."

„Danke, zeig es mir jetzt!"

4. Teile deinem Gegenüber nun liebevoll mit, was du wahrgenommen hast. So hat er die Möglichkeit, deine und seine eigenen Wahrnehmungen mit seinem Anliegen in Verbindung zu bringen.

5. Wenn dein Klient die Blockade auflösen mag, sprich seine Absicht im Stillen klar aus: „Allumfassendes Sein in mir, löse JETZT für meinen Klienten zum höchsten und besten Wohl .... auf.

Danke, zeige mir, dass es JETZT geschieht."

6. Wichtig ist, dass du und dein Klient durch die Wahrnehmungen überzeugt seid, dass es JETZT bereits geschieht. So ist es in eurer Realität, und ihr stellt es nicht mehr infrage!

7. Du stehst nicht in der Verantwortung, ob dein Klient die Heilung annimmt, denn er entscheidet das selbst.

8. Es ist ein schönes Erlebnis, die Annahme der Heilung für sich im Stillen auszusprechen: „Ich nehme die Heilung JETZT an." Verbinde dies noch mit einer kleinen Handlung, wie zum Beispiel, einige Schlucke Wasser zu trinken.

9. Wende nach der Sitzung die energetische Reinigung an und trenne die Energien zu deinem Klienten.

Beispiel aus der Praxis

Ein Ehepaar kam in der Weihnachtszeit mit seiner zwanzigjährigen Tochter zu mir, ich nenne sie hier Isabell. Sie war seit einem Unfall vor drei Jahren gelähmt und im Rollstuhl.

Nachdem die Eltern spazieren gegangen waren (Isabell wollte mit mir alleine sein), fragte ich sie, wann sie denn wieder laufen könne? Sofort antwortete sie: „Wenn ich mein Studium beginne, im Herbst übernächsten Jahres, kann ich wieder laufen."

Sofort fühlte ich, dass Isabell bisher enorme „Vorteile" durch ihre Lähmung hatte, weil sie von ihren Eltern die Aufmerksamkeit bekam, die sie vorher nicht hatte.

So sprach ich sie direkt darauf an, und sie bestätigte dies sofort, indem sie mir erzählte, dass ihr großer Bruder sehr krank sei und sich die Eltern immer nur um ihn gekümmert hätten. Erst seit sie gelähmt wäre, würden sich ihre Eltern auch um sie kümmern.

Ich fragte sie auch nach ihren Wünschen, und sie erzählte mir, dass sich ein Junge aus ihrer Klasse sehr um sie bemühe, sie sich jedoch nicht traue, mit ihm eine Beziehung anzufangen, da sie noch nie einen Freund hatte und im Rollstuhl säße.

In meiner Verbundenheit zu meinem Höheren Selbst fragte ich sie, ob sie sich vorstellen könne, auch schon an Ostern (vier

Monate später) wieder laufen zu können und die Liebe des Jungen jetzt anzunehmen?

Nach kurzem Zögern sagte sie: „Ja, das kann ich mir gut vorstellen."

So aktivierten wir noch gemeinsam ihre Selbstheilungskraft und manifestierten ihre Wünsche.

Drei Monate später rief mich Isabells Mutter an und erzählte mir, dass Isabell mittlerweile an Krücken gehen könne, und einige Schritte sogar ganz ohne Hilfe. Isabell hatte den Eltern anfangs ihre Fortschritte nicht erzählt und sich nach wie vor überall hinbringen lassen. Erst nachdem ihre Mutter sie bei der Physiotherapie abholte und etwas zu früh kam, sah sie ihre Tochter an Krücken gehen.

Ich erklärte der Mutter, dass Isabell Angst hätte, die Aufmerksamkeit der Eltern zu verlieren, und bot ihr an, ihrer Tochter zu vergeben und mit ihr darüber zu sprechen.

Isabell war mittlerweile mit dem Jungen aus ihrer Klasse zusammen, und sie planten einen gemeinsamen Urlaub an Ostern, den sie dann ohne Rollstuhl erlebte.

Spontanheilung

Immer wieder kommt es vor, dass du an einem Unfall vorbeifährst oder miterlebst, wie sich jemand verletzt. Oft wird dir erzählt, dass jemand aus deinem Bekanntenkreis krank ist. Meistens aber erzählen dir Freunde, dass jemand aus ihrer Familie oder ihrem Bekanntenkreis erkrankt ist.

Bisher konntest du nicht viel tun, außer betroffen zu sein. Doch jetzt hast du die Möglichkeit, Heilung auf der Seelenebene anzubieten, so brauchst du nicht die verbale Zustimmung. Denn wenn diese Person die Heilung nicht annehmen möchte, kann sie diese auf Seelenebene ablehnen.

Hierbei visualisiere ich eine Lichtwolke, gefüllt mit Heilung, die über dem Kranken oder Verletzten schwebt. Erst wenn er (seine Seele) diese Lichtenergie annehmen möchte, fließt sie auch ein.

Früher, als ich mit meinen Söhnen öfter auf dem Fußballplatz war, erlebte ich immer wieder, dass sich ein Kind wehtat oder verletzte. Sofort bot ich auf der Seelenebene Heilung an, und wenn ich die Gelegenheit habe, lege ich zusätzlich die Hand auf. So oft habe ich erlebt, dass die Kinder kurz darauf wieder aufsprangen und weiterspielten. Es ist immer wieder faszinierend, wie schnell gerade Kinder Heilung annehmen.

Bei einer Spontanheilung von Schnittwunden, Brandwunden oder einem Bruch ist es meistens einfacher, wenn du die Verletzung nicht im Realen anschaust. Decke eventuell die Verletzung ab, betrachte und bezeuge den Vorgang der Heilung visuell, bis die Heilung vollzogen ist.

Sehr hilfreich ist es auch, den Verletzten zu fragen, welche Farbe er gerne an der verletzten Stelle haben möchte.

Sobald er eine Farbe nennt (sehr oft ist es Violett oder Gold, es darf aber auch jede andere Farbe sein), biete ich an, diese Farbe jetzt einfließen zu lassen.

Da die Person auch hier selbst handelt, wird der Heilungsprozess sofort aktiviert.

Hierzu einige Beispiele

Je selbstverständlicher wir mit Heilung umgehen, desto leichter ist es für andere, sie anzunehmen.

Da ich Heilung überall anbiete, wo sich die Gelegenheit zeigt, erlebe ich auf Veranstaltungen oder in Kneipen immer wieder wundervolle Spontanheilungen.

- Einmal begegnete ich einem Mann, ich nenne ihn hier Rolf. Er klagte über Rückenschmerzen, und ich fragte ihn, ob er diese Schmerzen behalten oder loslassen wollte. Da diese Frage die meisten etwas „überrumpelt", antwortete er sofort: „Klar will ich sie loslassen." (Bei dieser Frage entsteht gar nicht die Möglichkeit, erst einmal rational zu überlegen, ob es überhaupt möglich ist.)

  Dann fragte ich Rolf, ob ich kurz meine Hand auf seinen Rücken legen dürfte.

  Ich fühlte mich kurz in seinen Rücken hinein und legte danach meine Hand auf, während ich seitlich so neben ihm stand, dass ich ihn gut beobachten konnte. Zu seinem Erstaunen lag meine Hand nun genau auf der Stelle, die ihm wehtat.

  Dann sagte ich ihm, er könnte jetzt den Schmerz in meine Hand geben. Sofort schloss er die Augen, und aus meiner Herzensliebe ließ ich Heilung und Licht einfließen.

  Nach ein bis zwei Minuten öffnete er die Augen und sagte: „Unglaublich, der Schmerz ist weg."

- Ein anderes Mal hatte ich einen Termin bei einem Zahnarzt, mit dem ich auch befreundet bin. An diesem Tag klagte er über starke Kopfschmerzen.

In der Praxis stand ein Wasserspender, und so füllte ich erst einmal einen Becher mit Wasser. Dann fragte ich ihn, ob er die Kopfschmerzen behalten oder loslassen wollte Auch er war erstaunt und wehrte erst einmal ab: Als wenn das so einfach wäre… Darauf fragte ich ihn: „Hast du eine Minute Zeit? Wir können es ja probieren, denn es ist möglich, dass es geschieht."

Er willigte ein und fragte, was er tun müsste. Ich sagte: „Nichts. Setz dich einfach kurz hin." Mein Impuls war, dass es nicht passend ist, ihm vor seinen Mitarbeitern die Hand aufzulegen. So setzte ich mich ihm gegenüber, machte meine Augen zu und sagte ihm, dass er seine Augen ruhig auflassen könnte (Mit dieser „Erlaubnis" fühlen sich die meisten Menschen sicherer und schließen dann oft doch die Augen).

In meiner Verbundenheit zu Allem-was-ist ließ ich Heil- und Lichtenergie in den Becher mit Wasser fließen. Danach gab ich ihm den Becher und bot ihm an, etwas zu trinken und nach jedem Schluck im Stillen zu sagen: „Ich nehme die Heilung an." Bereits nach drei Schlucken Wasser öffnete er die Augen und sagte: „Das ist ja unfassbar, die Kopfschmerzen sind weg."

- Ich war mit einem Freund zum Essen verabredet, ich nenne ihn hier Frank. Wir freuten uns beide auf unsere Begegnung, da wir uns schon lange nicht mehr gesehen hatten.

Im Restaurant fiel mir auf, dass Frank auffallend ruhig war. So fragte ich ihn, was denn los sei, und er antwortete: „Ich habe so heftige Zahnschmerzen, versuche aber, sie unter-

drücken, da ich gerne die Zeit mit dir genießen möchte."
In diesem Moment sah ich auch, dass seine Wange ange-
schwollen war.

So bot ich ihm an, gemeinsam mental in seinen Zahn-
schmerz zu gehen. Nachdem er einwilligte, fragte ich ihn,
welche Farbe er dort wahrnehmen würde. Spontan antwortete er: „Gelbgrün." „Ist die Farbe angenehm oder unangenehm?" „Total unangenehm, eklig." „Magst du die Farbe he-
rausfließen lassen?" „Ja, klar." „Wenn du magst, dann stell
dir jetzt vor, wie die gelbgrüne Farbe herausfließt und sich
im Licht wandelt." Nach kurzer Zeit: „Welche Farbe möchtest du jetzt einfließen lassen?" „Dunkelrot." „Okay, dann
stell dir vor, wie diese warme, heilende Farbe jetzt einfließt
und alles herausspült, was da nicht hingehört. Jede Zelle
wird nun mit der Farbe aufgefüllt und heilt."
Nach kurzer Zeit waren die Zahnschmerzen weg, und wir
hatten einen schönen Abend.

Ungefähr ein Jahr später rief mich Frank an, da er an dem-
selben Zahn wieder Schmerzen hatte.

Nachdem ich mir die Erlaubnis geholt hatte, fühlte ich mich
hinein und bekam sofort die Information: Vertrag – Verabre-
dung – und sagte es ihm. Daraufhin lachte er und erzählte
mir, dass der Zahn vor einem Jahr gezogen werden sollte,
er sich aber entschlossen hatte, ihn noch ein Jahr zu behalten.

So lösten wir gemeinsam diesen „Vertrag" (Ich ordne an…),
luden den Zahn ein zu bleiben, sagten ihm, dass er dort
erwünscht sei – und „ordneten" den Zellen um ihn an, ihn
liebevoll einzubetten.

Die Schmerzen waren sofort weg, und er hat den Zahn bis
heute.

Hinweis

Bei solchen Heilungen musst du keine Angst haben, du könntest den Schmerz übernehmen. Es gibt Heiler, die leiden bei Heilungsprozessen, jedoch hat das etwas mit ihrem Glaubenssystem zu tun, wie zum Beispiel: Ich muss leiden, um anderen Menschen helfen zu können.

Als ich mit den Behandlungen anfing, hatte ich oft körperlich starke Schmerzen. In dieser Zeit dachte ich noch, dass das so sein müsse – und irgendwie war ich auch froh, etwas zu spüren. Irgendwann wurde mir das aber zu viel, und ich hatte Angst, Heilungen anzubieten, da ich nicht mehr leiden wollte.

In meiner Verbundenheit zu meinem allumfassenden Sein wurde mir plötzlich klar, dass ich es selbst bestimmen konnte. So ordnete ich an, ab sofort und für immer keine Schmerzen mehr bei Heilungsprozessen zu haben. Seitdem habe ich nie wieder bei Heilungen gelitten.

Sei dir bewusst, dass du hier ein Angebot machst und nur Vermittler für den Selbstheilungsprozess des anderen bist. Aus der reinen Herzensliebe heraus kann nichts Negatives geschehen, weder für dich, noch für den anderen.

Wenn du magst, wende das Reinigungsprogramm an und trenne die Energien zwischen dir und der anderen Person.

Es ist möglich, dass die Schmerzen irgendwann wiederkommen. Dies geschieht, wenn Themen damit verbunden sind, die gelöst werden wollen. Wenn bei Schulterschmerzen zum Beispiel die Verbindung besteht: Ich kann die Last nicht mehr tragen, dann ist es hilfreich, die entsprechende Lebensveränderung herbeizuführen.

Solche Themen können gut in einer Sitzung gemeinsam gelöst werden.

Hier eine Anwendungsmöglichkeit.

Anrede:
„Ich ordne an, sofortige Heilung für den Menschen, der sich gerade verletzt hat, JETZT."

„Danke, zeig es mir JETZT!"

Heilung für dich selbst

Am Anfang fällt es uns manchmal nicht leicht, uns selbst zu behandeln.

Sehr hilfreich ist es, wenn du erst einmal konkret Heilung an einzelne Stellen deines Körpers gibst und schaust, wie es sich dort anfühlt und aussieht. Eventuell lässt du dir auch Farben zeigen und gegebenenfalls einfließen. Sicher bekommst du dann auch Impulse und Wahrnehmungen für deine eigene Heilung.

Hierzu habe ich zwei Übungen für dich.

Übung 1 – „Hampelmann"
Schließe die Augen und atme einige Male bewusst ein und aus.

Fühle deine Verbundenheit aus deiner Herzenergie und deinem Kronenchakra.

Stell dir vor, dass du dich selbst an deinem „silbernen Faden" (mit dem du mit deiner „schöpferischen Kraft von Allemwas-ist" verbunden bist) am Kronenchakra sanft hochziehst. Gerade so weit, dass deine Füße einige Zentimeter vom Boden entfernt sind.

Schüttle dich nun mental leicht aus, etwas nach links, etwas nach rechts, so, wie es sich für dich gut anfühlt, und stell dir dabei vor, wie alle Wirbel und Gelenke wieder in ihre richtige Position gehen. Das Becken kommt wieder in die richtige Position, auch die vielen kleinen Knochen deiner Hände und Füße finden wieder ihren richtigen Platz.

Wenn du genug wahrgenommen hast, stell dich wieder sanft auf den Boden und öffne die Augen.

Steh auf, bewege dich ein wenig, schüttle deine Arme und Beine aus und fühle, was sich verändert hat. Du wirst erstaunt sein.

Übung 2

Schließe die Augen und atme einige Male bewusst ein und aus. Fühle deine Verbundenheit aus deiner Herzenergie und deinem Kronenchakra.

*Ordne an: „**Zeige mir mein Skelett**".*

Gehe in dein Kronenchakra hinein und fange im Kopf an, konzentriere dich auf die Schädelknochen. Wie fühlt es sich an?

Gehe zum Kiefer, fühle dich in die Kiefergelenke ein. Wenn du das Gefühl hast, dass dort etwas nicht stimmt, richte es selbst mit „deiner schöpferischen Hand".

Gehe langsam die Halswirbel entlang. Ist etwas verschoben? Schiebe deine Wirbel wieder an den richtigen Platz.

Gehe weiter die Wirbelsäule entlang. Alles in Ordnung, auch die Bandscheiben?

Betrachte deine Schultern, die Schulterblätter.

Fühle dich in dein Schultergelenk ein und gehe dann langsam den Arm entlang, bis zur Hand und zu den Fingern. Ziehe deine Fingerknochen sanft auseinander.

Sind alle Gelenke in Ordnung? Vielleicht hast du das Gefühl, dass sie „geölt" werden müssen, dann tue es.

Ist überall genug Knorpel? Wenn nicht, baue ihn wieder auf.

Wenn du genug wahrgenommen hast, gehe zu deinem anderen Arm bis zur Hand.

Danach gehst du wieder zu deiner Wirbelsäule, die Brustwirbel entlang, bis zu den Lendenwirbeln und dem Steißbein.

Von dort aus nimm dein Becken wahr, die Beckenschaufeln.

Ist das Becken gerade? Schiebe es wieder an seinen richtigen Platz. Ziehe ein wenig an den Beckenschaufeln, so rasten sie wieder richtig, zum Kreuzbein hin, ein.

Nun sind die Hüftgelenke dran. Alles gut? Sonst richte alles wieder ein.

Gehe am Bein entlang, zum Kniegelenk. Was ist zu tun? Tue es!

Nun zum Schienbein und zur Wade. Danach gehst du in deinen Fuß. Hier kannst du die Fußknochen sanft auseinanderziehen. Wenn du fertig bist, gehe zu deinem anderen Bein und Fuß.

Wenn du genug wahrgenommen hast, öffne die Augen.

Stehe auf, bewege dich ein wenig, schüttle deine Arme und Beine aus und fühle, was sich verändert hat.

Bekräftige den Vorgang noch mit: „**Danke, ich nehme die Heilung JETZT an!**"

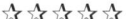

Verschiedene Muskeltests
(Kinesiologie)

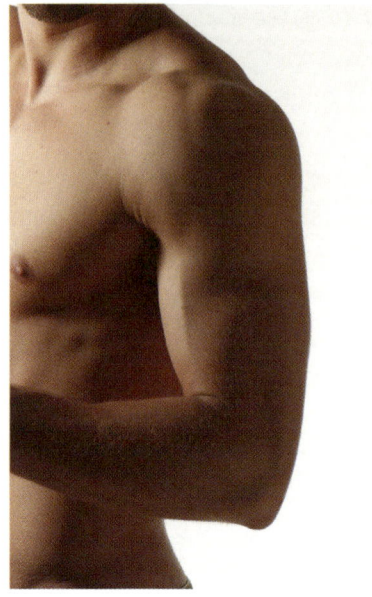

Der Begriff „Kinesiologie" kommt aus dem Altgriechischen und wird mit „Lehre von der Bewegung" übersetzt.

In der Kinesiologie wird der Mensch nicht nach Symptomen betrachtet, sondern ganzheitlich, im Zusammenhang mit Körper, Geist und Seele.

Geschichte

Die „angewandte Kinesiologie" wurde 1964 von dem amerikanischen Chiropraktiker **George Goodheart** entwickelt. Er fand heraus, dass sich körperliche und seelische Vorgänge in der Funktionsweise der Muskeln widerspiegeln. Durch Stress oder Schock werden die Muskeln tatsächlich weich und geben nach. Sicher haben die meisten Menschen schon erlebt, dass „die Knie weich werden".

Goodheart erkannte, dass er den Spannungszustand von Muskeln messen konnte, ohne technische Geräte verwenden zu müssen.

Er sah den Zusammenhang zwischen den jeweiligen Muskeln und Meridianen und konnte dadurch den Energiefluss der dazugehörenden Organe definieren.

In der Kinesiologie wird der Stress in der Muskulatur gelöst, und die körpereigenen Heilungskräfte werden aktiviert und unterstützt.

Es gibt eine Vielzahl von Behandlungsmöglichkeiten, und dabei bietet der Muskeltest die Möglichkeit, mit dem Körper zu kommunizieren.

Quelle: www.wikipedia.org/wiki/George_Goodheart

Verschiedene Anwendungen

Der Medikamententest

Mit Hilfe des Muskeltests kann der Arzt oder Heilpraktiker die Information vom Körper seines Patienten bekommen,
welches Medikament er in welcher Dosierung benötigt.
Die entsprechenden Wirkstoffe werden in kleinen Proben
an die Mitte des Körpers (Solarplexus) gelegt, dann wird der
Körper mit dem Muskeltest befragt. Reagiert der Muskel stark,
ist es der richtige Wirkstoff.
Mit dieser Methode können auch Vergiftungen wie Umweltgifte, Schwermetalle und Allergien getestet werden.

Edu-Kinesiologie

In den frühen Achtzigerjahren entwickelte Paul Dennison
die Edu- Kinesiologie. Ihm fiel auf, dass Schüler mit Lernschwie-
rigkeiten durch einfache körperliche Übungen motiviert werden
können, ihre Lernfähigkeit zu verbessern.
Durch Körperbewegung wird das Gehirn aktiviert, da dies
untrennbar miteinander verbunden ist.
Brain Gym, eine Form der Edu-Kinesiologie, wirkt gut bei
der Behandlung von Lern- und Wahrnehmungsstörungen, wie
zum Beispiel Legasthenie und motorischen Probleme.

Three In One Concepts

Hierbei geht es um das Auffinden und Auflösen seelischer
Blockaden, die die Lebensqualität wesentlich einschränken
können.

Diese Blockaden können durch Glaubensmuster beziehungsweise Erlebnisse aus der Kindheit oder durch andere tiefgehende, schwere Erlebnisse entstehen, sie können aber auch über Generationen „weitervererbt" worden sein.

Durch den Muskeltest wird der Körper gefragt, wie die Blockade aufgelöst werden kann.

Kinesiologen halten diese Art der Therapie bei psychischen und psychosomatischen Beschwerden für sehr erfolgreich, auch zur Verbesserung der Lebensqualität oder Leistungssteigerung ist diese Technik empfehlenswert.

Psycho-Kinesiologie (PK)

Der deutsche Arzt Dietrich Klinghardt entwickelte aus der traditionellen Kinesiologie eine ganzheitliche Heilmethode, die Psycho-Kinesiologie (PK).

Diese Technik legt den Fokus auf die Psyche des Klienten, wobei die Psychotherapie mit Körperarbeit verbunden wird. Der Körper wird als „Bio-Feedback-Instrument" verwendet.

Mittels des kinesiologischen Muskeltests wird zu Beginn einer Behandlung festgestellt, ob eine Blockade vorliegt und das vegetative Nervensystem einstellbar ist. Ziel bei dieser Vorgehensweise ist, seelische Ursachen der vorhandenen Symptome zu ergründen.

In der psychosomatischen Lehre wird angenommen, dass Krankheiten durch seelische Konflikte ausgelöst werden können, die ihrerseits wiederum auf frühere traumatische Erlebnisse verweisen. Durch das Betrachten und Auflösen der emotionalen Blockaden kann Heilung entstehen. Mit Einverständnis des Patienten werden dabei unbewusste und behindernde Glaubenssätze aufgelöst.

Die Psycho-Kinesiologie bezieht auch Reinkarnationen und Besetzungen in ihre Analyse mit ein. Psychische Konflikte und Blockaden werden mit dieser Therapieform sanft und schnell behandelt.

Das Unterbewusstsein des Klienten wird mit Hilfe des kinesiologischen Muskeltests abgefragt, um das derzeitige Problem und den dadurch verursachten emotionalen Stress auflösen zu können. Verdrängte, ungelöste seelische Konflikte werden damit wieder ins Bewusstsein geholt.

Negative Glaubenssätze werden meist schon früh in der Kindheit verankert, wie: „Ich bin es nicht wert", „Niemand liebt mich", „Ich bin nicht erfolgreich".

Hierdurch können seelische und körperliche Beschwerden entstehen und Menschen daran hindern, gesund und ausgeglichen zu leben.

Vergleiche auch: www.wikipedia.org/wiki/Kinesiologie

Der Muskeltest

Um erlernte Verhaltensweisen, Prägungen, Glaubenssätze und Blockaden zu finden, die uns einschränken oder sogar krank machen, können wir den Muskeltest anwenden.

Hier kannst du verschiedene Muskeltests ausprobieren, da es eine sehr einfache Methode ist, schnell die richtige Antwort zu bekommen. Je mehr du den Muskeltest im Alltag einsetzt, umso leichter wirst du damit umgehen können. Der Muskeltest dient auch hervorragend bei Einkäufen oder anderen alltäglichen Entscheidungen. Du kannst Lebensmittel, Nahrungsergänzungsmittel, Symbole, Mineralien, Bücher, Kleider und vieles mehr testen.

Die verschiedenen Methoden dienen deiner zusätzlichen Wahrnehmung und helfen dir, „Impulse", die du erhältst, noch einmal zu überprüfen, um sie in dein Bewusstsein zu integrieren. Probiere sie einfach aus, du wirst damit sicher neue Erfahrungen machen.

Bei allen Methoden testest du erst einmal mit deinem Körper das „JA" und das „NEIN", indem du die Worte nacheinander im Stillen sprichst und die verschiedenen Methoden anwendest. Achte darauf, wie dein Körper reagiert. Sobald es für dich klar ist, kannst du alles testen, was du magst.

Bei Gegenständen frage dich zum Beispiel im Stillen: „Ist das gut für mich?"

Methode 1

Du stehst vor deinem Klienten und legst eine Hand auf seine Schulter, wie auf dem nachfolgendem Bild gezeigt. Dein Gegenüber streckt mit etwas Spannung den Arm auf der anderen Seite aus. Dort legst du deine Hand auf sein Handgelenk.

Nun stellst du eine Frage, zum Beispiel „Liebst du dich?" Dabei drückst
du den Arm am Handgelenk leicht
herunter. Fühlst du eine Spannung,
bedeutet das ein „JA", lässt die Spannung sofort nach, ist es ein „NEIN".
Du kannst dich auch seitlich neben
deinen Klienten stellen und eine Hand
auf die Schulter legen, dessen Arm ausgestreckt ist. Deine andere Hand liegt wieder auf dem Handgelenk des Klienten.

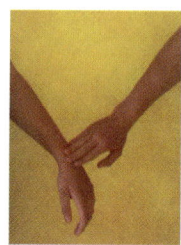

Oder: Dein Klient hält seinen Arm leicht ange-
spannt, circa 20 bis 30 cm von seinem Körper
weg. Du drückst leicht auf den Unterarm oder
das Handgelenk, während du die Fragen stellst.
(Diese Anwendung ist für deinen Klienten nicht
so anstrengend wie die oben beschriebene.)

Methode 2

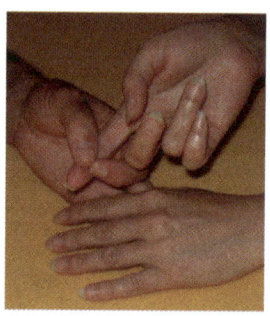
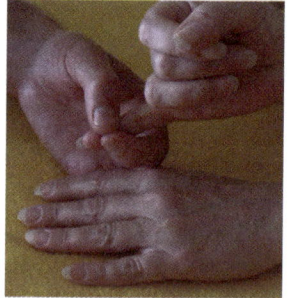

Dein Klient legt seine Hand mit dem Handrücken auf den
Tisch und drückt Zeigefinger und Daumen zusammen, sodass

ein Kreis entsteht. Du legst deine Hand auf die anderen Finger und hältst sie damit nach unten. Nun stellst du eine Frage und ziehst dann deinen Zeigefinger oder kleinem Finger durch den „Kreis" zwischen Daumen und Zeigefinger deines Klienten.

Bei der Antwort „JA" bleiben die beiden Finger fest zusammen, bei „NEIN" gehen sie auseinander.

Methode 3

Drücke selbst an einer Hand deinen Zeigefinger und Daumen fest zusammen, sodass ein Kreis entsteht, und sage „Ja". Du ziehst mit deinem Zeigefinger oder kleinen Finger deiner anderen Hand durch den „Kreis", auf der Höhe, wo Zeigefinger und 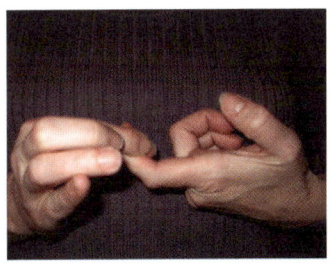 Daumen zusammenkommen. Deine Finger bleiben fest zusammen. Du sagst „Nein", du ziehst wieder wie oben beschrieben, und deine Finger gehen auseinander.

Eine andere Variante ist:
Du bildest aus deinen Daumen und deinen Zeigefingern jeweils zwei Kreise, die ineinander gehen. Mit einer Hand ziehen, die andere Hand ist die „unbewusste Aussage". Bleiben die Finger zusammen, heißt es „Ja", gehen sie auseinander, heißt es „Nein".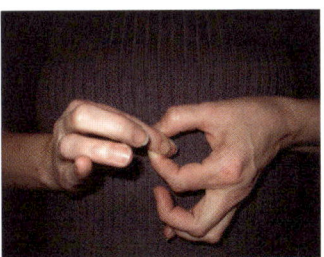

Methode 4

Lege den Mittelfinger auf das Nagelbett des Zeigefingers und drücke ihn herunter. Bei „Ja" bleibt der Zeigefinger oben, bei „Nein", geht er runter.

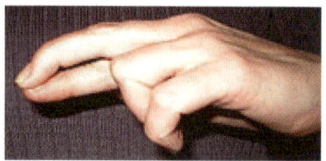 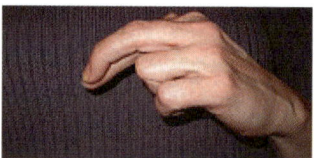

Methode 5

Du kannst mit dem Daumen schnell über all deine Finger hoch und runtergleiten. Bei „Nein" stockt die Bewegung, und du bleibst zwischen Mittelfinger und Zeigefinger stehen, bei „Ja" fließt die Bewegung weiter.

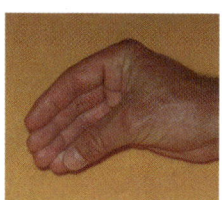 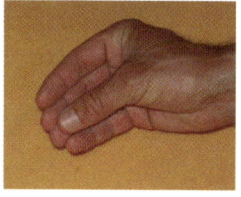 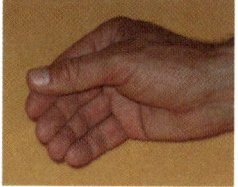

Methode 6

Diese Methode gefällt mir am besten, und ich wende sie immer wieder gerne an, denn man hat beide Hände frei und braucht keine weitere Person.

Stell dich so hin, dass deine Beine ungefähr in Schulterbreite auseinander stehen. Wenn du magst, schließe deine Augen. Sag im Stillen „JA" und achte darauf, wie dein Körper reagiert.

Meist geht der Körper automatisch nach vorne. Sag „NEIN",
und dein Körper wird nach hinten gehen.

Wenn du mit einem Partner arbeitest, „pendelt" er selbst mit
seinem Körper.

Anmerkung

1. *Bei den Tests kann es vorkommen, dass dein Klient anfangs umgekehrt reagiert oder mit dem Körper in andere
   Richtungen pendelt. Jedoch nach 2 – 3 Wiederholungen
   sind die Ergebnisse meist klar.*

   *Bei manchen Menschen sollen die Gehirnpolaritäten umge-
   kehrt sein, deshalb reagieren sie auch umgekehrt. Teste an
   dir selbst, ob es bei der zu behandelnden Person so ist.*

   *Bei meiner Arbeit habe ich es allerdings noch nicht erlebt.
   Bisher hat es immer ausgereicht, dass der Klient entscheidet und anordnet, dass sein Körper <u>ab sofort</u> mit „Ja" nach
   vorne geht und mit „Nein" nach hinten.*

2. *Sollten die Tests noch nicht eindeutig sein, ist es möglich,
   dass der Körper dehydriert ist, das heißt, der Flüssigkeitshaushalt des Körpers ist zu niedrig.*

   *Am besten gibst du deinem Klienten Wasser zu trinken.
   Wenn du noch etwas Salz dazu gibst, bekommt der Körper
   schneller den Impuls, wieder hydriert zu sein. Nach kurzer
   Zeit ist der Flüssigkeitshaushalt des Körpers wieder in Ordnung, und du kannst testen. (Auch für dich ist es gut, wenn
   dein Körper genug Flüssigkeit hat.)*

   *Wenn du magst, kannst du auch leicht auf die Nieren drü-
   cken und damit dem Körper zusätzlich den Impuls geben,
   wieder hydriert zu sein.*

3. *Achte darauf, dass dein Gegenüber die Antworten nicht manipuliert, indem er versucht, bewusst zu antworten. Häufig kann man sich bei den gestellten Fragen nicht vorstellen, dass man anders programmiert ist, als man denkt. Du kannst die Fragen auch nur „denken" und dann testen. So wird das Ergebnis nicht verfälscht.*

4. *Wenn du für dich selbst etwas testen möchtest, bei dem du aber Sorge hast, dass du dich manipulieren könntest, verwende diese Methode: Schreibe deine Fragen auf verschiedene Zettel. Zusätzlich nimmst du noch belanglose Sätze. Falte die Zettel zusammen und mische sie so, dass du nicht mehr weißt, welche Frage auf welchem Zettel steht. Danach legst du die Zettel einzeln auf den Boden, stellst dich jeweils darauf und testest mit dem Muskeltest. Hilfsweise kannst du auch jemanden bitten, für dich die Fragen auf den Zetteln zu testen.*

Hier empfehle ich dir, demjenigen vorher nicht zu sagen, was auf den Zetteln steht, sonst könnte er Angst haben, die Verantwortung dafür übernehmen zu müssen und ist somit auch manipuliert.

Der Muskeltest mit POWER-HEALING

Ich empfehle dir, bei allen Anwendungen, immer vorher in dein Bewusstsein der tiefen Verbundenheit zu gehen, wie im Kapitel „Die POWER-HEALING Technik", beschrieben. So bist du in reiner Herzensliebe und bewertest nicht.

Die Muskeltests sind dann noch einfacher, da du sehr viel mehr wahrnehmen kannst.

Sollten die Tests nicht eindeutig sein, die Antworten nicht klar, so wende POWER-HEALING an, fühle dich hinein, ob eventuell die Energiefelder blockiert oder gestört sind, und ordne gegebenenfalls an, die Aura zu reparieren und zu schließen und die Chakren zum „höchsten und besten Wohl" des Klienten zu aktivieren.

Ebenfalls ist es möglich, dass dein Klient das Gefühl für das „Testprogramm" nicht kennt. Mit POWER-HEALING kannst du die notwendigen Informationen, das Programm und das Gefühl dazu in den Klienten oder dich einfließen lassen und installieren.

(Ich ordne an,… wahrnehmen, dass es geschieht.)

Das Pendel und der Tensor

Eine zusätzliche Methode als Alternative zum Muskeltest sind das Pendel und der Tensor (Einhandrute). Letztendlich wird auch hierbei die Muskelreaktion über das Pendeln oder Schwingen übertragen.

Suche dir zunächst einen Pendel oder Tensor aus, das oder der dich anspricht.

Es gibt sie aus verschiedenen Materialien, wie Stein, Metall oder Holz. Für das Pendeln kannst du auch eine Kette mit Anhänger nehmen.

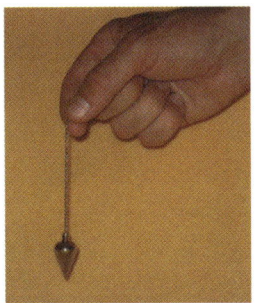 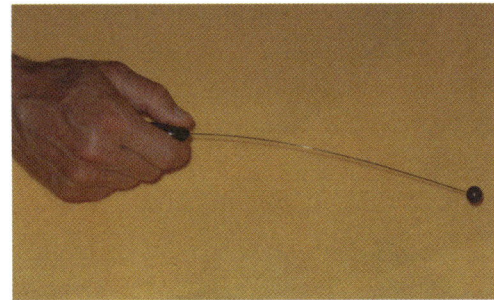

Wenn du dein „Werkzeug" gefunden hast, reinige und segne es mit POWER-HEALING und lade es mit Lichtenergie auf (Ich ordne an...). Wenn du möchtest, kannst du es zusätzlich auch in einem Ritual oder mit Räucherwerk energetisch reinigen und aufladen.

Die Anwendung ist ganz einfach.

- Halte das Pendel oder den Tensor in einer Hand und lass es ausschwingen, bis es ruhig nach unten hängt.

- Fühle dich in deine Verbundenheit mit deiner Herzenergie und deinem Kronenchakra ein
- **Anrede: „Ich ordne an, zeige mir, was heißt JA?"**
  Das Pendel oder der Tensor beginnt, in eine bestimmte Richtung zu schwingen, die bei jedem unterschiedlich sein kann. Bei dem einen dreht es sich bei „Ja" nach rechts, bei dem anderen nach links. Es kann sich vor- und zurückschwingen oder sich drehen.
  Wenn du die Antwort darauf bekommen hast, sage zum Beispiel: **„Danke, ich habe verstanden."**
  Das Pendel oder der Tensor wird augenblicklich aufhören zu schwingen und in einen Ruhezustand kommen.
- **Anrede: „Ich ordne an, zeige mir, was heißt NEIN?"**
  Wieder wird sich das Pendel oder der Tensor in eine bestimmte Richtung bewegen. Für gewöhnlich bewegt es sich genau gegenteilig wie zuvor. Das ist aber keine Regel!
- Wichtig ist nur, dass DU weißt, wie dein Pendel oder Tensor schwingt, wenn du es befragst.

Anmerkung

Mir persönlich dauern die Prozesse mit diesen Werkzeugen zu lange, deshalb verwende ich immer das Pendeln mit dem Körper.

Häufig habe ich auch von Anwendern des Pendels oder Tensors gehört „Das Pendel/der Tensor hat gesagt…"

Meinem Gefühl nach hat man hierbei die Möglichkeit, sich seiner Eigenverantwortung zu entziehen.

Emotionen und Gefühle erschaffen

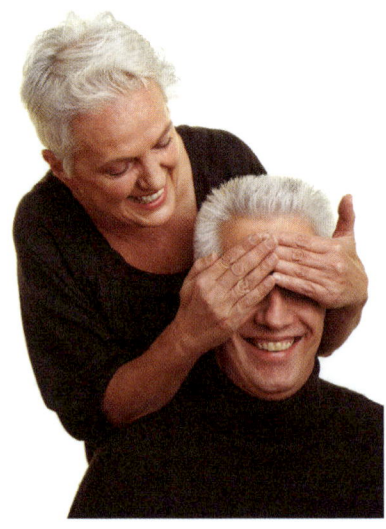

Viele Menschen haben die Gefühle, die für sie wichtig sind, um ihr Leben besser zu gestalten, noch nicht oder nur teilweise erfahren, wie zum Beispiel: „Ich bin erwünscht", „Ich werde geliebt", Ich fühle mich geborgen", Ich fühle mich sicher". Häufig kennen sie auch Vater- oder Mutterliebe nicht in ausreichender Form.

Durch traumatische Erlebnisse, wie beispielsweise Misshandlungen, Missbrauch oder Unfälle, wurden Gefühle möglicherweise nicht (genügend) entwickelt oder sind „verloren" gegangen.

Mit POWER-HEALING kannst du Urgefühle und auch alle anderen Gefühle wieder aktivieren, die durch verschiedene Erlebnisse deaktiviert wurden, oder die du in diesem Leben noch nicht erfahren hast. In unserer „inneren Weisheit" ist ALLES vorhanden, deshalb erinnern wir uns mit dieser Methode an unser „ureigenes Selbst".

Hierbei kannst du auch negative Gefühle lösen. In meiner Wahrnehmung ist es gut, die Gefühle erst einmal zu akzeptieren, wie: „Ich bin eifersüchtig, neidisch usw."
In dem Moment, in dem ich es akzeptiere, akzeptiere ich mich selbst so, wie ich bin, und kann mich objektiv betrachten. Sehr oft lösen sich die Emotionen dann von alleine, da wir in unserer heutigen Entwicklung oft keine längeren Prozesse mehr brauchen. Teste zum Beispiel mit dem Körperpendel nach.

Das Gefühl der Angst wird nur zur jeweiligen Situation gelöst, denn es ist in manchen Situationen auch ein Hinweis und Überlebenskonzept, zum Beispiel, wenn du vor einem Abgrund stehst.
Emotionen und Gefühle sind die wichtigsten Signale für uns. Hierdurch erfahren wir meist sofort, was wir von einem Menschen oder einer Situation halten sollen oder können. Je mehr wir uns darauf einlassen, desto häufiger entscheiden wir uns richtig.

Vergebung

Die für mich bedeutungsvollste Erfahrung ist immer wieder das Gefühl: „Ich vergebe mir selbst!" „Ich vergebe mir selbst, ALLES!"

Bei dieser Anwendung erfuhr ich zum ersten Mal bewusst ein tiefes Gefühl von innerem Frieden. Danach kann ich auch anderen Menschen vergeben, mit denen ich Erfahrungen gemacht habe, die mich jetzt noch blockieren. So entsteht das Gefühl, frei zu sein, und es ist für mich der Schlüssel für Heilung auf allen Ebenen.

Manchmal kann sich ein Mensch nicht sofort vergeben. Wichtig ist, keinen Druck auszuüben, denn sonst macht er es nur, weil du es willst.

Meist biete ich dann an: „Wir probieren es einfach, und wenn es nicht geht, finden wir einen anderen Weg." Oder: „Vergib dir (oder einer anderen Person) in der Form, wie es dir jetzt möglich ist – und wiederhole diese Anwendung immer wieder einmal."

Ein Beispiel aus der Praxis

Eines Tages kam eine Frau zu mir, ich nenne sie hier Anette. Sie hatte sechs Inzest-Kinder (von ihrem eigenen Vater) und wurde von klein an vergewaltigt und gefoltert. Auch ihre Kinder erlebten sehr viel Leid.

Etwa zwei Jahre zuvor konnte sie sich mit Hilfe anderer aus dieser Situation befreien und lebte nun mit ihren Kindern alleine.

Sie erzählte mir, dass ihr immer wieder gesagt würde, sie müsse unbedingt ihrem Vater vergeben, sonst könne sie ihr Leben nicht verändern.

Generell hilft uns die Vergebung sehr, um unser Leben allumfassend zu verändern. Jedoch kann man sich vorstellen, wie gerade bei diesem Beispiel, Anette sprichwörtlich „mit dem Rücken an der Wand stand", da sie sich nicht vorstellen konnte, jemals ihrem Vater vergeben zu können. Zusätzlich fühlte sie enormen Druck, weil andere von ihr erwarteten, es zu tun, und sie wollte diese Menschen nicht enttäuschen.

Ich sagte ihr erst einmal, dass sie das gar nicht tun müsse, denn sie würde sich trotzdem in ihrer Geschwindigkeit weiterentwickeln, so, wie es für sie gut und stimmig sei.

Sie war sehr erleichtert und wir konnten gemeinsam noch einige Blockaden lösen.

Kurze Zeit später nahm sie an einem meiner Seminare teil, und irgendwann kam auch das Thema Vergebung. Anette wurde fast panisch, da sie wieder das Gefühl hatte, dies tun zu müssen. Sofort „erlaubte" ich ihr wieder, dass sie es nicht tun müsse, es jedoch gerne im Stillen probieren könne, wenn sie das möchte. Und dazu sagte ich ihr auch noch: „Eines Tages wirst du mit dem Gefühl aufwachen, deinem Vater vergeben zu haben, einfach, weil es dir damit besser geht, nicht um ihm einen Gefallen zu tun. Dabei wirst du erfahren, dass du auch dir allumfassend vergeben hast."

So konnte sie sich in dem Maß auf die Vergebungs-Anwendung einlassen, wie es für sie stimmig war. Sechs Wochen später rief sie mich an und erzählte mir, dass sie an diesem Tag mit dem Gefühl aufgewacht sei, sich selbst und ihrem Vater vergeben zu können, da es ihr damit besser gehe.

Anwendung

Wenn du magst, schließe die Augen und sage im Stillen, die Worte: **„Ich vergebe mir"**, und nach einem Moment: **„Ich vergebe mir JETZT selbst ALLES!"**

(Nimm wahr, was geschieht.)

Nach einiger Zeit wirst du fühlen, dass du das Gefühl wahrnimmst. Dadurch ist es jetzt möglich, auch anderen Menschen zu vergeben.

Solltest du das Gefühl haben, der Prozess würde noch etwas „stocken", mach dir noch einmal bewusst, dass du ALLES aus Mangel und Unwissenheit getan hast. Du brauchtest wohl diese Erfahrungen, um daran zu wachsen.

Ordne an:

„Ich löse JETZT ALLE Verbindungen! Ich bin JETZT bereit für die Erfahrung des Gefühls: Ich vergebe mir."

(Nimm wahr, was geschieht.)

Nach diesem Prozess wirst du bereit sein, auch anderen Menschen zu vergeben. Häufig sind es der Vater und/oder die Mutter, der (Ex-)Partner/die (Ex-)Partnerin, die Kinder, Freunde und auch Menschen, für die man Wut und sogar Hass empfindet.

Wenn du magst, schließe die Augen und stelle dir die Person vor, der du vergeben möchtest.

Betrachte mit deinem inneren Auge, wer von euch größer ist. Oft empfindet man den anderen im ersten Moment größer, doch meistens verändert sich das nach einem kurzen Moment, und dann empfindet man ihn kleiner oder gleich groß. Hierbei ist nicht die Körpergröße, sondern die innere Größe gemeint. Da wir uns ja nicht messen wollen, entscheide bewusst, dass du jetzt mit der Person in gleicher Augenhöhe und in dem Abstand, der dir angenehm ist, gegenüberstehst.

Wenn du deinen Eltern oder einem Elternteil vergeben möchtest, ist es wichtig, dir bewusst zu machen, dass du jetzt erwachsen, vielleicht selbst Mutter oder Vater bist. Stell dich mit diesem Gefühl noch einmal vor deinen Elternteil, in dem Abstand, der für dich angenehm ist. Sollte dieser dadurch plötzlich viel kleiner wirken, dann entscheide auch hier, ihm in gleicher Augenhöhe, auf der gleichen Ebene zu begegnen.

Wenn du möchtest, sage jetzt zu der Person:

„Ich habe mir selbst vergeben und vergebe nun auch dir. Wenn du magst, vergib du dir selbst und dann auch mir. Ich lass dich jetzt (in Liebe) los, sodass wir beide wachsen können!"

Eventuell noch: **„Danke für die Erfahrung."**

(Nimm wahr, was geschieht.)

Sollte das Gefühl aufkommen, dass du noch nicht ganz vergeben kannst, mache dir bewusst, dass du vergeben möchtest, weil es dir (euch) damit besser geht, du (ihr) dadurch Vorteile hast (habt) und du dich freier fühlst. Danach probiere es noch einmal aus.

Stockt es immer noch, dann sage:

„Ich vergebe JETZT, soweit es mir heute möglich ist."

(Nimm wahr, was geschieht.)

Du wirst erfahren, dass du danach ein Gefühl von Frieden erlebst. Wende diese Methode einfach in den nächsten Tagen noch einmal an.

Wenn die Hürde zur Vergebung noch zu hoch ist, sage zu der Person, die du dir vorstellst:

„Ich löse JETZT alle Verbindungen und Energien zu dir auf und lasse dich los, sodass wir uns beide weiterentwickeln können" oder **„Ich durchtrenne JETZT alle Verbindungen und Energien zu dir und lasse dich einfach."** (Nimm wahr, was geschieht.)

Warte einen kleinen Moment und sprich dann:

„Ich vergebe dir" oder den gleichen Text wie oben.

Meiner Erfahrung nach sind die meisten Klienten und Se-minarteilnehmer oft sehr erstaunt, dass es mit dieser Methode sehr viel leichter geht als vorher gedacht.

Diese Anwendung ist auch sehr gut, sollte die jeweilige Person bereits verstorben sein.

Wenn Eltern ein Kind bekommen haben und es eine sehr schwere Geburt war, ist auch hier die Vergebung eine gute Möglichkeit, die Beziehung zu harmonisieren.

Selbstliebe

„Ich liebe mich selbst!" – Wir alle wissen, dass wir es tun sollten, aber oft nicht, wie.

Vielleicht kennst du sogenannte „Affirmationen" (*Bejahung, Zustimmung*). Dies sind Wiederholungen von heiligen oder positiven Selbstsuggestionen oder positiv gehaltene, selbstverstärkende Aussagen, die häufig wiederholt und auch in Form eines Mantras*⁾ angewendet werden können.

Zu jeder Religion gehören, selbst wenn sie nicht so genannt werden, praktische Sinnsprüche, mit denen der Gläubige sich konditioniert. Unabhängig von bestimmten religiösen Konzepten ist die Affirmation jedoch ein universelles Instrument der Selbstbeeinflussung, da sie, im Gegensatz zum ähnlich gehandhabten Mantra, auch ohne einen religiös gefärbten Zusammenhang eingesetzt werden kann.

Vergleiche auch: www.wikipedia.org/wiki/Affirmation

In verschiedenen Techniken wird zum Beispiel empfohlen, sich mehrmals täglich zu sagen: „Ich liebe mich selbst" oder „Ich habe immer genug", „Ich bin es wert" usw., um sich neu zu programmieren. Doch fällt es den meisten Menschen schon schwer, dies überhaupt auszusprechen, da ihnen das Gefühl dazu fehlt und negative Glaubenssätze sie daran hindern, es anzunehmen.

---

*) **Mantra**: („Instrument des Denkens") bezeichnet eine meist kurze, formelhafte Wortfolge, die oft und immer wieder rezitiert wird. Diese Wiederholungen des Mantras oder des Namens einer Gottheit werden manchmal auch *Japa* genannt. Mantren können entweder sprechend, flüsternd, singend oder in Gedanken rezitiert werden. Im Hinduismus, im Buddhismus und im Yoga ist das Rezitieren von Mantren während der Meditation sowie im Gebet üblich.) Quelle: www.wikipedia.org/wiki/Mantra

Mit POWER-HEALING kannst du dir das Gefühl dazu einfließen lassen.

Solltest du spüren, dass du es noch nicht annehmen magst oder kannst und hast bereits die „Selbstvergebung" durchgeführt, lass die folgenden Gefühle in dich einfließen: „**Ich nehme mich an**", und nach einem Moment, „**Ich nehme mich an, wie ich bin**".

Danach: „**Ich bin EINS mit mir**" – „**Ich bin im Einklang mit mir**" – „**Ich liebe mich selbst**".

Du kannst die ersten Sätze auch beginnen mit: „Ich weiß und verstehe es vollständig, wie es sich anfühlt........." oder „Ab JETZT und für IMMER........."

Wenn du möchtest, mache nach dieser Anwendung eine kleine „Hausaufgabe". Wiederhole morgens vor dem Aufstehen die oben genannten Sätze (oder auch andere). Mit diesen „Affirmationen" erinnerst du dich wieder an das Gefühl und holst es dir in dein Bewusstsein.

Hinweis

Mir hat es anfangs geholfen, mit den folgenden Sätzen zu beginnen: „Das Leben ist schön!" – „Ich freue mich auf den Tag!" – „Ich nehme mich an..."

Angst

Angst gibt uns den Impuls, zu flüchten oder zu kämpfen. Sie kann uns so blockieren, dass wir nicht in der Lage sind, zu reagieren.

Angst wandelt sich aber auch in andere Gefühle um wie Zorn, Wut und sogar Hass.

Ängste können unsere Herzenergie blockieren, sodass Veränderung, Heilung und Manifestationen nicht oder kaum stattfinden können.

Durch Ängste manifestieren wir oft genau das in unser Leben, wovor wir uns am meisten fürchten.

Lass regelmäßig die Worte: „ICH BIN Licht und Liebe" in dich einfließen. So können sich negative Gefühle wie Angst, Furcht und Hass wieder auflösen. Unsere Gedanken beeinflussen unser eigenes Leben.

Angstprogrammierungen können auch genetisch oder historisch verankert sein.

Überprüfe alle Ebenen.

Unterscheide hierbei zwischen einem „Angstprogramm" und natürlichen „Angstgefühlen".

Verschiedene Ängste

*   Todesangst
*   Existenzielle Angst
*   Angst, zu versagen
*   Angst vor einer Begegnung
*   Angst vor Ablehnung

- Angst, alleine zu sein
- Leben in Angst
- Dunkle Vorahnungen
- Angst, sich zum Narren zu machen
- Extreme Abhängigkeit und/oder Ehrfurcht vor einer höheren Macht
- Unruhe und Beklemmungsgefühl

Ein Beispiel der Anwendung

Betrachte die Angstsituation als Zuschauer. Wenn unangenehme Gefühle hochkommen, atme einige Male länger aus.

„Ich ordne an, JETZT für mich das Gefühl „Angst vor Ablehnung" auf allen Ebenen zu lösen."
(Fühle dich hinein und nimm wahr, was geschieht.)
Ich ordne weiter an, JETZT die Gefühle aus meiner schöpferischen Kraft auf allen Ebenen einfließen zu lassen und in jede Zelle meines Seins zu verankern. „Ab JETZT fühle ich mich sicher und beschützt. Es ist mein Geburtsrecht, allumfassend erfüllt zu leben."
„Danke, zeige es mir, JETZT."
(Nimm wahr, was geschieht.)

Schuld- und Schamgefühl

Schuld- und Schamgefühle empfinden wir meistens als sehr unangenehm und negativ, denn sie entstehen aus der bewussten oder unbewussten Überzeugung, etwas Falsches getan zu haben. Dadurch können körperliche Reaktionen wie Erröten, Herzklopfen, Schwitzen oder eine depressive Stimmung entstehen. Auch Magenverstimmungen und sogar Fieber können ihre Ursache darin haben.

Schuldgefühle werden oft mit anderen Gefühlen wie Ärger, Gewissensbisse, Selbstvorwürfe, Zweifel und sogar Panik begleitet. Meistens empfinden wir im Anschluss auch Reue und den Wunsch, alles ungeschehen machen zu können. Zu unserem Schuldgefühl erleben wir oft dann auch noch Scham.

Schuld- und Schamgefühle entstehen zum Beispiel, wenn unsere Handlungen nicht den gesellschaftlichen Normen, Geboten oder Verboten sowie „allgemeiner" Sitte und Moral entsprechen.

Die meisten kennen das Gefühl, wenn sie zum Beispiel einen Termin versäumt haben, jedoch sehr viel stärker und belastender ist das Gefühl, wenn wir glauben, eine Chance verpasst zu haben.

Sehr stark geprägt wird unser Schuldgefühl auch durch Religionen. Hier erleben wir oft, dass wir aufgefordert werden, sogar kollektive Schuld, wie zum Beispiel die Erbsünde, auf uns zu nehmen. Scham ist dann die Folge, wenn wir uns nicht an die uns bekannten gesellschaftlichen, moralischen oder religiösen Regeln halten.

Viele Menschen fühlen sich schuldig und schämen sich, wenn sie in Opfersituationen kommen, zum Beispiel durch Gewalt, Misshandlungen und Missbrauch. Sie glauben, sie hätten diese Situation selbst verursacht, und es wäre nicht geschehen, wenn sie anders reagiert hätten. Bei allen Gewalt-Erlebnissen ist nicht nur die Tat sehr belastend, sondern vor allem auch das Schuld- und Schamgefühl.

Bei Scham empfinden wir Verlegenheit, Peinlichkeit, genieren uns und fühlen uns eventuell auch bloßgestellt.

In der Fachliteratur wird Scham von Schuld mittels der Bewertungsgrundlage des Verhaltens abgegrenzt. Während Schuld durch eine negative Bewertung eines Verhaltens erzeugt wird (Ich habe etwas Falsches getan), wird Scham durch eine negative Bewertung des globalen Selbst erzeugt (Ich bin ein schlechter Mensch).

Vergleiche auch: www.wikipedia.org/wiki/Schuldgefühl
www.wikipedia.org/wiki/Schamgefühl

Unser Schuld- und Schamgefühl können wir lösen, wenn wir aus unserer Bewertung herausgehen, uns und anderen vergeben und akzeptieren, dass es bereits geschehen ist.

Ein Beispiel der Anwendung

Betrachte die vergangene Situation als Zuschauer. Wenn unangenehme Gefühle hochkommen, atme einige Male länger aus.

Mache dir bewusst, dass du zu dieser Zeit so gehandelt hast, weil du es nicht anders wusstest. Vielleicht kannst du hierbei auch erkennen, dass diese Erfahrung wichtig für dich war.

„Ich ordne an, JETZT für mich das Gefühl von Schuld und Scham auf allen Ebenen zu lösen."

(Fühle dich hinein und nimm wahr, was geschieht.)

Ich ordne weiter an, JETZT die Gefühle in mich einfließen zu lassen, aus meiner schöpferischen Kraft auf allen Ebenen einfließen zu lassen und in jeder Zelle meines Seins zu verankern. „Ab JETZT gehe ich milde mit mir um, achte und respektiere mich und bin es mir wert."

„Danke, zeige es mir, JETZT."

(Nimm wahr, was geschieht.)

Trauer

Trauer ist sehr wichtig, da wir uns dadurch „verabschieden" und „vergeben" können. Doch wenn dieser Prozess zu lange geht, sind wir blockiert und nicht mehr in der Lage, den Moment und das Leben zu genießen. Oft fühlen wir uns kraftlos und haben zu wenig Energie.

- Trauer nach einem Verlust
  (eines geliebten Menschen/des Arbeitsplatzes)
- Trauer nach einem Streit
- Trauer durch Ablehnung

Anwendung

Anrede: „Ich ordne an, JETZT meine Trauer auf allen Ebenen zu lösen.
„Ich ordne weiter an, JETZT das Gefühl von „innerem Frieden" auf allen Ebenen einfließen zu lassen und in jede einzelne Zelle meines Seins zu verankern."
„Danke, zeige es mir, JETZT."
(Nimm wahr, was geschieht.)

Wenn die Trauer sehr groß ist, kannst du zusätzlich „bewusst" deinem Atem folgen und beim Ausatmen die Trauer ausatmen.

Wenn du das Gefühl hast, dass es dir jetzt besser geht, kannst du mit jedem Einatmen das Gefühl von „innerem Frieden" in dich aufnehmen.

Hoffnung, Erwartung

„Ich hoffe, dass ich meinen Lebenspartner finde."
„Ich hoffe, dass ich Geld bekomme."
„Ich hoffe, gesund zu werden."
„Ich hoffe, ich treffe die richtige Entscheidung."
„Ich hoffe, dass mein Wunsch erfüllt wird."

Glaubenssätze, die „Ich hoffe" oder „Ich erwarte" beinhalten, können uns blockieren, da wir dadurch in der Passivität bleiben.

Hoffnung und Erwartung können oft auch von der Angst und der Sorge begleitet werden, dass das Erwünschte nicht eintritt. Dadurch können Verzweiflung, Hoffnungslosigkeit, Resignation und zum Schluss sogar Depressionen entstehen.

Für unser Unterbewusstsein bedeutet das: „Hoffnung, die niemals endet."

Wenn wir also immer nur hoffen, dass etwas geschieht, andere für uns handeln, andere unser Leben bestimmen, andere Entscheidungen für uns treffen, dann nehmen wir vielleicht auch nicht die allumfassende Heilung an, erkennen vielleicht nicht unsere Seelenpartner, werden so eventuell kein Geld haben usw.

Wenn du stattdessen die folgenden Worte verwendest: **„Ich weiß**, ich werde gesund (heilen)", „ich werde Geld haben" und „ich werde den passenden Seelenpartner haben" – **„und es ist so/es wird so sein"**, dann wird es geschehen!

Mut und Tapferkeit

Mut und Tapferkeit ermöglichen es dir, dich der Gefahr oder Angst vor Unbekanntem mit Vertrauen, Entschlossenheit und Selbstbeherrschung zu stellen.

Fehlt dir das Gefühl von Mut und Tapferkeit, fehlt dir meistens auch das Gefühl, dich auf dich selbst verlassen zu können, und dadurch fühlst du dich verlassen.

Anwendung

Anrede: „Ich ordne an, JETZT Mut und Tapferkeit auf ALLEN Ebenen in mich einfließen zu lassen, mit dem Gefühl: Ich werde mich vertrauensvoll allen Veränderungen im Leben stellen.“

„Danke, zeige es mir.“

(Nimm wahr, was geschieht.)

Hass, Vorurteil

Abneigung oder Feindschaft gegen eine Situation/einen Menschen.

Abscheu und Ekel vor einer Situation/einem Menschen.

Angst, gehasst zu werden.

Ich hasse _____ (meine Mutter/diese Situation/diese Religion/Verspätung usw.).

Hass löst ebenfalls Blockaden in unserer Existenz aus. Und sicher ist Hass eine der häufigsten Ursachen von Krankheiten.

Durch Hass wird sehr viel Energie verbraucht, und die seelischen „Verstrickungen blockieren uns.

Wir wissen nicht, wie viele Menschen wir unterbewusst hassen, oft seit Monaten oder Jahren, wie zum Beispiel die Familie, die Verwandtschaft, Arbeitskollegen.

Teste dich auf versteckten Hass und Vorurteilen gegenüber anderen ethnischen Kulturen und Menschen, sowohl Nationalität, wie auch Rasse und Religion betreffend, wie zum Beispiel: „Ich hasse Amerikaner", „Ich hasse Türken", „Ich hasse Deutsche", „Ich hasse Moslems", „Ich hasse Pfarrer", „Ich hasse Politiker" oder aber auch: „Ich hasse dicke Menschen."

Ist der Test positiv, löse **„Hass"** auf allen Ebenen auf und ersetze es zum Beispiel mit: **„Ich habe ein objektives Urteilsvermögen für Menschen, die** (zum Beispiel) **dick sind."** (Jede andere Formulierung, die dir dazu einfällt, ist richtig.)

Zusätzlich kannst du dir hierbei selbst vergeben.

Es ist nicht nötig, die Programmierung mit „Ich liebe..." zu ersetzen.

Mitleid und Mitgefühl

Mitleid ist die gefühlte Anteilnahme an Schmerz und Leid anderer. In unserer Kultur wird Mitleid im Kontext von Moral und Ethik des allgemeinen Menschenbilds gesehen und häufig als positive Eigenschaft oder Tugend verstanden. Hierbei gibt es zwei Formen des Mitleids. Entweder sind wir körperlich betroffen, dann können wir sogar Schmerzen haben und uns dadurch zu Handlungen motivieren, oder wir bleiben passiv, und das Mitleid verharrt im Gefühl. Es kann aber auch sein, dass das Mitleid rational und mit Vernunft gesteuert wird. Hierbei stellt sich die Frage, ob das Mitleid als ein Gefühl betrachtet werden kann, oder als eine Einstellung und Haltung.

Mitleid ist ein großer Energieräuber, denn es bedeutet: „Ich leide mit." Wissenschaftler beschreiben in der Fachzeitschrift Science (Bd. 303, S. 1157): Mitleid lässt Menschen tatsächlich mitleiden. Es aktiviert dieselben Gehirnregionen, die auch für das Schmerzempfinden zuständig sind. Das haben britische Forscher bei Untersuchungen der Gehirnaktivität von Frauen festgestellt, die entweder selbst Schmerzen erlitten oder zusahen, wie ihrem Partner Schmerz zugefügt wurde.

Je mehr Mitleid die Frauen dabei empfanden, desto größer war auch die Aktivität ihres Schmerzzentrums.

Vergleiche auch: www.wissenschaft.de/wissenschaft/news/238189.html
www.de.wikipedia.org/wiki/Mitleid

Mitgefühl (Empathie = Einfühlungsvermögen) mit einem anderen Menschen bedeutet, sich in seine Lage versetzen zu können und sich darüber klar zu sein, was der andere fühlt, sowie die eigenen Gefühle zu erkennen und angemessen zu reagieren. Meistens stellt man sich dabei vor, selbst in der Lage

166

des anderen zu sein. Du kannst Menschen besser begleiten und helfen, wenn du dir bewusst machst, dass du mit Mitgefühl objektiver bleibst. So kommst du nicht in die Lage, „Gute Ratschläge" zu geben, denn meistens wollen die Menschen in erster Linie, dass man ihnen zuhört. Ebenfalls ist es gut, Fragen mit Gegenfragen zu beantworten und immer wieder anzubieten, dass sich die Person in die entsprechende Situation hineinfühlt.

Vergleiche auch: www.wikipedia.org/wiki/Empathie

Anrede:
„Ich wandle JETZT all mein Mitleid sofort in Mitgefühl."
„Danke, zeige es mir JETZT."

Übung
Für diese Übung denkst du am besten an einen Menschen, mit dem du Schwierigkeiten hast, oder aber an einen Menschen, den du bemitleidest. Hierdurch förderst du das gegenseitige Verstehen und löst die negativen Gedanken auf, die dich bisher noch beeinflusst haben.

Denke nun bewusst an die Person, die du dir ausgesucht hast, und sage zu dir selbst:

* „Genau wie ich strebt dieser Mensch nach Glück in seinem Leben."
* „Genau wie ich versucht dieser Mensch, im Leben Leid zu vermeiden."
* „Genau wie ich hat dieser Mensch Trauer, Einsamkeit und Verzweiflung erfahren."
* „Genau wie ich versucht dieser Mensch, die eigenen Bedürfnisse zu erfüllen."

- „Genau wie ich lernt dieser Mensch aus seinen Erfahrungen."
- „Genau wie ich lernt dieser Mensch über das Leben."

Anmerkung

Die ursprüngliche Mitgefühls-Übung ist aus dem Buch „Re-Surfacing" von Harry Palmer. Ich habe sie hier etwas abgeändert.

Fehlende Gefühle finden –
Abfragen mit dem Muskeltest

Beispiele

Ich weiß und verstehe vollständig, wie es sich anfühlt,

- auf der Erde zu sein.
- mit der Erde verbunden zu sein.
- im HIER und JETZT zu leben.
- mir selbst zu vergeben.
- zu vergeben.
- bedingungslos geliebt zu werden.
- bedingungslos zu lieben.
- erwünscht zu sein.
- mir selbst zu vertrauen.
- meinem „Höheren Selbst" zu vertrauen.
- meine volle Kraft zur Verfügung zu haben.
- zu jedem Zeitpunkt vollkommen zu sein.
- gesund zu sein.
- sicher zu sein.
- mir meiner selbst bewusst zu sein.
- genährt zu sein und immer genährt zu werden.
- Mutterliebe empfangen zu haben.
- Vaterliebe empfangen zu haben.
- Freude zu erleben.
- glücklich zu sein.
- vollständig akzeptiert zu werden.
- vollständig respektiert zu werden.
- meiner Intuition zu vertrauen.
- in Fülle zu leben.

- gesund zu sein.
- weiblich/männlich zu sein.
- schön zu sein.
- begehrt zu werden.
- sexy zu sein.
- entspannt zu sein.
- ab jetzt alle Gefühle zuzulassen, die mich zu meinem vollständigen und ganzheitlichen Selbst werden lassen.

Lass die fehlenden Gefühle in dich einfließen. Danach bist du bereit, Veränderungen in deinem Leben zuzulassen und anzunehmen.

Mangelnde Gefühle können Manifestationen blockieren. Deshalb ist es besser, erst zu erfahren, wie sich das Gefühl anfühlt, bevor wir manifestieren.

Alte Muster, erlernte Verhaltensweisen, Prägungen, Glaubenssätze und Blockaden

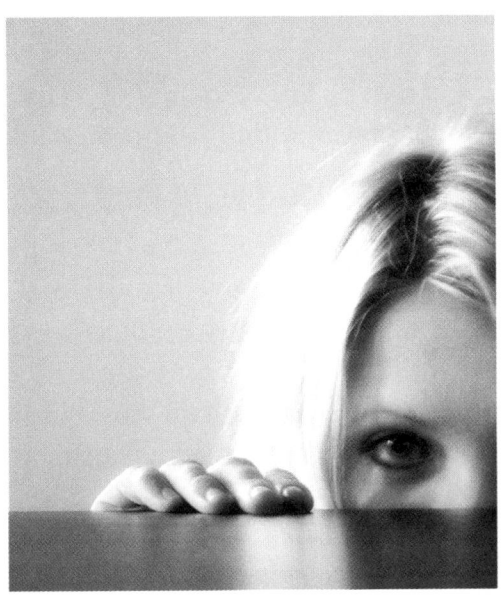

Alte Muster, erlernte Verhaltensweisen, Prägungen, Glaubenssätze und Blockaden sind „Programme", die uns in unserem Leben prägen und uns an unserer Weiterentwicklung hindern.

Beispiele dafür sind: „Jungen weinen nicht", „Männer sind besser als Frauen", „Frauen fahren schlechter Auto als Männer", „Männer sind das starke Geschlecht", „Frauen können besser zuhören" usw.

Viele Programme existieren nicht nur auf einer Ebene. Deshalb ist es sinnvoll, sie gleich auf ALLEN Ebenen aufzulösen, um zu vermeiden, dass sich die negativen Programme wieder selbst erschaffen.

In der spirituellen Welt spricht man von vier Ebenen der Existenz. Ich bin mir jedoch sicher, dass es noch mehr Ebenen gibt, auch wenn wir sie vielleicht noch nicht kennen. Da ich nichts „begrenzen" möchte, werden wir hier immer ALLE Ebenen einbeziehen.

Es ist gut, wenn du die Veränderung der Programme wie bei den anderen Anwendungen bezeugst und dich bedankst.

Die schöpferische Kraft ist in uns. Deshalb sind wir in der Lage, unsere Existenz in Übereinstimmung mit unserem wahren Willen neu zu erschaffen und unsere eigene Bestimmung zu leben.

Um die Ursache deines Systems zu erkennen, hast du nachfolgend die Gelegenheit herauszufinden, was dich blockiert.

Da wir aus früheren Leben und Erfahrungen sehr viel mitgebracht haben, was noch an und mit uns ist, empfehle ich, bei diesen Prozessen nicht nur alle Ebenen, sondern auch deinen **physischen**, **mentalen**, **psychischen** und **astralen** Körper mit einzubeziehen.

Sicher haben wir noch weitere Körper, die unterschiedlich definiert werden, deshalb werden für die Veränderungen zu unserem „höchsten und besten Wohl" <u>alle</u> Körper mit einbezogen.

Kernglaubenssätze finden und ändern

Kernglaubenssätze sind die am tiefsten liegenden Veranke-
rungen, die innere Grundeinstellung, auf denen die meisten anderen Glaubenssätze aufbauen. Sie sind die Grundannahmen,
die ein Mensch in sich trägt.

Diese Kernstruktur lernt ein Mensch von der Kindheit an.
Wenn ein Kind aufwächst und immer wieder hört: „Du bist klug",
wird es glauben, dass es klug ist. Wenn es aber immer wieder
hört „Du bist dumm", wird das Kind in diesem Glauben aufwachsen.

Um diese Programme zu finden, verwende Sätze, wie zum
Beispiel: „Ich liebe mich", „Ich hasse mich" usw. und teste das
Ergebnis mit dem Muskeltest.

Viele Menschen leben mit der Programmierung: „Ich bin
nicht erfolgreich" und „Ich bin es nicht wert". Auch wenn sie
viele Jahre erfolgreich sind, können sie mit diesen Programmen
immer wieder verlieren, was sie besitzen. Sie führen unbewusst
ihre eigene Niederlage herbei, weil sie sich selbst sabotieren,
da sie glauben, nie erfolgreich zu sein.

In unserem Leben gab es immer Menschen, die uns gesagt
haben, was wir glauben sollen und was nicht. Durch ihre Autori-
tät haben wir diese „Kernstruktur" angenommen.

Wir wurden programmiert wie ein Computer.

Manche Kernglaubenssätze werden über Generationen
weitergegeben, und so werden wiederum deine Kinder programmiert. Dies nennt man kollektives Bewusstsein.

Wir können unser Leben selbst bestimmen und kontrollie-
ren! Mit POWER-HEALING hast du alle Möglichkeiten.

Da alle Glaubenssätze mit Gefühlen verbunden sind, empfehle ich dir bei den angeordneten Veränderungen immer auch

gleich die neuen Gefühle dazu einfließen zu lassen.

Hinweis

Immer wieder höre und lese ich, dass unser Unterbewusstsein das Wort „NICHT" nicht verstehen kann. Ich habe keine Ahnung, woher dieser Glaubenssatz ursprünglich kommt, jedoch weiß ich, dass dieses kleine Wort so oft genutzt wird, warum sollte es dann mein Unterbewusstsein nicht verstehen? Da ich dazu keinen Impuls habe und diese „Annahme" nicht fühlen kann, hat es für mich keine Bedeutung. Ich weiß und fühle, dass mein Unterbewusstsein das Wort „NICHT" versteht! Außerdem können wir auch hier für uns entscheiden und anordnen, dass wir ab JETZT und für immer auf allen Ebenen dieses Wort verstehen.

Anwendung

Anrede: „Ich ordne an, zeige mir die Prägungen und Glaubenssätze, die mich an meiner Weiterentwicklung hindern und/oder blockieren!"

„Danke!"

(Nimm wahr, was geschieht.)

„Ich ordne weiter an, löse JETZT ALLES, was mich blockiert und hindert und lass JETZT die neuen Programme und Glaubenssätze mit den neuen, passenden Gefühlen dazu zu meinem höchsten und besten Wohl für meine Weiterentwicklung einfließen.

„Danke!"

(Nimm wahr, was geschieht.)

Anwendung der Liste für die Glaubenssätze

In der nachfolgenden Liste findest du Sätze wie „Ich liebe mich" und „Ich hasse mich". Sollte bei beiden Fragen die Antwort „JA" sein, so hast du ein „dual" angelegtes Glaubenssystem, das dir im Weg steht. Es ist spannend, alle Fragen durchzugehen.

Anmerkung
Teste mit dem Muskeltest immer auf allen Ebenen.

Die für mich wichtigste und beeindruckendste Anwendung ist: **„Ich vergebe mir"**. Deshalb empfehle ich dir, dieses Programm und das Gefühl als Erstes einzugeben, unabhängig von den anderen Glaubensätzen. Meine Erfahrung hat gezeigt, dass wir dann viel leichter in der Lage sind, uns selbst anzunehmen und zu verändern.

Frage einzeln alle untenstehenden Glaubenssätze und teste sie mit dem Muskeltest. Danach kannst du immer gleich umprogrammieren.

Die Nummerierung dient dazu, dass du die Glaubensätze zuerst lesen kannst und dann nur über die Zahlen mit dem Muskeltest testest. Also: „Trifft 11 zu? Trifft 29 zu?" usw.

Sicher ist es auch möglich, nur über die Zahlen zu fragen, ohne es vorher zu lesen, denn dein Unterbewusstsein fühlt die Fragen, die hinter den Zahlen stehen.

Danach kannst du alles zusammen auflösen, denn deine „schöpferische Kraft in dir" weiß, was zu tun ist. Du bezeugst es lediglich und musst dich nicht an jeden einzelnen Glaubenssatz erinnern. Wenn du mit einem anderen Menschen arbeitest, funktioniert das genauso, denn schließlich habt ihr vorher alles genau besprochen, und er hat sein Einverständnis dazu gegeben.

Liste möglicher negativer Glaubensätze mit Änderungsvorschlägen

Bei den jeweiligen Personen wie Eltern, Geschwister usw. immer einzeln mit Namen abfragen.

Wenn die Antwort mit der in der mittleren Spalte übereinstimmt, ersetze sie mit dem Satz in der rechten Spalte. Selbstverständlich kannst du die Sätze so gestalten, wie sie für dich stimmig sind.

Liebe – Selbstliebe – Hass

	Negative Programmierungen		Positive Programmierungen
1	Ich nehme mich an.	Nein	Ab jetzt nehme ich mich so an, wie ich bin.
2	Ich bin EINS mit mir.	Nein	Ab jetzt bin ich EINS mit mir, immer.
3	Ich vergebe mir.	Nein	Ich vergebe mir selbst ALLES.
4	Ich liebe mich selbst.	Nein	Ich liebe mich selbst und bin im Frieden mit mir.
5	Ich hasse mich.	Ja	
6	Ich liebe meinen Körper.	Nein	Ich nehme JETZT meinen Körper in Liebe an.
7	Ich hasse meinen Körper.	Ja	
8	Mein Körper und ich sind EINS.	Nein	Ich nehme alle meine Anteile an und bin EINS mit meinem Körper.
9	Ich liebe meinen Vater.	Nein	Ich lasse meinen Vater JETZT (in Liebe) los und vergebe ihm.
10	Ich hasse meinen Vater.	Ja	
11	Ich liebe meine Mutter.	Nein	Ich lasse meine Mutter JETZT (in Liebe) los und vergebe ihr.
12	Ich hasse meine Mutter.	Ja	

13	Ich liebe meine(n) Schwester/Bruder.	Nein	Ich lasse meine(n) Schwester/Bruder JETZT (in Liebe) los und vergebe.
14	Ich hasse meine(n) Schwester/Bruder.	Ja	
15	Ich liebe meine(n) Partnerin/Partner.	Nein	Ich lasse meine(n) Partnerin/Partner JETZT (in Liebe) los und vergebe.
16	Ich hasse meine(n) Partnerin/Partner.	Ja	
17	Ich liebe meine(n) Tochter/Sohn.	Nein	Ich lasse meine(n) Tochter/Sohn JETZT (in Liebe) los und vergebe.
18	Ich hasse meine(n) Tochter/Sohn.	Ja	
19	Ich liebe _____ (Setze den Namen der Person ein, für die du testen möchtest.)	Nein	Ich lasse _____ JETZT (in Liebe) los und vergebe.
20	Ich hasse_____ (Setze den Namen von Nr. 19 ein.)	Ja	
21	Ich bin es wert, ich bin wertvoll.	Nein	Ja, ich bin es wert. Ich bin ein wertvoller Mensch und eine Bereicherung für mich und alle anderen.
22	Ich verdiene gute Dinge.	Nein	Ja, ich verdiene gute Dinge.
23	Ich verdiene es.	Nein	Ja, ich verdiene GUTES.
24	Ich kann Liebe leicht annehmen.	Nein	Ja, ab JETZT nehme ich Liebe in Leichtigkeit an.
25	Ich kann Freude leicht annehmen.	Nein	Ja, ab JETZT nehme ich Freude in Leichtigkeit an.
26	Das Leben ist ein Kampf.	Ja	Das Leben ist voller Erfahrungen, an denen ich wachse. Ich bin Schöpfer meines Lebens.
27	Es ist falsch, glücklich zu sein.	Ja	Es ist gut, glücklich zu sein. Ich bin glücklich.

28	Gott ist ein strafender Gott. (Eventuell ersetzen mit Quelle, Allah, Jehova usw.)	Ja	Nein! Gott ist reine Liebe und allumfassend. Gott begleitet mich immer! (Eventuell ersetzen mit Quelle, Allah, Jehova usw.)
29	Ich liebe Gott. (Eventuell ersetzen mit Quelle, Allah, Jehova usw.)	Nein	In Liebe und Einklang bin ich ab JETZT und für immer verbunden mit Gott. (Eventuell ersetzen mit Quelle, Allah, Jehova usw.)
30	Ich hasse Gott.	Ja	
31	Ich bin arm.	Ja	Ich bin reich auf ALLEN Ebenen.
32	Ich bin reich.	Nein	
33	Ich bin klug.	Nein	Ja, ich bin klug und weiß immer, was richtig für mich ist.
34	Ich bin intelligent.	Nein	Ja, ich bin intelligent und weiß immer, was richtig für mich ist.
35	Ich bin dumm.	Ja	Ich bin klug und intelligent.
36	Ich bin allein.	Ja	Ich bin umgeben von Menschen, die mich lieben.
37	Ich bin einsam.	Ja	
38	Ich habe Angst vor meiner Zukunft	Ja	Meine Zukunft ist erfüllend und erfolgreich.
39	Ich habe existenzielle Angst.	Ja	Ich lebe in Fülle.
40	Ich muss leiden.	Ja	Ich bin Schöpfer meines Seins. Ab jetzt erfahre ich allumfassendes Glück

Falls dein Klient die Programmierung „Ich vergebe" nicht annimmt, setze die Programmierung „Ich löse auf" ein. Dein Klient wird dann die Emotionen dazu loslassen und auch vergeben können. So erreichst du das gleiche Ergebnis.

Vergebung ist ein wunderbarer Heiler.

Selbstwert – Wertigkeit – Existenz

	Negative Programmierungen		Positive Programmierungen
41	Ich bin ein Opfer.	Ja	Ich bin die Kraft in meinem eigenen Leben. Ich bin dankbar für die Dinge, die ich erlebt und erfahren habe.
42	Ich bin gut genug.	Nein	Ich bin ein guter Mensch für mich und gut für die anderen.
43	Ich bin ein Fehler	Ja	Ich bin erwünscht und liebenswert.
44	Es ist mein Fehler	Ja	Ich habe die Erfahrungen gebraucht und vergebe mir JETZT ALLES.
45	Es ist Gottes Fehler.	Ja	Das allumfassende Sein ist ohne Urteil. Ich gehe den für mich wichtigen Weg.
46	Ich werde immer belästigt.	Ja	Das Universum drängt darauf, mich zu unterstützen. Ich bin geschützt.
47	Keiner mag mich.	Ja	Ich bin umgeben von Menschen, die mich lieben.
48	Niemand liebt mich	Ja	
49	Ich bin mir sicher.	Nein	Ich bin mir sicher. Ab jetzt und für immer.
50	Ich bin wichtig.	Nein	Ich bin der wichtigste Mensch in meinem Leben.
51	Ich will nie so sein wie meine Mutter.	Ja	Ich bin ICH.
52	Ich will nie so sein wie mein Vater.	Ja	
53	Geld ist gut.	Nein	Geld ist gute, fließende Energie.
54	Geld ist schlecht.	Ja	

55	Geld macht korrupt.	Ja	Geld ist einfach nur Geld.
56	Geld macht mich korrupt.	Ja	
57	Ich muss für jeden Cent, den ich bekomme, hart arbeiten.	Ja	In Leichtigkeit und Lebensfreude verdiene ich alles Gute.
58	Die Liebe zum Geld ist die Wurzel allen Übels.	Ja	Geld ist einfach eine Form von Energieaustausch.
59	Je weniger du hast, desto mehr liebt dich Gott.	Ja	Das allumfassende Sein ist reine Liebe.
60	Menschen mit Geld sind schlecht und gemein.	Ja	Menschen mit Geld sind auch gut und nett.
61	Ich lebe in Fülle.	Nein	Ich lebe in Fülle und habe immer genug.

Blockierte Heilungsfähigkeiten

	Negative Programmierungen		Positive Programmierungen
62	Heilungen dauern lange.	Ja	Heilungen gehen schnell und geschehen im JETZT.
63	Ich bin blockiert, geheilt zu werden.	Ja	Ich nehme Heilung sofort und mit Leichtigkeit an. Ich bin es wert.
64	Ich bin es würdig, geheilt zu werden.	Nein	
65	Ich bin blockiert, zu heilen.	Ja	Heilen ist einfach, da JEDER seine eigene allumfassende Selbstheilung aktiviert.
66	Heilen ist gefährlich.	Ja	Heilungen sind immer gut und werden von mir und anderen in Liebe und Dankbarkeit angenommen.
67	Heilen ist tödlich.	Ja	
68	Heilen ist schlecht.	Ja	
69	Heilen ist gut	Nein	

70	Ich werde getötet, weil ich Heiler bin.	Ja	Ich werde geachtet, weil ich Heiler bin.
71	Übersinnliches ist böse.	Ja	Wer im Licht bleibt, ist gut.
72	Ich zweifle Heilungen an.	Ja	Ich nehme die Heilung an, sie kommt immer aus mir, dem allumfassenden Sein.
73	Ich habe Grenzen beim Heilen.	Ja	Heilungen sind grenzenlos.
74	Ich werde daran gehindert, Heilungen zu vollbringen.	Ja	Ich werde immer von meinem allumfassenden Sein unterstützt, um Heilungen zu vollbringen.
75	Heiler sind böse. (Eventuell Furcht aus früheren Leben.)	Ja	Heiler sind gut. Heilen ist gut.
76	Ich muss leiden, um nahe bei Gott zu sein.	Ja	Ich bin Schöpfer meines allumfassenden Seins und immer verbunden. Ich bin der vollkommene Ausdruck des allumfassenden Seins.

Krankheiten

	Negative Programmierungen		Positive Programmierungen
77	Ich hasse meine Krankheit.	Ja	Meine Krankheit ist der Weg zu mir selbst. Mein Körper ist gesund und voller Liebe.
78	Ich glaube alles, was die Ärzte sagen.	Ja	Ich höre mir an, was die Ärzte sagen und bilde mir meine eigene Meinung.

79	Meine Krankheit _____ tötet mich.	Ja	Ich lebe trotz Krankheit und habe die Kraft, sie zu besiegen, da ich ab jetzt die Heilung annehme.
80	Ich will leben.	Nein	Ich will leben.
81	Ich will sterben.	Ja	Ich lebe.
82	Ich habe Todessehnsucht.	Ja	
83	Ich werde an dieser Krankheit sterben.	Ja	Ich lebe gerne.

Ich liebe das Leben. |
84	Ich hasse _____ (Eltern, Kinder, Partner usw.)	Ja	Ich vergebe ALLEN Menschen, die mich jemals verletzt haben.
85	Die Krankheit hat Vorteile für mich.	Ja	Ich löse jetzt alle Verbindungen zu dieser Krankheit und bin ab sofort in meiner allumfassenden Lebenskraft.
86	Durch diese Krankheit bekomme ich mehr Aufmerksamkeit.	Ja	Ab jetzt bekomme ich immer die liebevolle Aufmerksamkeit, weil ich so bin, wie ICH bin.

Finde heraus, was diese Krankheit für dein Gegenüber bedeutet und welche Vorteile er davon hat. Häufig ist ein „Hass-Programm" enthalten, wie Selbsthass oder Hass auf einen Menschen, der ihm viel bedeutet.

Übergewicht

	Negative Programmierungen		Positive Programmierungen
87	Wenn ich dick bin, fühle ich mich sicherer.	Ja	Ich bin immer sicher.
88	Meine Fülle bietet mir Schutz.	Ja	
89	Mit meinem Gewicht fühle ich mich weiblicher/männlicher.	J	Ab jetzt bin ich bereit, meine Weiblichkeit/Männlichkeit in Leichtigkeit zu leben und lasse mein Gewicht los.
90	Mit meinem Gewicht verstecke ich meine Weiblichkeit/Männlichkeit.	Ja	
91	Jeder Bissen, den ich esse, nehme ich als Ersatz für ander Bedürfnisse.	Ja	Ab jetzt, sofort und für immer bin ich mir selbst genug und mit Liebe gefüllt.
92	Ich achte darauf, was ich esse.	Nein	Ich vertraue auf die Weisheit meines Körpers.
93	Mein Körper sehnt sich immer nach Essen.	Ja	Ab jetzt esse ich mit Genuss das, was meinem Körper guttut.
94	Ich werde verlassen, wenn ich schlank bin.	Ja	Ab jetzt knüpfe ich leicht Kontakte mit Menschen, auch wenn ich schlank bin.
95	Ich hasse schlanke Menschen.	Ja	Ich mag schlanke Menschen.
96	Mein Körper ist stark.	Nein	Ich bin stark und eins mit meinem Körper. Ab jetzt vertraue ich auf meine innere Weisheit.

Viele Menschen haben schon seit Jahren Übergewicht oder seit sie sich selbst bewusst wahrnehmen. Somit haben sie meist keine Erinnerung mehr daran, wie es sich anfühlt, schlank zu sein. Biete das Gefühl „**Ich weiß und verstehe vollständig, wie es sich anfühlt, schlank zu sein**" an.

Bei Untergewicht entsprechend umformulieren.

Depressionen

	Negative Programmierungen		Positive Programmierungen
97	Ich bin deprimiert.	Ja	Ich bin voller Freude.
98	Depression ist meine Entschuldigung, nichts zu tun.	Ja	Ab JETZT tue ich ALLES, um mein Leben selbst zu gestalten. Ich bin Schöpfer meines eigenen Lebens und handle jetzt.
99	Ich bin motiviert, mein Leben selbst zu gestalten.	Nein	Ich bin motiviert und habe Freude daran, mein Leben selbst zu gestalten.
100	Die Welt ist besser dran ohne mich.	Ja	Die Welt ist mit mir ein wundervoller Platz. Mein allumfassendes Sein wartet darauf, mich zu unterstützen.

(Siehe auch Kapitel „Depressionen".)

Allgemeine Glaubenssätze – Beispiele aus der Praxis

	Negative Programmierungen		Positive Programmierungen
101	Ich habe Todesangst.	Ja	Ich löse alle meine Ängste JETZT auf, lasse Altes los und vergebe. Ich will leben. Ab jetzt lebe ich glücklich und erfüllt.
102	Ich habe Todesangst durch meinen Vater.	Ja	
103	Ich habe Todesangst durch meine Mutter.	Ja	
104	Ich habe Todesangst durch _____ (Name).	Ja	
105	Ich bin eifersüchtig auf _____ (Name). (z.B. Eltern, Geschwister, Freunde)	Ja	Ich akzeptiere meine Eifersucht, lasse sie jetzt los und vergebe mir selbst. Ich lebe mit mir und anderen Menschen in Harmonie.
106	Ich neidisch auf _____ (Name). (z.B. Eltern, Geschwister, Freunde)	Ja	Ich akzeptiere meinen Neid, lasse ihn jetzt los und vergebe mir selbst. Ich lebe mit mir und anderen Menschen in Harmonie.
107	Ich achte Mutter/Vater/ Geschwister/Freunde/ Partner	Nein	Ich habe aus den Erfahrungen gelernt. Meine Mutter/mein Vater/(Name) hat alles getan, was für sie/ihn richtig war. Ich vergebe! Mit Achtung und Respekt werde ich ab JETZT den Menschen begegnen.

108	Ich habe große Gewalt erlebt.	Ja	Ich löse JETZT alle Verbindungen (zu der Person) auf, sodass ich mich ab sofort weiterentwickeln kann. Ich vergebe! (Wer mag: Ich danke für die Erfahrung.)
109	Ich bin gezeugt worden, um die Ehe meiner Eltern zu retten.	Ja	Ich bin auf die Erde gekommen und habe dieses Leben gewählt, um zu wachsen und meinen Weg zu gehen.
110	Ich muss viel dafür tun, um meine Ziele zu erreichen.	Ja	Ich erreiche meine Ziele mit Leichtigkeit und Lebensfreude. Ich bin Schöpfer meines Seins.
111	Es dauert lange, um meine Ziele zu erreichen.	Ja	Ich erreiche meine Ziele leicht und schnell.
112	Ich bin ein Erfolg.	Nein	Ich bin ein Erfolg.
113	Ich bin erfolgreich.	Nein	Ich bin erfolgreich.
114	Ich bekomme das, was ich verdient habe.	Nein	Ich bekomme die ganze Fülle meines allumfassenden Seins.
115	Ich habe existenzielle Angst.	Ja	Ich bin sicher, habe immer genug und lebe im Wohlstand und in der Fülle.
116	Ich muss Opfer bringen.	Ja	Ich lebe in Fülle und bin Schöpfer meines Lebens.
117	Ich kann Entscheidungen für mich schwer treffen.	Ja	Ich treffe Entscheidungen für mich leicht und schnell.
118	Ich habe Angst vor den Konsequenzen, wenn ich Entscheidungen treffe.	Ja	Ich trage die Konsequenzen leicht, wenn ich Entscheidungen treffe. Ich wachse mit jeder Entscheidung.

119	Wenn ich einen Fehler mache, werde ich bestraft.	Ja	Ich darf Fehler machen, um Erfahrungen zu sammeln, die ich brauche, um mich weiterzuentwickeln.
120	Das Leben ist leicht.	Nein	Das Leben ist leicht und schön.
121	Das Leben ist schön.	Nein	Ich habe Freude in meinem Leben.
122	Ich habe bedingungsloses Recht, zu leben.	Nein	Ich habe bedingungsloses Recht, zu leben.
123	Ich muss bestraft werden.	Ja	Ich liebe mich selbst und werde unermesslich geliebt. ich bin frei von Schuld und Bestrafung.
124	Ich muss mich selbst bestrafen.	Ja	
125	Ich muss leiden.	Ja	Ich lebe in Fülle und Freude.
126	Ich lerne durch Leiden.	Ja	Ich lerne in Leichtigkeit und Freude.
127	Wenn ich mich im Mangel fühle, werde ich fordernd.	Ja	Ich bin frei von Mangel.
128	Ich bin frei.	Nein	Ich bin frei. Ich fühle mich frei.
129	Ich habe Angst vor meiner Zukunft.	Ja	Meine Zukunft ist erfolgreich und erfüllend.
130	Ich kann meine Ziele nur erreichen, wenn ich zu Geld komme.	Ja	Ich habe immer genug Geld, um meine Ziele leicht und in kürzester Zeit zu erreichen.
131	**Mann:** Ich kann eine Frau nur glücklich machen, wenn ich Geld habe. **Frau:** Ich kann einen Mann nur glücklich machen, wenn ich Geld habe.	Ja	Ich mache eine Frau immer glücklich. Ich mache einen Mann immer glücklich.

132	Ich bekomme Anerkennung.	Nein	Ich bekomme Anerkennung, immer.
133	Liebe ist ein Deal/Vertrag.	Ja	Reine Herzensliebe ist bedingungslos.
134	Nur durch Mangel bekomme ich Aufmerksamkeit.	Ja	Ich bin umgeben von Menschen, die mich lieben, und bekomme immer Aufmerksamkeit.
135	Nur durch eine Krankheit bekomme ich Aufmerksamkeit.	Ja	
136	Ich kann mein Leben selbst gestalten.	Nein	Ich gestalte mein Leben immer selbst.
137	**Frau:** Wenn ich meine weibliche Seite akzeptiere, zulasse und entwickle, bin ich eins mit mir. **Mann:** Wenn ich meine männliche Seite akzeptiere, zulasse und entwickle, bin ich eins mit mir.	Nein Nein	Ab sofort sind meine weibliche und meine männliche Seite im Einklang und in höchster Harmonie. Ich bin eins mit mir.
138	**Frau:** Mein Partner ist schuld, dass wir ohne Kinder sind. **Mann:** Meine Partnerin ist schuld, dass wir ohne Kinder sind.	Ja Ja	Ich verbe mir. Ich vergebe meinem Partner. Ich vergebe mir. Ich vergebe meiner Partnerin.
139	Frauen sind besser als Männer.	Ja	Frauen und Männer sind gleich wert.
140	Männer sind besser als Frauen.	Ja	Männer und Frauen sind gleich wert.

141	**Frau:** Man braucht Männer nur zum Zeugen. **Mann:** Man braucht Frauen nur, um Kinder zu machen.	Ja Ja	Männer sind eine gute Ergänzung und Bereicherung für mich. Frauen sind eine gute Ergänzung und Bereicherung für mich.
142	**Frau:** Mein Partner ist ein schlechter Vater. **Mann:** Meine Partnerin ist eine schlechte Mutter.	Ja Ja	Mein Partner ist ein guter Vater. Meine Partnerin ist eine gute Mutter.
143	**Mann:** Ich bin ein schlechter Vater. **Frau:** Ich bin eine schlechte Mutter.	Ja Ja	Ich bin ein guter Vater, da ich in Liebe und Fürsorge handle. Ich bin eine gute Mutter, da ich in Liebe und Fürsorge handle.
144	**Frau:** Ich mag Frauen lieber. Ich fühle mich zu Frauen mehr hingezogen. **Mann:** Ich mag Männer lieber. Ich fühle mich zu Männern mehr hingezogen.	Ja Ja	(Genetisch oder eventuell durch schlechte Erfahrungen mit dem anderen Geschlecht.) Wer mag: **Ich lasse es zu!** (Sicher eine Aufgabe, die man leben darf.)
145	**Frau:** Ich kann meinen Entscheidungen für Männer trauen. **Mann:** Ich kann meinen Entscheidungen für Frauen trauen.	Nein Nein	Ich vertraue mir!
146	Sexualität ist der Preis für Liebe, Zärtlichkeit, Geborgenheit. Sex heißt bezahlen.	Ja	Sexualität ist ein Abenteuer und Geschenk. Es ist Geben und Nehmen. Ich genieße Sex!

147	Sex ist gefährlich.	Ja	Sex ist Erfüllung.
148	**Frau:** In der Sexualität entwickle ich meine Weiblichkeit. **Mann:** In der Sexualität entwickle ich meine Männlichkeit.	Nein Nein	In der Sexualität entwickle ich meine weibliche und männliche Seite.
149	Ich kann für mich und andere mit Kinesiologie abfragen und bekomme immer die richtige Antwort.	Nein	Ab JETZT und SOFORT kann ich immer für mich und andere mit Kinesiologie abfragen und bekomme immer die richtige Antwort.

Anwendung für alle Glaubenssätze

Anrede:

„Ich ordne an, löse JETZT alle Muster, Glaubenssätze und negativen Gefühle, die mich noch hindern, schwächen und mir schaden, die genannt, besprochen und gelesen wurden, aber auch die nicht genannten, die JETZT zur Auflösung bereit sind, SOFORT auf allen Ebenen auf und gebe sie ins Licht."

„Ich lasse JETZT alle Urgefühle, positiven Glaubenssätze mit den dazugehörigen Gefühlen, die genannt, besprochen und gelesen wurden, aber auch die nicht genannten, die für meine Weiterentwicklung wichtig sind, JETZT in mich einfließen, auf allen Ebenen und in jede einzelne Zelle meines Seins, und verankere sie dort."

„Danke, zeige es mir JETZT".

(Nimm wahr, was geschieht.)

Aktivierung der Zellen, Zellmembran und DNS

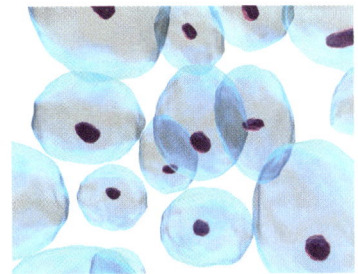 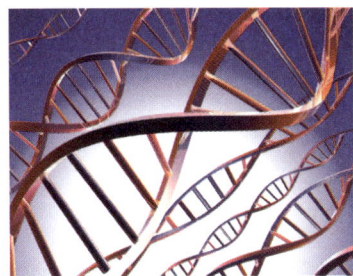

Diese energetischen Aktivierungen der Zellen und der DNS sind sehr intensive Anwendungen, mit denen du dich selbst neu erleben wirst.

Hierbei wirst du die Voraussetzung schaffen, wichtige Veränderungen zu bewirken und dadurch die Kraft der Bewusstseinswandlung erfahren, die zu einer völlig neuen Wahrnehmung führen kann.

Dir wird die Kraft des freien Willens bewusst, und neue Denkstrukturen, Gefühle und Handlungen folgen, sodass du dich von Gewohnheiten befreien kannst, die dich in negativen Mustern festhalten.

Mit diesen Aktivierungen können wir unsere geistigen und seelischen Sinne beschleunigen und erwecken somit die Informationen, die wir im Laufe der Evolution verloren haben.

Hierbei entwickeln wir uns in großer Geschwindigkeit und haben dadurch eine viel höhere Lebenschance, denn wir sind in der Lage, Alterungsprozesse zu verlangsamen, Gendefekte und genetische Krankheiten aufzulösen und Umweltgifte zu neutralisieren.

Das „kollektive (allumfassende) Gedächtnis", das ein Bestandteil von uns ist, wird reaktiviert, weiterentwickelt und verankert. Dies geht so weit, dass ein neugeborenes Kind bereits aktiviert ist, wenn die Mutter vor der Geburt die gesamte Aktivierung erfahren hat. Auch bei einem Liebespaar ist es möglich, dass der bereits aktivierte Partner bei der körperlichen Vereinigung dem bisher nicht aktivierten Partner alle Informationen an seine Zellen und DNS weitergibt.

Nachfolgend mehr Informationen zur Zelle und zur DNS.

Aufbau der Zelle

Eine **Zelle** ist die elementare Einheit aller Lebewesen. Der menschliche Körper besteht aus rund 220 verschiedenen Zelltypen. Die Größe von Zellen variiert stark. Normalerweise haben sie einen Durchmesser zwischen 1 und 30 Mikrometer. Die Eizelle ist die größte Zelle, mit 110 – 140 Mikrometern, und die einzige, die mit bloßem Auge erkennbar ist.

Jede Zelle stellt ein strukturell abgrenzbares, eigenständiges und selbsterhaltendes System dar. Sie ist in der Lage, Nährstoffe aufzunehmen und in Energie umzuwandeln, verschiedene Funktionen zu übernehmen und, vor allem, sich zu reproduzieren. Die Zelle enthält die Informationen für alle diese Funktionen und Aktivitäten. Alle Zellen haben grundlegende Fähigkeiten, die als Merkmale des Lebens bezeichnet werden.

- Vermehrung durch Zellteilung,
- Stoff- und Energiewechsel (Nahrungsaufnahme, Aufbau von Zellstrukturen oder Energieumsatz),
- Reaktion auf Reize (externe oder interne Reize durch Temperatur oder Nahrungsangebot),
- Möglichkeit der Bewegung durch Muskeln. In der Zelle bewegen sich auch Proteine und Liposome,
- Merkmal der Strukturiertheit (morphologisch und dynamisch), Wachstum und Entwicklung.

Vergleiche auch: www.wikipedia.org/wiki/Zelle_(Biologie)

Die **Zellmembran** umgibt die lebende Zelle und ihr inneres Milieu. Sie besteht aus einer Lipid-Doppelschicht und ist mit einer Stärke von etwa 6 – 10 nm lichtmikroskopisch höchstens als vage Linie erkennbar. Außerdem findet in der Zellmembran ein Stoffaustausch statt.

Jede Zelle identifiziert sich mit Hilfe ihrer peripheren Proteine nach außen hin. Diese Membran-Proteine liegen oder „schwimmen" auf oder in der Membran. Zusätzlich hängen zur Markierung an der Außenseite der Zellmembran oft kurzkettige, teilweise bäumchenartig verzweigte Kohlenhydratverbindungen an den Proteinen und den Lipiden. Die Außenseite der Zellmembran ist mit verschiedenen Rezeptoren besetzt.

Vergleiche auch: www.wikipedia.org/wiki/Zellmembran

Intelligente Zellen

Nach der Entschlüsselung des menschlichen Erbguts glaubten viele Biologen, das Rätsel des Lebens gelöst zu haben. Die Genforschung galt als neues Allheilmittel. Probleme bei der Stammzellentherapie und beim Klonen deuteten jedoch schon früh darauf hin, dass nach wie vor noch Fragen offen sind.

Bei genetisch identischen Zwillingen kann es zum Beispiel vorkommen, dass sie unterschiedlich aussehen. Dafür sind epigenetische Veränderungen verantwortlich. Die Epigenetik[*] betrifft alle Vorgänge, die dazu führen, dass die in einem Gen festgelegte Information auch realisiert wird. Schaltermoleküle, Eiweiße und andere Signalstoffe der Zellen bestimmen, ob und wann Gene ein- beziehungsweise ausgeschaltet werden. Dadurch wird beispielsweise bestimmt, welche Eigenschaften vom Vater und welche von der Mutter vererbt werden.

Im Verlauf des Lebens erlauben epigenetische Veränderungen den Zellen, auf Umweltveränderungen und Einflüsse zu

---

[*] Die **Epigenetik** beschäftigt sich mit der Weitergabe von Eigenschaften auf die Nachkommen, die nicht auf Abweichungen in der DNS-Sequenz zurückgehen, sondern auf eine vererbbare Änderung der Genregulation und die Ausprägung der genetischen Information. Eng damit verknüpft sind physiologische Prozesse der Individualentwicklung von Organismen, die besonders in der Zwillingsforschung untersucht werden. In beiden Fällen geht es darum, zu verstehen, wie Information über die Genregulation, die nicht in der DNA-Sequenz kodiert ist, von einer Zell- oder Organismen-Generation in die nächste gelangt. Epigenetik unterscheidet sich von der Epigenese, die den seit langem bekannten graduellen Prozess der embryonalen Morphogenese von Organen in all ihrer Komplexität beschreibt. Jedoch basieren die essentiellen zellularen Differenzierungsprozesse der Epigenese vor allem auf epigenetischen Vererbungsmechanismen einer Zellgeneration zur nächsten. So können bereits differenzierte Zellen zu totipotenzen Zellen epigenetisch „reprogrammiert" werden. Eine Ausnahme ist unter anderem das Rearrangement (die „Neuorganisation") von Genen im Immunsystem. So kann ein Organismus, der aus einer Gedächtnis-B-Zelle geklont wurde, nicht alle Immunglobulin-Klassen erzeugen, da ein Teil der nötigen DNA zuvor irreversibel entfernt wurde.

Vergleiche auch: www.wikipedia.org/wiki/Epigenetik

reagieren. Eine schwerwiegende Folge davon kann die Entstehung von Krankheiten wie Krebs sein.

Die epigenetische Forschung steht immer noch am Anfang. Einer ihrer Gründerväter ist der amerikanische Zellbiologe Dr. Bruce H. Lipton. Der Pionier der Epigenetik lehrte und forschte an den medizinischen Fakultäten der Universitäten Wisconsin und Stanford. Vor rund 20 Jahren dachte er erstmals über eine neue Sicht der genetischen Zusammenhänge nach, heute hält Lipton seine Vorträge nur noch zu diesem Thema und ist Autor des Buches „Intelligente Zellen – Wie Erfahrungen unsere Gene steuern".

Sein Buch darf jetzt schon als sein Lebenswerk bezeichnet werden. Er bietet dem Leser einen Überblick über die wichtigsten Forschungsergebnisse der Neuen Biologie und will damit seine Erkenntnisse für Körper und Geist zeigen.

Lipton beschreibt in seinem Buch die wissenschaftlichen Grundlagen und erklärt die Intelligenz der Zellen. Hierbei zeigt er die Möglichkeiten auf, Zellen unabhängig von der DNS zu verändern. Die dadurch umso größere Bedeutung der Zellen erfordert eine anschließende genauere Definition ihrer Struktur. So erklärt Lipton ausführlich, dass das Gehirn der Zelle nicht im Zellkern, sondern in der Membran zu finden ist. Basierend auf seinen Forschungserkenntnissen gibt der Zellbiologe auch Ratschläge zum Umgang mit Kindern und erläutert Potenziale in der Erziehung für eine noch bessere körperliche und geistige Entwicklung der Kinder. Im Kapitel „Biologie des Glaubens" wird der Einfluss gespeicherter Überzeugungen auf die menschlichen Lebensprozesse vorgeführt. In diesem Sinn schlägt der Autor abschließend eine Brücke zwischen Wissenschaft und Spiritualität.

Hierbei gibt der Wissenschaftler auch wichtige Denkanstöße für das Gebiet der Pädagogik, die Krankheitsbekämpfung und das menschliche Verhältnis zur Umwelt.

Der Zellbiologe stellt mit seinen Ausführungen die Idee auf den Kopf, dass das physische Dasein des Menschen allein von der DNS (Desoxyribonukleinsäure) bestimmt wird und liefert hierfür anschauliche Beweise. Bei der Organspende sieht er den Beweis, dass Zellen ein Gedächtnis haben, denn nur so erklären sich auffällige Veränderungen im Verhalten des Patienten nach dem Organtransfer.

Aus diesem Grund vertritt Lipton in seiner zentralen These den Standpunkt, dass die Lebensart eines Menschen nicht nur von seinen Genen bestimmt wird, sondern durch seine Reaktion auf Umweltreize.

In der Zellforschung hat Lipton erkannt, dass Zellen durch ihre Wahrnehmung der Umgebung bestimmt werden.

Unser Denken und Fühlen beeinflusst unsere Zellen und unsere Gene. Außerdem unterliegen sie den Umwelteinflüssen, zum Beispiel unserer Ernährung, und sind somit wandelbar, nur ihre grundlegende Zusammensetzung bleibt immer bestehen.

Vergleiche auch:
www.pressemeldungen.at/buechermedien/neuesbuchueberintelligentezellen.html

Aufbau der DNS

Die **DNS** (**D**esoxyribo**n**ukleins**ä**ure) ist eine lange chemische Verbindung aus Molekülketten, die aus vier verschiedenen Einzelbausteinen besteht. Jeder Baustein ist eine Verbindung aus Zucker (Desoxyribose), einer Base wie Adenin, Thymin, Guanin, Cytosin und einem Phosphorsäure-Molekül.

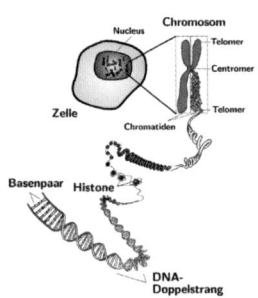

Die DNS ist der Träger der Erbinformation. Sie enthält unter anderem die Gene, die für die biologische Entwicklung eines Organismus und den Stoffwechsel in der Zelle notwendig sind, besteht aus zwei gegenläufigen DNS-Einzelsträngen und hat eine **Strickleiter-Struktur,** bei der die zwei Holme der Leiter um eine gedachte Achse schraubenförmig gewunden sind (Doppelhelixstruktur).

Sicher hast du als Kind schon einmal eine Kordel hergestellt, so ähnlich kannst du es dir vorstellen.

Die beiden Holme der Strickleiter werden aus Hunderttausenden, sich abwechselnden Bausteinen gebildet, die innerhalb jedes DNS-Einzelstrangs (Holms) über feste Atombindungen miteinander verknüpft sind.

Die Sprossen der Strickleiter bestehen aus je zwei organischen Basen (Basenpaar), die über Wasserstoffbrücken miteinander verbunden sind und dafür sorgen, dass die beiden Holme im schraubenförmigen Zustand der Strickleiter verknüpft bleiben und im gleichen Abstand nebeneinander liegen.

Die DNS besteht aus einer Vielzahl von Kombinationen, jeweils aus vier verschiedenen Basen „zusammengesteckt", die in einem DNS-Einzelstrang in beliebiger Reihenfolge aneinander gebunden werden können und sich dadurch unterscheiden, dass sie jeweils nur eine von vier möglichen organischen Basen enthalten.

Vergleiche auch: www.wikipedia.org/wiki/DNS

Chromosomen

Chromosomen (*chróma* „Farbe", *sóma* „Körper", also „Farbkörper") sind Strukturen, die Gene und damit Erbinformationen enthalten. Sie bestehen aus DNA, die mit vielen Proteinen verpackt ist.

Menschen haben 46 Chromosomen, also 23 Chromosomenpaare. Hiervon sind zwei Geschlechtschromosomen, XX bei Frauen, XY bei Männern, die darüber entscheiden, ob das Kind ein Junge oder ein Mädchen wird.

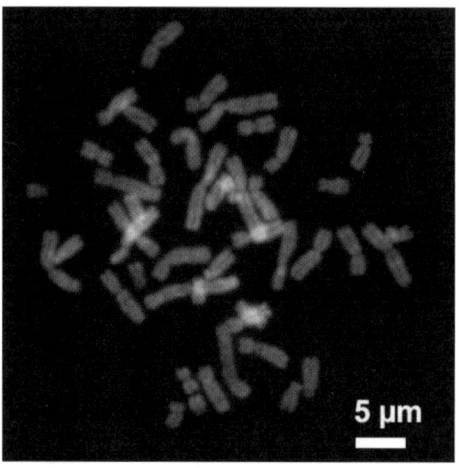

An den Enden aller Chromosomen befinden sich die **Telomere**. Mit jeder Zellteilung werden die Telomere verkürzt, da die DNS-Polymerase (chemische Reaktion von Enzymen) am Folgestrang nicht mehr ansetzen kann. Unterschreitet die Telomerlänge ein kritisches Minimum, kann sich die Zelle nicht mehr weiter teilen, und es tritt dann der programmierte Zelltod oder Wachstumsstopp ein.

Vergleiche mit: www.wikipedia.org/wiki/Chromosom

Kompletter Chromosomensatz eines Mannes

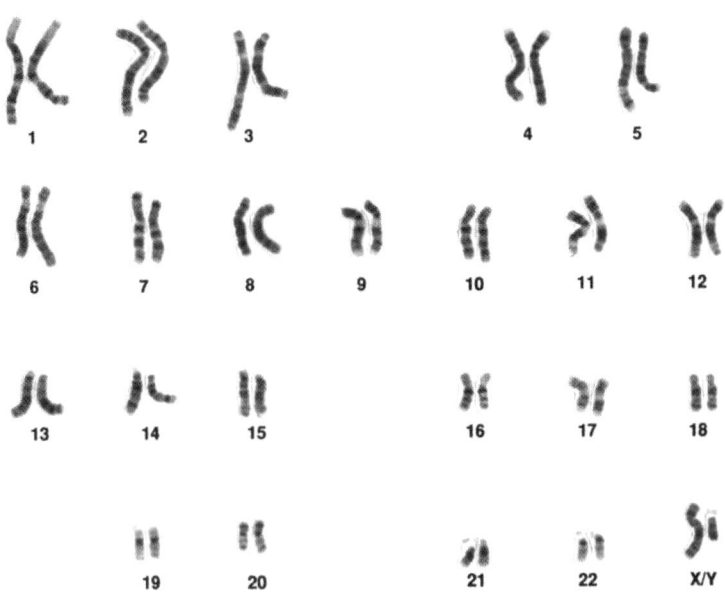

☆☆☆

DNS-Aktivierung

In der spirituellen Welt gibt es verschiedene Formen der DNS-Aktivierung.

Eine Variante wird wohl von „Außerirdischen Wesenheiten" an „Auserwählte" weitergegeben und dauert circa neun Monate.

Ich hatte einmal eine Seminarteilnehmerin, die wohl zu dieser Gruppe „gehörte". Laut ihrem „Führer" durfte sie an verschiedenen Abschnitten des Seminars nicht teilnehmen, wie Glaubenssätze verändern, Gelübde lösen, DNS-Aktivierung und Begegnungen mit den Boten des Lichtes. So verließ sie zwischendurch immer wieder einmal das Seminar...

Sicher hätte sie Einiges in ihrem Leben verändern und eine neue Realität entwickeln können, wenn sie das gesamte Seminar mitgemacht hätte.

Für mich war es eine große Herausforderung, das Seminar zum „höchsten und besten Wohl" aller Beteiligten zu gestalten. Dies gelang mir, weil ich mich sehr intensiv aus meiner „schöpferischen Kraft" geführt fühlte.

Mein Gefühl sagt mir, dass ich zu diesem Thema nicht mehr wissen will, da es sich für mich nicht gut anfühlt.

Eine weitere Variante ist die 12-Strang DNS-Aktivierung, die von Vianna Stibal veröffentlicht wurde (Bücher: „Go up and seek God" und „Go up and work with God").

Als ich die 12-Strang-DNS-Aktivierung das erste Mal erlebte, machte mir diese Anwendung eher Angst, denn ich empfand die Vorgehensweise recht kompliziert und hatte das Gefühl, ich könnte etwas falsch machen. Für mich fühlte es sich an, als würde ich meine DNS manipulieren, denn ich wusste ja nicht, ob die Anzahl der zusätzlichen Stränge für mich richtig ist.

Außerdem konnte ich mir nicht vorstellen, wie meine DNS mit so vielen zusätzlichen Strängen an den ursprünglichen Platz passen soll.

Deshalb wendete ich die Aktivierung erst einmal nicht mehr an, bis ein Freund mich darum bat, es bei ihm zu tun. Ich hatte Angst davor und diskutierte deshalb lange mit ihm über die Vorgehensweise. So stellte ich fest, dass das Problem für mich darin bestand, einen Fehler dabei machen zu können, und deshalb hatte ich Angst.

Daraufhin wurden mir aus meiner „schöpferischen Kraft" die einfache Form der DNS-Aktivierung und die Reparatur der Chromosomen gezeigt, und seitdem wende ich sie in tiefem Vertrauen an.

Nach einiger Zeit kam dann noch die Zellaktivierung dazu, sodass ich heute immer beides aktiviere.

Meine Erfahrung zeigt mir immer wieder, dass es in dieser Einfachheit und Leichtigkeit hervorragend funktioniert.

So gehe ich auch nicht in die Verantwortung und muss mir keine Gedanken darüber machen, wie es geschehen soll. Die allumfassende schöpferische Kraft weiß sicher, wie es geht. Für uns ist es nur wichtig, dass wir aktiv entscheiden, diese Veränderungen zu wollen. Deshalb betrachten und bezeugen wir lediglich den Vorgang, der durchgeführt wird.

Ich empfehle dir, die nachstehend beschriebenen Aktivierungen immer dann zu wiederholen, wenn du das Gefühl hast, dich spirituell weiterentwickelt zu haben, oder wenn dir danach ist. So wirst du immer mehr bereit sein, die Veränderungen auf höheren Ebenen zuzulassen.

Ich bin überzeugt, dass unsere Zellen und DNS immer so weit aktiviert werden, wie es für uns im Moment zum „höchsten und besten Wohl" ist. Deshalb erlebe ich die Aktivierungen auch jedes Mal anders und nehme immer wieder Veränderungen wahr.

Hinweis

*Es wird erzählt, dass es bei den Aktivierungen eine soge-nannte „Erstverschlimmerung" geben könnte. Die „allumfas-sende Weisheit" erwartet von uns **nie**, dass wir leiden müssen! Zum „höchsten und besten Wohl" heißt: ohne Schmerz und Pein.*

Die meisten Menschen fühlen sich nach der gesamten Ak-tivierung sehr gut und voller Energie. Sollte es aber doch ge-schehen, dass du dich unwohl fühlst, spüre nochmals hinein und betrachte eventuelle Muster: „Ich muss leiden, um wach-sen zu können" und „Ich muss viel dafür tun, um mich weiter-entwickeln zu können."

Wenn du magst, löse sie auf.

Hin und wieder habe ich die Erfahrung gemacht, dass Men-schen, die sich danach unwohl fühlen, generell eine Auszeit brauchen und dies als „Entschuldigung" nehmen, um sich zu-rückziehen zu können.

Da wir NICHTS „aushalten" müssen, kannst du mit POWER-HEALING anordnen, Unwohlsein in Wohlgefühl zu wandeln.

Gib die negativen Auswirkungen ins Licht und lass Licht und Liebe aus deiner „schöpferischen Kraft" in dich einfließen.

Anwendung

Du kannst die gesamten Aktivierungen direkt nacheinander ausführen, wie hier beschrieben.

Aktivierung unserer Zellen, Zellmembranen und DNS-Aktivierung mit POWER-HEALING

1. **„Ich ordne an, die komplette Aktivierung und Reparatur all meiner Zellen und der Zellmembranen. Stell sie JETZT ein, im optimalen Einklang mit meinem Sein. Danke."**

Vielleicht fühlst du etwas, vielleicht wird es dir ganz warm. Eventuell bekommst du Bilder.

2. **„Ich ordne an, die Aktivierung meiner gesamten DNS und die Erneuerung der Telomere, JETZT. Danke."**

Vielleicht siehst du nun deine einzelnen Chromosomen, oder wie sich deine gesamte DNS aktiviert. Eventuell bekommst du auch andere Wahrnehmungen, Gefühle und Bilder.
Wie du weißt, haben die einzelnen Chromosomen an den Enden sogenannte Telomere. Diese Telomere-Käppchen verschließen den DNS-Strang an den Enden.
Durch die „Abnutzung" der Telomere sterben die Zellen irgendwann ab. Wissenschaftler haben herausgefunden, dass dies auch der Grund ist, warum wir altern. Deshalb werden sie hier wieder aktiviert.

3. „Ich ordne an, die Aktivierung meiner Jugend und Vitalität, JETZT – und ordne weiter an, in Übereinstimmung mit meinem ureigensten Plan, die höchste Gesundheit, Regeneration und Vitalität zu leben. Danke.“

Egal, was passiert, es ist richtig. Lass es geschehen und beobachte einfach.

4. „Ich ordne an, JETZT alle genetischen Defekte zu reparieren und zu heilen und ordne weiter an: Löse JETZT alle feinstofflichen Verunreinigungen und gib sie ins Licht. Fülle alle Stellen JETZT mit Licht und Liebe auf. Danke.“

(Manchmal reicht nur die Aktivierung nicht. Eventuell haben einzelne Chromosomen einen Defekt, deshalb ordnen wir auch die Reparatur an. Defekte können durch Drogen, Medikamente, Alkohol, Strahlungen, Schwermetalle oder giftige und zersetzende Substanzen entstehen. Eventuell wurde der Defekt schon vor einigen Generationen entwickelt.)

Vielleicht erlebst du, dass einige Chromosomen heraustreten, sich öffnen und repariert werden. Es ist aber auch möglich, dass alle Chromosomen heraustreten. Was immer geschieht, es ist richtig.

Du musst nicht wissen, welche Gene wofür sind und was repariert werden muss.
Deine allumfassende Kraft weiß es.

Hinweis

Denk immer daran: Alle Wahrnehmungen, die du be-
kommst, sind richtig.

Hier noch ein Beispiel aus meiner Praxis.
Eines Tages kam ein Mann zu mir. Er war 23 Jahre alt, und
ich nenne ihn hier Michael. Es war der Wunsch der Eltern, dass
er zu mir kam.

Als Kind hatte Michael einen Gehirntumor und wurde ope-
riert. Dabei wurde etwas im Gehirn verletzt, sodass seine männliche Geschlechtsreife kaum ausgebildet war.

Zusätzlich hatte er Ticks, reagierte manchmal etwas zeit-
verzögert und hatte in der Schule einige Schwierigkeiten beim
Lernen. Seine Eltern unterstützen ihn in all den Jahren sehr
und so konnte er in einer Regelschule einen Schulabschluss
machen.

Jedoch entsprach er nicht unbedingt den Vorstellungen der
Eltern, besonders denen des Vaters. Die Nicht-Männlichkeit von
Michael belastete die Familie sehr. Er bekam ein Hormonpräpa-
rat, mit dem er sich regelmäßig eincremen sollte, um männliche
Hormone in den Körper zu geben.

Seine Ticks zeigten sich in der Art, dass er sich sehr oft in
einer ruckartigen Bewegung an sein Geschlecht griff.

Nun war es nicht meine Aufgabe, Michael dabei zu unterstützen, dem Bild seiner Eltern zu entsprechen, sondern seinen
Vorstellungen.

Gleich zu Beginn der Sitzung kam sofort aus meinem Höheren Selbst: Mach eine DNS-Aktivierung! Da ich Michael anfangs nicht so recht einschätzen konnte und mir nicht klar war,
was er verstand, vor allem aber, wie ich ihm erklären sollte, was
eine DNS-Aktivierung ist, ging ich erst einmal wieder bewusst in

meine allumfassende Verbundenheit, löste dabei mein Bewertungsbedürfnis auf und ließ das Gefühl in mich einfließen, dass JETZT zum höchsten und besten Wohl für Michael und mich alles geschieht, was JETZT ansteht.

Daraufhin fühlte ich Michaels innere Weisheit und Intelligenz, die für mich sehr präsent war.

Danach fragte ich ihn, was er sich wünscht.

Michael wünschte sich als Erstes eine Berufsausbildung. Außerdem wollte er gerne von zu Hause ausziehen.

Seine Ticks wollte er unbedingt loswerden und nie wieder die Hormoncreme nehmen müssen, weil ihm dadurch wohl die Haare ausfielen. Auch störte es ihn, dass er viel zu viel fernsah und im Bett lag.

Da Michael keinerlei sexuelle Bedürfnisse hatte, wünschte er sich diese auch nicht.

Nachdem wir alles besprochen hatten, bot ich ihm nun die DNS-Aktivierung an. Sofort sagte er: „Ja, das ist gut. Das machen wir."

Ich fühlte mich noch einmal in die Situation hinein und spürte, dass ich hier nichts mehr erklären musste und nach seiner Erlaubnis die Anwendung durchführen durfte.

Nach dem Prozess sagte er, dass sich das sehr schön angefühlt hätte und er sich sehr wohlfühle.

So bot ich ihm noch an, seine genannten Wünsche zu manifestieren, und zum Abschluss bekam ich noch den Impuls, Michael eine „Hausaufgabe" mitzugeben. Ich wollte ihm einige Affirmationen aufschreiben, die er immer wieder lesen konnte. Nachdem ich ihm das gesagt und ein Blatt Papier geholt hatte, diktierte Michael sofort seine Affirmationen.

- Ich freue mich auf den Tag!
- Das Leben ist schön!
- Ich liebe mich selbst!
- Ich bin selbstständig!
- Ich sorge für mich selbst!
- Ich heile mich selbst!

Er erklärte mir, dass er jetzt immer, jeden Morgen vor dem Aufstehen, diese Sätze lesen würde.

Circa vier Wochen später rief mich Michaels Mutter an und erzählte mir, die Ticks bei Michael wären weg. Er habe eine neue Sachbearbeiterin bei der Arbeitsagentur bekommen, die einen behinderten Sohn hätte und sich sehr für Michael einsetzte. So hatte Michael mittlerweile einen Ausbildungsplatz, an dem ein Erwachsenen-Internat angeschlossen war. Dort konnte er in Kürze seine Ausbildung anfangen und auch wohnen.

Sein Arzt war damit einverstanden, dass Michael die Hormoncreme absetzte.

Und zum guten Schluss waren die Eltern im Frieden und glücklich, dass ihr Sohn SEINEN Weg geht.

☆☆☆☆☆

Verschiedene Anwendungen

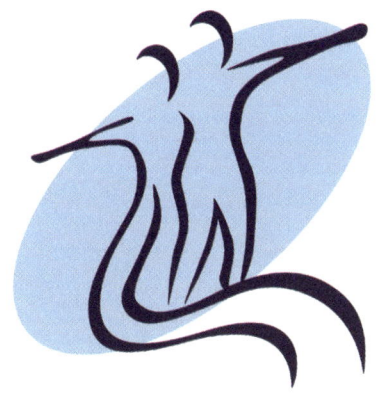

—

Behandlungen im Liegen mit
POWER-HEALING

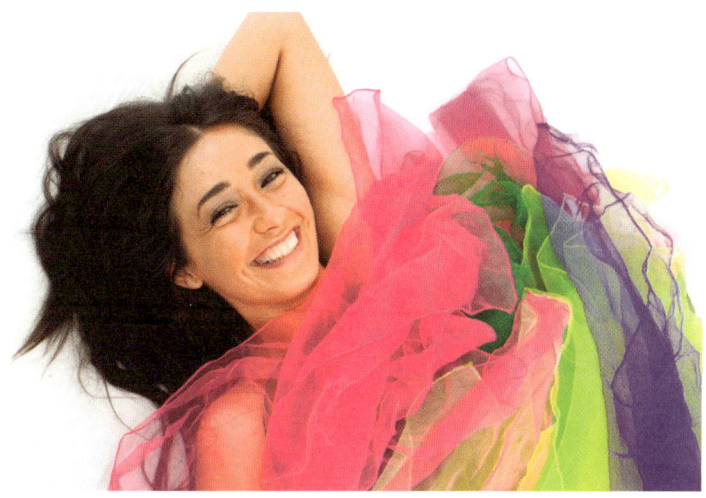

Hier möchte ich dir noch eine weitere Möglichkeit anbieten, mit anderen Menschen zu arbeiten.

Bei meinen Beratungen habe ich die Erfahrung gemacht, dass es Klienten gibt, die sich leichter öffnen können, wenn sie liegen. Manchmal bleiben sie im Sitzen zu sehr in ihrer Ratio und nehmen deshalb nur einen Teil von dem an, was möglich wäre.

Hierbei ist es aber sehr wichtig, dass du dich hineinfühlst, ob dein Klient unbewusst nicht in seine Selbstverantwortung gehen will oder kann. Denn dann erwartet er vielleicht von dir, dass du jetzt alles für ihn „erledigst". Manchmal sind Menschen seit Jahren bei verschiedenen Therapeuten und somit geprägt, sich hinzulegen und „machen zu lassen".

Deshalb empfehle ich dir bei der Anwendung im Liegen, deinen Klienten immer mit einzubeziehen. Gib ihm Impulse dazu, was du wahrnimmst, und frage ihn, was er dabei fühlt oder welche Impulse er hat.

Manche Seminarteilnehmer „behandeln" lieber im Liegen, weil es ihnen leichterfällt als über die „Kommunikationsebene". Einige haben auch mehr Erfahrung damit, andere Menschen im Liegen zu „behandeln". Überprüfe dich hierbei selbst, ob du bei dieser Anwendung nicht doch in die Verantwortung gehst.

Entscheidend ist IMMER, dass du dich wohlfühlst und den Klienten berühren möchtest! Ganz wichtig ist auch, dass sich dein Klient wohlfühlt!

Bei dieser Methode gibt es ebenfalls keinen „roten Faden". Wie immer ist es wichtig, dass du, im Einklang mit dir, fühlst, was dein Klient jetzt braucht.

Anwendung

Die Methode ist wie immer nicht an Regeln gebunden. Lass dich führen und denke nicht nach, was zu tun ist.

Wenn du einen Klienten im Liegen behandeln möchtest, bette ihn zuerst so, dass er sich geborgen fühlt. Hierzu empfehle ich, eine Liege mit Kissen für den Kopf, um die optimale Höhe anzubieten. Desweiteren eine Rolle für die Kniekehle. Dies gibt meist das Gefühl der optimalen „Lagerung". Sehr wichtig ist auch eine Decke, sie gibt Geborgenheit, Sicherheit und Schutz. Wenn es sehr warm ist, verwende ein dünnes Tuch (auch wenn die meisten Klienten sagen, sie würden es nicht brauchen, habe ich die Erfahrung gemacht, dass sie so besser entspannen können).

Lade deinen Klienten ein, die Augen zu schließen und einige Male bewusst ein- und auszuatmen.

Fühle dich in die Person hinein. Eventuell fällt es dir leichter, langsam um den Klienten zu gehen. Hier kannst du über deine eigene Aura und deine Chakren zusätzliche Informationen bekommen. Wenn du magst, halte deine Hände 20 bis 30 cm über dem Körper. So kannst du mit deinen Händen den Körper abtasten. Sicher bekommst du die Informationen, die JETZT wichtig sind.

Da sich viele Menschen oft auch körperlich „getrennt" fühlen, also empfinden, dass ihre Körperhälften nicht in optimaler Verbindung stehen, kannst du zum Abschluss noch eine Anwendung anbieten, mit der du deinem Klienten das Gefühl gibst, wieder „eins" zu sein.

Lege eine Hand auf den linken Knöchel und die andere auf das rechte Knie.

Dann eine Hand auf das linke Knie, die andere auf das rechte Becken.

Eine Hand auf das linke Becken, die andere auf die rechte Schulter.

Danach die gleiche Anwendung, beginnend mit dem rechten Knöchel.

Gerne kannst du die „Verbindungen" auch in einer anderen Reihenfolge erstellen.

Mache diese Anwendung in deinem Gefühl und der Geschwindigkeit, wie es sich für deinen Klienten und dich gut anfühlt.

(Meiner Erfahrung nach fühlen die meisten Menschen sehr schnell, wie die Energie fließt. Sollte es ein wenig länger brauchen, dann nimm dir die Zeit. Alle fühlen sich danach sehr gestärkt und kraftvoll.)

Nach der „Behandlung" kannst du deinen Klienten noch circa fünfzehn Minuten ruhen lassen, während du so lange den Raum verlässt. Besprich danach noch kurz mit deinem Klienten, was er erlebt hat und wie es ihm jetzt geht.

Berührung mit den Händen

Wenn du spürst, dass du deinen Klienten nun berühren möchtest, so frage um Erlaubnis, ihn zum Beispiel an den Fußknöcheln festhalten zu dürfen. Dies ist für den Klienten weit genug weg, sodass seine Intimsphäre gewahrt bleibt, und er kann sich gut entspannen, da er jetzt deine gute Lichtenergie besser spüren kann und sich auch geerdeter fühlt.

Wo auch immer du beginnst, folge deinem Impuls und frage deinen Klienten, ob es für ihn angenehm ist.

Sei dir deiner Verbindung bewusst und lass an der Stelle, an der du beginnst, reine Herzensliebe fließen und nimm wahr, was geschieht. Teile dem Klienten mit, was du erfährst, und beziehe ihn mit ein. Berühre ihn gegebenenfalls an anderen Stellen des Körpers.

Zusätzliche „Werkzeuge"

Mineralien (Halbedelsteine) haben eine gute Schwingung und können uns durch ihre feinstofflichen Informationen behilflich sein. Vergleichbar mit verschiedenen Essenzen, aber auch zum Beispiel mit Homöopathie oder Bachblüten.

Bei den Mineralien gibt es eine sehr große Auswahl. Ich empfehle dir, sie intuitiv auszusuchen. Wenn du magst, verwende das Körperpendel, oder halte den jeweiligen Stein in deiner Hand und frage zum Beispiel: **„Ist dieser Stein ein guter Begleiter für mich?"**

Mineralien werden als Rohsteine und geschliffen angeboten. Manche sagen, dass man für Behandlungen nur geschliffene Steine verwenden sollte. In meiner Wahrnehmung gibt es keinen Unterschied, und die Rohsteine sind sehr viel günstiger zu erwerben.

Du kannst die Steine deiner Wahl überall auflegen, wo du den Impuls verspürst. Gerne kannst du auch deinen Klienten die Auswahl treffen lassen.

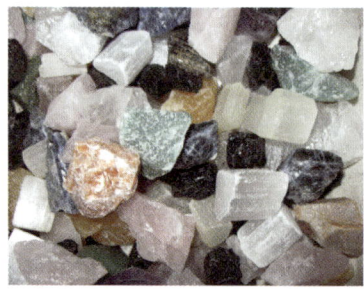 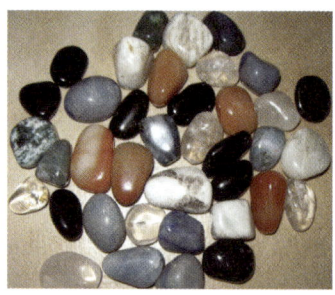

Vor einigen Jahren habe ich wundervolle **Chakra-Scheiben** aus Glas gefunden, mit je einem Karat Rohdiamant als Spirale eingearbeitet. Sie haben eine glatte und eine gewölbte

Seite, die sich beide unterschiedlich anfühlen, da die Spirale sich nach rechts oder links dreht.

Diese Scheiben sind meine persönlichen „Lieblingswerkzeuge", da sie eine hohe, reine Schwingung haben und manche Menschen sie intensiver empfinden als Mineralien.

Bei der Anwendung werden die verschiedenen Farben dort aufgelegt, woher der Impuls kommt. Wenn man sie auf die Chakren legen möchte, muss man nicht die ursprünglich zugeordneten Farben auflegen, sondern kann sie ganz intuitiv auswählen.

Du kannst auch deinen Klienten fragen, welche Farbe er an welcher Stelle haben möchte. Solltest du hierbei einen anderen Impuls haben, stelle es nicht infrage. Wählt dein Klient zum Beispiel die Farbe Blau für das Herzchakra, so lege erst diese Farbe auf. Nachdem er sich hineingefühlt hat, kannst du dann die Farbe, die du wahrgenommen hast, zum Beispiel Rot, auflegen. Der Klient hat hierbei nicht falsch gefühlt, sondern unbewusst mit Blau eine kühle Farbe gewählt, um vielleicht nicht zu viel „Wärme" fließen zu lassen. Genau das hast du wahrgenommen, deshalb kam bei dir die warme Farbe Rot. Da dein Klient beide Farben spüren konnte, kann er nun wertfrei dein Angebot annehmen.

Oft können die Scheiben lange auf dem Körper liegen bleiben, aber bei manchen Menschen ist die Wirkung der Scheiben nach kurzer Zeit so intensiv, dass sie sie weglegen möchten. Die Dauer der Anwendung ist nicht wichtig, sondern das Wohlgefühl.

Symbole sind ebenfalls gute Werkzeuge für diese Anwendung. Auch hierbei gibt es viele Möglichkeiten. Es gibt zum Beispiel „kosmische Symbole", „keltische Symbole", Engelssymbole, Symbole nach Körbler und vieles mehr.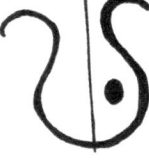

Hierzu gibt es viele Bücher. Jedoch ist es einfacher, in deiner Verbundenheit zu deinem Höheren Selbst nachzufragen, welches Symbol für deinen Klienten jetzt das richtige ist.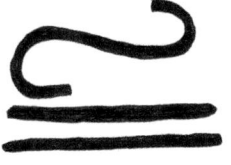
Die Symbole kannst du mit Farben oder mit deinem Finger auf den Körper aufmalen.

Bitte beachte: Wenn du Symbole aus Büchern oder Unterlagen nimmst, dass du sie vorher testest (zum Beispiel mit dem Körperpendel). Gerade religiöse Symbole wurden oft „missbraucht" oder haben für uns heute nicht mehr die Information wie vor Tausenden von Jahren.

Anmerkung

Da wir Wasser besprechen und somit programmieren können (siehe zum Beispiel „Die Botschaft des Wassers", Band 1, von Masaru Emoto) ist es auch möglich, Mineralien oder andere Gegenstände zum „höchsten und besten Wohl" für einen Menschen zu programmieren und Informationen einzugeben, die helfen können.

Gelübde – Flüche – Seelenfragmente – sexuelle Verbindungen

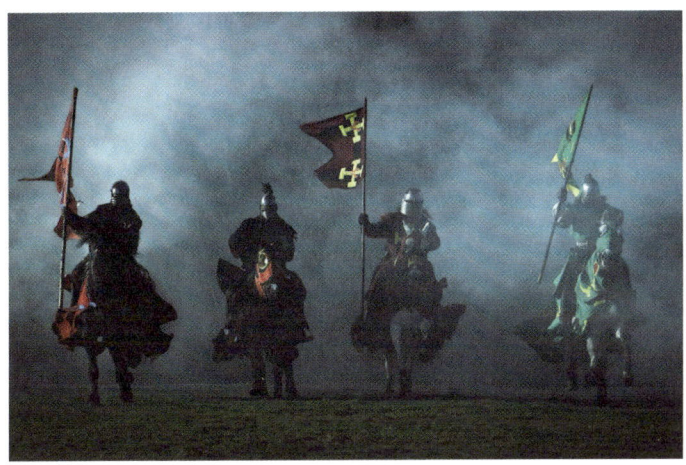

Gelübde – Flüche

Dieser Teil ist sehr spannend, da du in deiner schöpferischen Kraft und mit dem Muskeltest abfragen kannst, wie viele Gelübde und Flüche an dir haften.

Sei dir bewusst, dass es derzeit viele „alte Seelen" gibt, die aus vergangenen Leben Einiges mitgebracht haben.

Stell dir vor, ein Mensch wurde im früheren Leben zum Tode verurteilt, zum Beispiel als Hexe. Erstens wurde er im Namen Gottes getötet, und zweitens von dem Volk, das bei der Hinrichtung dabei war, verflucht. So hat man auf einmal gleich 200 oder 300 Flüche an sich, denn Gelübde, Versprechen oder Flüche können sowohl aus diesem, aber auch aus anderen Leben sein.

Es spielt letztendlich keine Rolle, genau zu wissen, wie viele Gelübde und Flüche an uns sind und woher wir sie haben.

Wir können alle auflösen und sie im Licht transformieren (wandeln) lassen.

Eventuell steht einer Person noch ein Ehegelübde (zumindest die, die verheiratet sind oder waren) oder Versprechungen am Sterbebett im Weg, und sie kann sich deshalb nicht so weiterentwickeln, wie sie es sich wünscht.

Aus der Praxis

Eine Frau kam in meine Sitzung. Der Grund war, dass sie mit einem Mann zusammen war, den sie sehr liebte, sich aber nicht entscheiden konnte, ihn zu heiraten, obwohl er ihr regelmäßig einen Antrag machte.

Gemeinsam fühlten wir uns in die Situation, und nach einem Moment sah sie sich als junge Frau mit ihrem damaligen Freund in einer Kirche. Gemeinsame Freunde heirateten damals, und in ihrer Verliebtheit gaben sie sich während der Zeremonie das Heiratsversprechen. Irgendwann ging die Beziehung auseinander, jedoch blieb das Versprechen auf energetischer Ebene bei ihr.

Nachdem wir dieses gemeinsam gelöst hatten, heiratete sie wenige Wochen später ihre große Liebe.

Ein Mann nahm an einem meiner Seminare teil, ich nenne ihn hier Thomas. Er war durch einen Unfall sehr gehandicapt. Schon lange war er sehr bewusst auf seinem Weg, jedoch gehörte er einer Bruderschaft an. Diese Bruderschaft hatte sich im 16. Jahrhundert unter anderem zum Ziel gemacht, Menschen zu helfen und in Armut zu leben.

Thomas wollte sein Leben verändern, jedoch unbedingt weiterhin dieser Bruderschaft angehören, obwohl sich im Seminar deutlich zeigte, dass er sich dadurch immer wieder selbst begrenzte.

Für ihn war klar, dass er über Generationen diesem Orden verbunden war, und das vermittelte ihm sehr viel Halt und das Gefühl „dazuzugehören".

Alle seine „Brüder" wie auch er hatten in erster Linie das Thema Geld. Irgendwie lebten alle in verschiedensten Formen in Armut – Arbeitslosigkeit, Verschuldung, Insolvenz usw.

Gerade bei dem Thema „Gelübde und Versprechen lösen" entschied sich Thomas, genau diese Vereinbarungen wieder, mit noch mehr Nachdruck, zu aktivieren. Zu diesem Zeitpunkt wollte er auch nahezu alles dafür tun, um erleuchtet zu werden.

Ich war sehr erstaunt, dass Thomas gerade hierbei nicht bereit war, es auszuprobieren, was noch möglich war. Jedoch wusste ich, dass es keinen Sinn machte, ihn auf der rationellen Ebene zu überzeugen. Erst wenn ein Mensch fühlt, was er verändern möchte, ist er auch bereit dazu.

Trotzdem hat Thomas im Seminar sehr viel für sich lösen können. Denn zu allem, wozu er bereit war, zeigten sich auch neue Wege.

Nach dem Seminar hatten wir weiterhin Kontakt, und ich durfte miterleben, wie sich seine Gesundheit immer mehr einstellte.

Auf besondere Weise wurden neue Türen geöffnet, sodass er nicht in die Insolvenz gehen musste. Plötzlich kamen Gläubiger auf ihn zu, die ihm Angebote machten, die er einhalten konnte. Stück für Stück sah er wieder neue Perspektiven. Jedoch erlebte er auch immer wieder, dass seine finanzielle Situation ihm fast alle Möglichkeiten nahm.

Zu dieser Zeit bot ihm die Bruderschaft eine Position an, die er vor dem Seminar sofort angenommen hätte. Doch hier entschied er sich, in sich zu gehen und anzuordnen: „Zeig mir meinen Weg!" Direkt darauf wurde jemand anderes für diesen Posten ernannt.

Thomas akzeptierte die Entscheidung und war froh, diese Aufgabe nicht annehmen zu müssen, jedoch schlich sich auch das Gefühl ein, dafür nicht gut genug zu sein.

Eine Zeit lang engagierte er sich noch sehr intensiv in dieser Gruppe, doch erlebte er auch, dass sein Umfeld diese Verbindung ablehnte, ja, sich deshalb sogar distanzierte. Thomas entschied sich immer mehr, in seine allumfassende Verbundenheit zu gehen, und so entstand mit der Zeit das Bedürfnis, auf allen Ebenen unabhängig zu sein und alte Verbindungen und Verträge zu lösen, was er auch umsetzte.

Thomas erlebte im Vertrieb eines Produktes, das ihm selbst geholfen hatte, eine Form von Erfüllung, die er von früher her schon kannte, und jetzt war es ihm möglich, eine neue Form von Selbstachtung zu erfahren und die Anerkennung zu bekommen, die er sich wünschte.

So ergab es sich, dass er, völlig beschäftigt, die „Arbeit" in der Bruderschaft „vergaß" und immer mehr Abstand nahm. Heute ist Thomas auf allen Ebenen erfolgreich und hat so viele Menschen in seinem Leben, dass er die alte Verbindung nicht vermisst.

Anmerkung

In einer Bruderschaft ist eindeutig nur der männliche Teil artikuliert, meistens findet sich dieses Phänomen auch in den Gebeten wieder.

In meiner Wahrnehmung ist es nicht möglich, quasi „krampfhaft" zu erleuchten. Gerade wenn wir zum Beispiel stundenlang meditieren, sind wir in dieser Zeit nicht im „Hier und Jetzt". Wenn wir auf irgendetwas verzichten, nur weil wir meinen, deshalb schneller zu erleuchten, wird es meinem Gefühl nach nicht geschehen. Zum Beispiel Verzicht auf Fleisch. Dies ist ein guter

Ansatz, wenn wir Fleisch aus dem Gefühl heraus ablehnen, jedoch nicht, wenn wir „eigentlich" Heißhunger darauf haben. Verzicht auf Sex, hier meine ich auch die ureigene Sexualität. Sie nicht zu leben oder leben zu wollen ist in Ordnung, jedoch ist es ein wundervoller Baustein, um vor allem sich selbst zu erkennen und zu lieben. Sexualität kann die Möglichkeit sein, allumfassende Selbstliebe zu erfahren. Zusätzlich macht es auch ganz viel Spaß!

Mögliche Gelübde, Vereinbarungen und Flüche

Teste: Ich habe die folgenden Gelübde abgelegt.

- Armutsgelübde
- Armutsversprechen
- Keuschheitsgelübde
- Ehegelübde
- Treuegelübde
- Glaubensgelübde

Beispiele

- Ich werde immer alle Abmachungen und Bedingungen einhalten, auch wenn ich erkenne, dass sie nicht gut für mich sind.
- Ich werde meine Spiritualität nicht leben.
- Ich werde meiner Spiritualität nicht folgen.
- Ich verleumde die „allumfassende schöpferische Kraft".
- Ich werde mir/anderen nie vergeben.
- Ich leugne meine Begabung/Meisterschaft und die der anderen.
- Ich will die Gesetze und Prinzipien der allumfassenden Kraft nicht mehr erkennen und nutzen.
- Ich werde mich (nicht) vermehren.

Teste
- Ich habe Verträge an mir, die mich blockieren.
- Ich habe Vereinbarungen an mir, die mich blockieren.
- Ich habe Verabredungen an mir, die mich blockieren.

- Ich habe Flüche an mir, die mich blockieren.
- Ich habe Zauber/Magie (schwarzmagisch, okkult) an mir, der/die mich blockiert.

Anwendung

Anrede: „Ich ordne an, löse JETZT alle meine Eide, Gelübde, Vereinbarungen, Verabredungen, Verträge, Flüche, Zauber und Magien, die ich gemacht habe, die irgendjemand in diesem Körper und in meiner genetischen Reihe gemacht hat, auf allen Ebenen auf und wandle sie ins Licht."

„Ich erkläre diese Gelübde und Vereinbarungen hiermit für gegenstandslos, in dieser Inkarnation und in allen Inkarnationen, durch Raum und Zeit, in allen parallelen Realitäten und Universen, allen planetarischen Systemen und allen Dimensionen."

„Ich ordne weiter an, löse JETZT auch alles Negative und Dunkle, das ich jemals versendet habe, auf und ersetze es durch Licht und Liebe.
„Danke für die Erfahrung. Ich vergebe mir und euch."

„Alle Strukturen, Vorrichtungen, Wesen, Orientierungen und Effekte, die mit diesen Gelübden oder Vereinbarungen verbunden sind, entlasse ich JETZT ins Licht."

„Fülle JETZT alle Stellen, die vorher belegt waren, mit Licht und Liebe auf."
„Danke, zeige es mir JETZT!"
(Nimm wahr, was geschieht.)

Seelenfragmente zurückholen und zurückgeben

In allen Beziehungen, ob positiv oder negativ, gibst du Seelenfragmente (Energie-Essenzen) ab, und du bekommst von den Menschen, mit denen du in einer Beziehung stehst oder gestanden hast, Seelenfragmente.

Meine Vorstellung dazu:

Meine Seele ist wie ein Blatt Papier. Die kleinen Partikel, aus denen das Papier besteht, sind meine Seelenfragmente, die ich abgebe. Mit der Zeit entstehen immer mehr „Löcher", denn wir gehen ja davon aus, dass wir schon viele vergangene Leben hatten und auch dort Seelenfragmente zurückgelassen haben.

Zusätzlich habe ich im Laufe der Zeit immer wieder kleine Partikel (Seelenfragmente von anderen) auf mein Blatt Papier bekommen, die aber nicht wirklich hineinpassen, sie belasten meine Seele.

Häufig ist das der Grund dafür, dass wir jahrelang immer wieder an jemanden denken müssen und uns nicht von diesem Menschen lösen können.

Der Austausch der Seelenfragmente hat verschiedene Gründe, zum Beispiel

- einen geliebten Menschen verlieren (Trennung, auch durch Tod).
- Partnerschaften (Kinder, Eltern oder auch geschäftliche Verbindungen).
- Freundschaften.
- Misshandlungen, Missbrauch und Vergewaltigung.

Bei dem Austausch der Seelenfragmente werden die eigenen zurückgeholt und die anderen zurückgeben. So werden auch die DNS-Informationen wieder neutralisiert.

Obwohl es meistens ausreicht, die Seelenfragmente auszutauschen, ist es oft hilfreich, trotzdem zusätzlich die sexuellen Verbindungen aufzulösen, wie im Folgenden beschrieben.

Anwendung

Anrede: „Ich ordne an, gib alle Seelenfragmente, die an mir sind und anderen gehören, egal, auf welcher Ebene, JETZT ins Licht und gib sie gewaschen, gereinigt und mit neuer Lichtenergie aufgeladen an ihre Absender zurück."

„Ich ordne weiter an, dass alle Seelenfragmente, die andere von mir haben, JETZT ins Licht gegeben werden und gewaschen, gereinigt und mit neuer Lichtenergie aufgeladen wieder an mich zurückkommen.

Dies geschieht JETZT, durch alle Generationen der Zeit, zwischen allen Zeiten und auf allen Ebenen."

„Danke, zeige es mir JETZT!"

(Nimm wahr, was geschieht.)

Sexuelle Verbindungen lösen

Diese Anwendung ist sehr gut geeignet, um alle sexuellen Verbindungen zu lösen. Hiermit sind auch sexuelle Übergriffe und Nötigungen gemeint.

Besonders bei Missbrauch ist diese Anwendung sehr hilfreich, da man nicht mehr konkret in die erfahrene Situation hineingehen muss und trotzdem alle energetischen Verbindungen lösen kann.

Alle Verbindungen, die noch bestehen, nähren wir mit unserer Energie. Deshalb empfehle ich jedem, diese Anwendung zu machen. So erfahren wir und die damit verbundenen Personen energetische Freiheit.

Selbstverständlich musst du nicht alle Verbindungen lösen. Spüre, wie es sich für dich und den anderen anfühlt. Oft hilft diese Anwendung auch, sich von einer früheren Beziehung endgültig, und wenn man mag, in Dankbarkeit zu lösen.

Übrigens musst du dich nicht an alle Situationen und Partner erinnern und nicht unbedingt wissen, zu wem die Verbindungen noch bestehen. Alles, was für dich wichtig ist, wirst du erfahren. Alles andere spielt dann keine Rolle mehr.

Wenn du in einer bestehenden Beziehung bist, kann diese Anwendung auch sehr gut sein, um euch beiden eine neue, intensivere Basis zu geben. Außerdem ist es sehr interessant, was man dabei erleben kann.

Aus der Praxis

Eine Frau kam zu mir in die Sitzung. Ich kannte sie schon einige Jahre, sie war Anfang vierzig, und ich nenne sie hier Anke.

Bei dem Gespräch wurde schnell klar, wie männerverachtend sie sich artikulierte. Nach einigen Rückfragen kam heraus, dass sie Männer meist nur für Sex „benutzte", denn sonst „könne man sich nicht auf Männer verlassen." Anke hatte eine große Zahl sexueller Erfahrungen fast jeglicher Art, mit vielen verschiedenen Männern. Es war für sie fast ein „Sport".

So bot ich an, erst einmal alle sexuellen Energien zu lösen. Sie stimmte zu. Während des Prozesses spürte ich, dass sie irgendetwas nicht lösen konnte und wohl auch nicht so recht wollte, dass ich etwas von ihr erfahren könnte.

Ich fragte sie, ob es für sie wirklich in Ordnung sei, dass ich mich in sie hineinfühle, um die Information zu bekommen, was sie blockiert. Darauf überlegte sie und sagte dann: „Ja, jetzt ist es für mich in Ordnung." (Sehr oft erlebe ich, dass Menschen erst nach der zweiten oder dritten Zustimmung bereit sind, deshalb frage ich auf behutsame Weise öfter nach.)

Direkt darauf ging ich mental noch einmal zu ihren sexuellen Verbindungen und bekam sofort den Vor- und Nachnamen eines Mannes. Als Anke das hörte, fiel sie fast vom Stuhl und war fassungslos.

Ihr großes Geheimnis, das sie seit so vielen Jahren in sich trug, offenbarte sich nun einfach so. Es ging dabei um den Vater ihres Sohnes. Als sie ihn kennenlernte, bewegte er sich in Kreisen, die sehr durch Kriminalität, Brutalität und Drogen geprägt waren. Doch da sie sich in ihn verliebte, ließ sie sich auf eine Beziehung mit ihm ein und wurde kurz darauf „ungewollt" schwanger.

Jahre zuvor hatte sie schon einen Schwangerschaftsabbruch erlebt. Damals wollte sie das Kind bekommen, jedoch nahm sie zu dieser Zeit sehr starke Medikamente, sodass man vermutete, das Kind könne eine erhebliche Behinderung haben. So war Anke völlig klar, dass sie dieses Kind auf jeden Fall bekommen wollte. Jedoch hatte sie große Angst vor dem Vater des Kindes und auch vor seinem Umfeld. So tauchte sie nahezu unter, verschwand fast über Nacht aus ihrem Umfeld, ihrer Wohnung und fing ein neues Leben an.

Allen erzählte sie, dass sie nicht wüsste, wer der Vater sei. Es wäre ein One-Night-Stand gewesen und sie hätte keine Adresse von diesem Mann.

Nun stand es für Anke an, nachdem wir alle sexuellen Verbindungen gelöst hatten, sich erst einmal selbst zu vergeben. Danach entschied sie sich, bei einem Anwalt einen Brief für ihren Sohn mit dem Namen seines leiblichen Vaters zu hinterlegen, sodass er eines Tages die Möglichkeit hat, selbst Kontakt aufzunehmen.

Einige Wochen später lernte sie ihren heutigen Ehemann kennen, mit dem sie sehr glücklich ist und der ihrem Sohn ein guter Vater wurde.

Anwendung

Bei der Anordnung kannst du dich in deinen Schoß hineinfühlen und dir die sexuellen Verbindungen wie Schnüre oder Fäden vorstellen (oder was auch immer du magst).

Manchmal kann eine Verbindung auch eine Kette oder Nabelschnur sein.

Visualisiere nun, wie du die Verbindungen auflöst oder trennst, beides ist richtig.

Einige nehmen Werkzeug dafür, wie Scheren, Zangen, Kettensägen, andere lösen sie lieber mit Licht und Liebe auf.

Manchmal bekommt man Namen zu einer Verbindung oder zu früheren Erlebnissen.

Lass sie los und verabschiede dich davon.

Anrede: „Ich ordne an, löse (durchtrenne) JETZT alle sexuellen Verbindungen, die ich habe, auf allen Ebenen, und wandle sie im Licht.

Dies geschieht JETZT, durch alle Generationen der Zeit und zwischen allen Zeiten."

„Danke, zeige es mir JETZT!"

(Nimm wahr, was geschieht.)

Was immer geschieht, alle Wahrnehmungen und Bedürfnisse sind richtig.

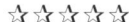

Verschiedene Energieformen, die uns begleiten

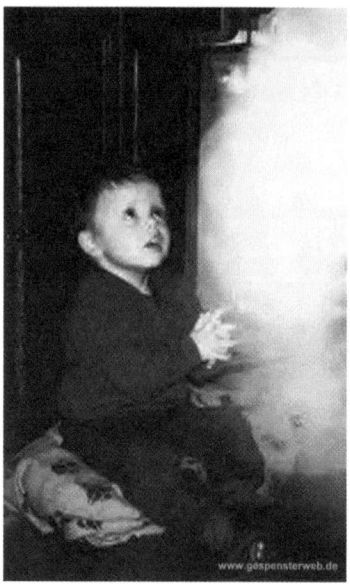

Seelen

Die Seelen der Menschen, die uns sehr nahestanden und die gestorben sind, werden oft unbewusst von uns zurückgehalten, oder sie wollen uns nicht verlassen. Dadurch sind sie nicht in der Lage, „nach Hause" zu gehen, um von dort aus selbst zu entscheiden, was sie nun tun möchten.

Wenn du einen dir sehr nahestehenden Menschen, der gestorben ist, verabschieden und loslassen möchtest, dann stelle dich ihm noch einmal gegenüber, wie in der Vergebungsübung beschrieben. Fühle dich hinein, ob es noch etwas zu besprechen und zu vergeben gibt und kläre es. Solltest du in diesem Moment noch nicht in der Lage sein, die Klärung herbeizuführen, möchtest jedoch die Seele loslassen, ist das kein Problem, denn du kannst es auch später noch machen.

Diese Anwendung ist auch sehr heilsam, wenn du ein Kind verloren hast, egal, auf welche Weise.

Wenn du magst, kannst du für diesen Prozess eine Kerze anzünden oder ein anderes Ritual verwenden, das dir dazu einfällt.

Hierzu ein Erlebnis aus der Praxis

In einem meiner Seminare war gerade das Thema Seelen dran, jedoch war gerade Mittagspause. So sagte ich zu den Teilnehmern: „Wenn ihr mögt, macht euch über die Mittagspause Gedanken, ob es eine Seele gibt, die noch bei euch ist."

Nach der Pause fragte ich dann, ob jemand noch das Gefühl hatte, dass eine Seele erlöst werden möchte.

Eine Teilnehmerin erzählte daraufhin, dass sie vor circa zwanzig Jahren einen Schwangerschaftsabbruch hätte machen lassen. Sie dachte, sie hätte es für sich geklärt, doch sei es jetzt wieder sehr präsent.

Daraufhin erzählte die Seminarteilnehmerin links von ihr genau das Gleiche, und dann auch darauf die Teilnehmerin zu ihrer Rechten.

Es war schon interessant, dass diese drei Frauen seit drei Tagen nebeneinander saßen.

Gemeinsam nahmen wir dann Kontakt zu den kleinen Seelen auf und fragten sie, ob sie etwas mitteilen wollten. Bei allen drei Frauen kam heraus, dass diese Seelen später als ihre Söhne oder Töchter geboren wurden. Es waren die Kinder in der Familie, mit denen sie häufig Konflikte hatten und die sich ungeliebt fühlten.

Nach der Vergebungsanwendung vereinigten wir die Seelenanteile wieder, die bis jetzt noch mit dem Abbruch verbunden waren.

Alle drei Frauen erzählten mir später, dass sie seit dem Seminar nun mit ihren Kindern eine harmonische und friedliche Beziehung haben.

Bei all diesen Anwendungen kannst du die Begleiter des Lichts bitten (wie am Ende des Kapitels beschrieben), die Seele jetzt abzuholen und zu begleiten. Du kannst aber auch die Seele bis zur Brücke zum „Übergang" begleiten, denn dort wird sicher jemand auf sie warten. Meiner Erfahrung nach warten dort oft auch andere Seelen, die mit dieser Person verbunden sind, wie zum Beispiel der Ehepartner oder die Eltern. Diese Methode ist auch besonders hilfreich, wenn ein Mensch im Sterben liegt, vielleicht sogar im Koma, und gerne gehen möchte, aber noch nicht kann.

Erlebnisse aus der Praxis

Der Vater eines Seminarteilnehmers, ich nenne ihn hier Bernd, lag im Koma und war kurz davor, zu sterben. Bernd wollte seinem Vater gerne die „Erlaubnis" geben, in die andere Dimension überzugehen, jedoch spürte Bernd immer wieder einen tiefen Groll gegen seinen Vater, da dieser früher sehr cholerisch, oft gegenüber ihm und seinen Geschwister handgreiflich und Bernds Mutter gegenüber nicht sehr liebevoll war. Seine Mutter war bereits einige Jahre zuvor gestorben und Bernd fühlte sich ihr immer noch sehr verbunden.

Ich bot Bernd an, mit ihm ins Krankenhaus zu gehen und ihn energetisch dabei zu unterstützen, seinen Vater loszulassen und zu begleiten.

Nachdem wir bei seinem Vater angekommen waren, war es Bernd sehr schnell möglich, seinen Vater auf der Seelenebene an die Brücke des Übergangs zu begleiten. In seiner Wahrnehmung dort angekommen, sah er seine Mutter auf der anderen Seite der Brücke auf den Vater warten.

In diesem Moment wusste Bernd, dass seine Mutter dem Vater schon lange vergeben hatte – und so konnte nun auch er ihm vergeben.

Am nächsten Tag war der Vater verstorben.

Eines Nachts erschien mir meine Oma. Sie war so real vor mir, dass ich wusste, es ist kein Traum. Sie sagte mir, dass sie müde sei und nun gehen würde. Auch dass sie mich sehr lieb habe und stolz auf mich wäre. Und zum Schluss: „Gehe diesen Weg, du wirst vielen Menschen damit helfen." Ich war tief berührt und weinte, da die Begegnung so allumfassend liebevoll war.

Am nächsten Tag rief mich mein Bruder an und teilte mir mit, dass unsere Großmutter in der letzten Nacht gestorben sei.

Es gibt auch andere Seelen, die auf dieser Erde „Böses" getan haben. Sie glauben, dass sie nicht das Recht haben, durch den „Lichtkanal", das „Fenster" oder mit dem „Aufzug" zur „allumfassenden Liebe" zu gehen. Obwohl das Angebot immer besteht, nehmen sie es nicht an.

Deshalb suchen sie sich oft „lichtvolle" Menschen, um wenigstens einen Teil davon zu bekommen. Leider entziehen sie uns damit auch unsere Energie. Deshalb ist es gut, wenn wir diesen Seelen die Möglichkeit geben, nach Hause zu kommen.

Ein Erlebnis aus der Praxis

Eine Frau kam zu mir, ich nenne sie hier Angelika. Obwohl sie ein Studium hervorragend abgeschlossen hatte, fand sie keinen angemessenen Arbeitsplatz und nahm immer wieder irgendwelche Jobs an.

In den Beziehungen mit Männern erlebte sie ständig starke Dominanz und Unterdrückung, besonders auf sexueller Ebene.

Bei dem gemeinsamen Gespräch hatte ich immer wieder das Gefühl, dass sie mit ihrer persönlichen Geschichte nicht so recht herausrücken wollte.

Mein Impuls war, erst einmal alle sexuellen Verbindungen zu lösen. Dem stimmte sie zu. Während des Prozesses erzählte sie mir, dass sie eine sexuelle Verbindung wie einen Stacheldraht wahrnehmen würde. In diesem Moment nahm ich plötzlich den Kopf einer Frau wahr. Er war hinter Angelika, und ich konnte das Gesicht genau erkennen, obwohl es auch irgendwie durchsichtig war. Behutsam erzählte ich Angelika davon und beschrieb, was ich sah.

Angelika brach in Tränen aus und sagte: „Das ist meine Mutter. Sie ist vor drei Jahren gestorben. Sie ist noch hier, weil sie nicht gehen kann, denn sie hat es immer gewusst." „Was hat sie gewusst?" (In diesem Moment sah ich, dass die Erscheinung bitterlich weinte.) „Sie hat gewusst, dass mein Vater mich von klein an missbraucht hat – und sie hat mir nicht geholfen, sie hat mich nicht beschützt."

Nun zündete ich eine Kerze an und fragte Angelika, ob sie ihrer Mutter vergeben und sie unterstützen wolle, damit sie „nach Hause" gehen konnte.

Daraufhin sagte Angelika: „Im Moment habe ich das Gefühl, dass ich meinem Vater leichter vergeben könnte als meiner Mutter."

Mein Angebot dazu war nun, alle Verbindungen zu beiden Eltern zu lösen und den Stacheldraht, den sie wahrgenommen hatte, im Licht zu wandeln.

Zusätzlich aktivierten wir noch alle Selbstwertgefühle.

Danach war es Angelika möglich, erst einmal sich selbst alles zu vergeben und dann beiden Eltern (weil es ihr damit besser ging).

Gemeinsam baten wir noch die Boten des Lichts, die Mutter nun in die andere Dimension zu begleiten.

Einige Wochen später telefonierten Angelika und ich noch einmal. Sie hatte mittlerweile einen Job, der ihrer Ausbildung entsprach und ihr viel Freude machte. Außerdem gab es einen neuen Mann in ihrem Leben, der sehr liebevoll und aufmerksam war.

Geister – Poltergeister

Aus Büchern und Filmen kennen wir Geister. Heute weiß ich, dass sie nicht unserer Phantasie entsprungen, sondern für viele Menschen sehr real sind.

Geister und Poltergeister sind Seelen, die hier noch umherirren, häufig, weil sie irgendeine Aufgabe nicht zu Ende gebracht haben. Oft aber auch, weil sie im letzten Leben ermordet wurden oder einen Unfall hatten. Dann wurden sie von diesen Vorgängen so „überrascht", dass sie hier hängengeblieben sind. Manchmal trauen sie sich auch einfach nicht, aufzusteigen.

Diese Geister suchen sich lichtvolle Menschen, in der Hoffnung, dass diese ihnen helfen können. Die Menschen haben meistens mit diesen Seelen nichts zu tun und keine sonstigen Verbindungen.

Beispiele aus der Praxis

Direkt nach dem Thetahealing-Seminar, das ich damals besuchte, hatte ich mein erstes Erlebnis mit einem Poltergeist.

Ich war alleine zu Hause, als ich eines Nachts plötzlich aufwachte, weil ich Schritte auf der Treppe hörte. Im ersten Moment dachte ich an einen Einbrecher, doch wurde mir daraufhin sofort bewusst, dass es kein Mensch war.

Ich war trotzdem so erschrocken, dass ich nicht wusste, was ich jetzt tun sollte – und nach einiger Zeit hörte ich keine Schritte mehr. In der nächsten Nacht erlebte ich das Gleiche. Mittlerweile erinnerte ich mich wieder daran, dass ich gelernt hatte, man müsse bei Geistern und Poltergeistern den Namen in der „Quelle" erfragen, nur dann würden sie gehen. Zu diesem Zeitpunkt hatte ich jedoch Angst, ich könnte den Namen nicht erfahren und müsste dann mit diesem Geist leben. (Gleich vorweg, es nicht nötig, den Namen zu erfahren. Eine andere Methode beschreibe ich später.)

Tagsüber versuchte ich, die nächtlichen Erfahrungen zu verdrängen, doch in der dritten Nacht wurde der Poltergeist dann doch sehr aufdringlich. Nachdem ich ihn erst wieder auf der Treppe hörte, lief er auch noch auf dem Dachboden herum. Dann nahm ich plötzlich wahr, dass dieses Wesen in mein Schlafzimmer kam. Es war eine Erscheinung mit Hut und Trenchcoat. Mittlerweile war ich nicht mehr nur ängstlich, sondern auch wütend. Ich fand es unverschämt, mich so zu erschrecken, und sagte laut: „Geh sofort raus, so nicht!" Sofort war der Geist nicht mehr wahrnehmbar.

Am nächsten Tag rief ich einen Freund an, von dem ich wusste, dass er Erfahrungen mit solchen Situationen hatte. Er kam noch am selben Tag, um mich dabei zu unterstützen, den Geist zu entlassen.

Dieser Freund bekam den Namen des Geistes, und gemeinsam ordneten wir an, dass er jetzt gehen musste, was er dann auch tat.

Einige Wochen nach diesem Ereignis unterhielt ich mich mit meinen Kindern über Geister, Seelen und Wesen, woraufhin meine Tochter (sie war damals zwölf Jahre alt) mir erzählte, dass sie von klein auf Wesen wahrnehmen würde. Dazu sagte sie: „Weißt du noch, Mama, als ich so zwischen zwei und drei Jahre alt war, habt ihr mich doch öfters nachts im Flur oder Wohnzimmer auf dem Fußboden schlafend gefunden. Ihr dachtet, ich würde schlafwandeln, aber ich hatte immer mein Zimmer so voll mit Wesen. Deshalb bin ich aus dem Zimmer gegangen, und weil ich so müde war, habe ich mich irgendwo hingelegt. Daraufhin fragte ich sie, warum sie uns das nicht gesagt hätte.

Sie sagte: „Als ich versucht habe, es euch zu erzählen, habt ihr es nicht verstanden. Außerdem wolltet ihr deshalb mit mir zum Augenarzt gehen, deshalb habe ich nichts mehr gesagt und später die Wesen nicht mehr so wahrgenommen."

Sehr erstaunt über das, was meine Tochter mir erzählte, war ich auch sehr froh, dass wir nun endlich darüber reden konnten. Es war für meine Tochter sehr wichtig, „nachträglich" zu erfahren, dass auch solche Wahrnehmungen richtig sind und, vor allem, was sie in Zukunft tun kann, wenn sie wieder einmal Wesen wahrnimmt.

Kurze Zeit später kam meine Tochter von der Schule nach Hause. An diesem Tag war sie mit ihrer Klasse in der Kirche gewesen. Sie erzählte mir, dass sie die Wesen und Seelen nun wieder wahrnehme, und da so viele in der Kirche waren, sie diese mitgebracht hätte, um gemeinsam mit mir alle ins Licht zu geleiten. In diesem Moment nahm ich auch schon wahr, dass sich einige fremde Energien in Haus befanden und ich fragte sie, warum sie es nicht gleich in der Kirche erledigt hätte. Sie sagte, sie würde sich zu Hause mit mir sicherer fühlen.

So zündeten wir eine Kerze an und ordneten an, dass jetzt sofort alle Wesen ins Licht gehen müssten. (Damals kannte ich nur diese Variante. Später bekam ich eine liebevollere Möglichkeit gezeigt, die ich noch beschreiben werde.)

So kam es, dass meine Tochter regelmäßig Wesen mit nach Hause brachte, die wir dann immer gemeinsam ins Licht entließen. Als sie wieder einmal kam und viele Wesen im Schlepptau hatte, hatte ich gerade keine Zeit und habe sie auf später vertröstet. Nach einigen Stunden kam sie dann wieder zu mir, und erst da fiel mir wieder ein, dass wir ja zusammen die Wesen gehen lassen wollten, doch ich konnte keine mehr wahrnehmen und fragte sie, was sie gemacht hätte. Sie erzählte mir: „Ich musste ja auf dich warten, und da ich sehr müde war, wollte ich schlafen. Jedoch waren die Wesen sehr aufdringlich und haben mich nicht schlafen lassen. Dann habe ich ihnen gesagt, dass sie am Mittag um drei Uhr ins Licht gehen können. Danach war Ruhe, und ich konnte schlafen. Um Punkt drei Uhr wurde ich geweckt, und ein Bleistift rollte auf meinem Schreibtisch hin und her. Dann habe ich es alleine angeordnet, weil ich zu faul war, extra zu dir zu gehen."

Ich war begeistert. Denn auf die Idee wäre ich nicht gekommen, klare Anweisungen an die Wesen zu geben und Verabredungen zu treffen, dass man nicht ständig belästigt wird.

So ordnete ich an, dass ab sofort und für immer sich alle Wesen höflich und freundlich bemerkbar machen und uns nie mehr erschrecken dürften. Zusätzlich untersagte ich den Energieformen, sich im Haus aufzuhalten und installierte mental an alle Türen und Fenster einen energetischen Schutz.

Außerdem vereinbarten wir einen Tag in der Woche, an dem wir dann alle Energieformen, die kamen, ins Licht gehen ließen. Seitdem wurden wir nie wieder belästigt.

Wieder einige Zeit später war eine Freundin am Abend bei mir zu Besuch. Als wir gemütlich in der Küche saßen, bemerkte ich plötzlich große Augen an einem der Fenster. Kurze Zeit später sah ich diese Augen am anderen Fenster, und so ging es immer hin und her.

Irgendwie hatte ich keine Lust, darauf einzugehen und versuchte, diese Augen zu ignorieren, jedoch fragte mich nach einiger Zeit meine Freundin, ob ich auch die Augen am Fenster sehen würde?

Also blieb mir nichts anderes übrig als zu handeln. Mittlerweile hatte ich ja einige Erfahrung und keine Angst mehr. Außerdem hatte sich das Wesen freundlich gezeigt.

In meiner Verbundenheit zu meinem allumfassenden Sein fragte ich nach dem Namen, der auch prompt kam: Robert Rodak (den Namen habe ich hier geändert). Nachdem ich das wahrgenommen hatte, dachte ich: So heißt doch niemand, machte mir aber keine weiteren Gedanken und „schickte" (damals verwendete ich noch diesen Begriff) dieses Wesen ins Licht.

Am nächsten Tag rief mich meine Freundin an und erzählte mir, dass ihr eine Freundin erzählte, dass ein Robert Rodak tatsächlich in der Gegend gelebt hatte und vor fünf Jahren gestorben war.

Einige Monate später, bei einem Seminar, kamen die Themen Seelen, Wesen usw. dran. Während ich davon erzählte, meldete sich eine Teilnehmerin und sagte: „Seit das Thema dran ist, nehme ich hier ein lustiges Wesen wahr. Es sieht aus wie Gollum (Herr der Ringe), aber hübscher, und heißt Robert Rodak."

Ich war sehr erstaunt, denn niemand aus der Gruppe kannte die Vorgeschichte, und ich dachte, dass dieses Wesen im Licht sei. Ich fühlte mich in die Energie hinein und nahm sie sofort wahr. Das Wesen lachte und sprang fast wie Rumpelstilzchen durch den Raum.

So ging ich in meine Verbundenheit und fragte: „Zeige mir den Weg, wie alle Energieformen IMMER ins Licht geleitet werden." Direkt darauf sah ich eine riesengroße Glastreppe. Boten des Lichts kamen herunter, sammelten ALLE Seelen, Wesen, Anhaftungen und sonstige Energieformen ein und trugen sie nach oben. Während des Prozesses erlebte ich eine sehr intensive Selbstvergebungsenergie, die besonders von den Seelen gerne angenommen wurde, und durch die sie friedvoll nach Hause gehen konnten. Seit ich dies erfahren habe, bitte ich immer die Boten des Lichts zu diesem Akt. Mit dieser Methode braucht man keinen Namen oder andere Dinge, denn die Boten gehen sehr liebevoll mit allen Energieformen um. Die genaue Anleitung dazu findest du am Ende dieses Kapitels.

Mittlerweile habe ich mental einen Lichtkanal im Garten aufgestellt, so können nun alle Wesen selbstständig aufsteigen.

Eine Ausnahme gibt es jedoch. Während der Seminare „dürfen" sich die Seelen und Wesen bemerkbar machen, sodass die Seminarteilnehmer gegebenenfalls die Erfahrung in einem geschützten Raum machen können.

Wesen – Anhaftungen

Es gibt verschiedene Energien, die von unterschiedlichen Ebenen kommen oder in einer parallelen Welt leben und eigentlich nichts mit uns zu tun haben.

Diese Energien hängen sich an uns, da sie von unserem spirituellen Licht profitieren wollen. Das kann der Grund dafür sein, dass wir oft müde und erschöpft sind. Auch fehlende Motivation, Kopf-, Rücken- und andere Schmerzen können dadurch ausgelöst werden, da sich diese Wesen von unserer Energie nähren.

Die Symptome verschwinden völlig, nachdem die Anhaftungen entfernt wurden.

Häufig haben wir auch Wesen und Anhaftungen aus früheren Leben mitgebracht. Sie befinden sich nicht nur an unseren Körpern, sondern auch auf anderen Ebenen unseres Seins. Oft haben wir mit diesen Wesen irgendwann einmal Verträge geschlossen, weil wir uns eventuell dadurch Vorteile erhofften. Meistens haben sie mit uns nichts weiter zu tun, jedoch ernähren sie sich von unserer Energie.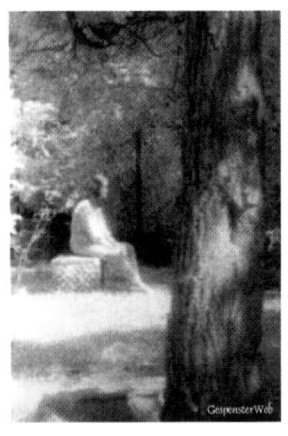

Menschen, die Drogen nehmen oder Alkoholiker sind, haben häufiger Anhaftungen, da sie ein leichteres „Opfer" sind, denn ihre Aura ist durchlässiger und dadurch eher besetzbar.

Manche Wesen können diese Menschen dann manipulieren und stark beeinflussen. Die Menschen verändern sich dann oft in ihrer Persönlichkeit und haben manchmal auch Wahnvorstellungen.

Oft stören astrale Wesen unsere Felder. Bewusst oder unbewusst treffen wir in Momenten der Angst oder Not Vereinbarungen mit ihnen. Diese Wesen setzen sich in uns fest, indem sie uns einen Komfort im Austausch anbieten, der sich so anfühlt, als sei es unser „eigenes Selbst".

Manchmal können Beziehungen zwischen zwei Menschen auch entstehen, weil eine Beziehung zwischen deren Wesen, die miteinander verbunden sind, besteht.

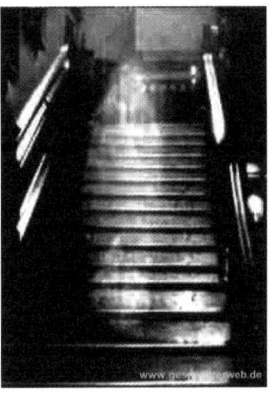

Es ist immer eine Wohltat, diese Wesen zurück ins Licht zu entlassen, sodass sie sich zur nächsten Stufe ihrer Entwicklung bewegen können und du frei von diesem Einfluss bist.

Die „Freilassung" von Wesen ist gut für die „energetische Hygiene". Deshalb ist es wichtig, dies regelmäßig zu tun, um sicher zu sein, dass sich nicht wieder ein Wesen in deine Felder „eingeschlichen" hat.

Meine Erfahrung hat gezeigt, dass es häufig körperlich stark spürbar ist, wenn Anhaftungen abgelöst werden. Die meisten erleben dabei ein starkes Ziehen oder Druck an der Stelle, an der die Anhaftung sitzt.

Hab keine Angst, vertraue deiner „schöpferischen Kraft", die Anhaftung wird ins Licht gehen.

Mittlerweile nehme ich grundsätzlich immer die Boten des Lichts zur Hilfe, die kommen und die Anhaftungen ablösen. Seit mir dieser Vorgang so gezeigt wurde, sind die Reaktionen nicht mehr so stark.

Implantate

Ein **Implantat** (implantieren = einpflanzen) ist ein im Körper eingepflanztes, künstliches Material, das permanent oder für einen längeren Zeitraum dort bleiben soll.

Es gibt medizinische Implantate (zum Beispiel Herzschrittmacher, Organersatz), plastische Implantate, wie zum Beispiel Brustimplantate, aber auch Ersatz für zerstörte Körperteile (Hand, Bein) und funktionelle Implantate, die zur Überwachung von Tieren oder Menschen dienen, indem ein Chip unter die Haut gepflanzt wird.

Sehr bekannt sind mittlerweile die Zahnimplantate. Es gibt sogar Discobesucher, die sich Implantate setzen lassen, der ihnen durch einen Scan den Zutritt zur Disco gewährt.

Frauen haben oft eine Spirale in der Gebärmutter oder lassen sich zur Schwangerschaftsverhütung ein Implantat in den Oberarm setzen, das Hormone ausschüttet.

In der letzten Zeit bekommen in verschiedenen Ländern immer mehr Soldaten einen „Chip" implantiert. Es gibt auch Gerüchte, dass manche Regierungen ausgewählten Menschen wissentlich oder unwissentlich Implantate setzten.

Sollte dies der Fall sein, ist die Frage, ob du das Implantat behalten möchtest. Wenn nicht, kann es zu deinem „höchsten und besten Wohl" neutralisiert werden.

Eine andere Form von Implantaten sind die „energetischen, feinstofflichen Implantate".

In den Büchern von KRYON, empfangen von Lee Carroll, wird beschrieben, dass wir bisher von der „Göttlichen Quelle" Implantate hatten, die uns an unserer spirituellen Weiterentwicklung hinderten, da wir bisher nicht weit genug waren (so habe ich es verstanden). Doch nun können wir ein sogenanntes „neutrales Implantat" erhalten, wenn wir unsere „geistigen Führer" darum bitten. Dies soll die ursprünglichen „Einschränkungen" neutralisieren.

Anmerkung

Meine „schöpferische Kraft" tut so etwas nicht, für mich fühlt sich das nicht stimmig an. Doch JEDER hat seine eigene Realität.

Hier einige Beispiele für „feinstoffliche Implantate", von denen in der „spirituellen Welt" oft erzählt wird.

- Implantat, das die Funktion eines Organs so lange unterstützt, bis die Heilung vollzogen ist, während es sich langsam auflöst.
- Das „neutrale Implantat" dient dazu, das eigene Energiesystem so einzustellen, dass man die augenblicklichen und bisher verdrängten Erfahrungen so schnell wie möglich verarbeiten kann.
- Implantate, die den Träger belauschen und beobachten.
- Implantate, die den Träger bestrafen und foltern sollen.
- Implantate, die dem Träger Sinneswahrnehmungen vortäuschen, wie falsche Erinnerungen und Erlebnisse, Worte und Bilder, Gefühle und Gedanken. Dadurch kann der Träger auch zu bestimmten Handlungen animiert werden.
- Implantate, die Energie ziehen.

Woher alle diese Implantate kommen? Ich weiß es nicht. Aber sicherheitshalber entferne ich alle Implantate, die mich an meiner lichtvollen Weiterentwicklung hindern, und löse sie auf, so, wie ich alle negativen Energien von mir löse!

Astrale Parasiten

Parasiten sind Tiere oder Pflanzen, die nur mit einem „Wirt" (meist größere Lebewesen) leben können, um ihren Stoffwechsel oder auch ihre Fortpflanzung zu gewähren.

Feinstoffliche, astrale Parasiten brauchen die gleichen Voraussetzungen, allerdings vermehren sie sich wohl nicht.

Sie sollen älter sein als dieses Universum, entwickeln sich aber nicht weiter.

Diese Parasiten heften sich an unseren Astralkörper und ernähren sich von unserer Energie, während wir mit verschiedenen Symptomen reagieren: extreme Müdigkeit, Erschöpfungsgefühl, Störungen beim Atmen, bei der Verdauung und beim Urinieren, wie auch Störungen im endokrinen System (Hormondrüsen).

Sollten sich bei dir oder deinem Klienten solche Symptome bemerkbar machen, frage nach astralen Parasiten.

Negative Energien und Attacken

Negative Energien und Attacken sind Gedanken, die du von anderen Menschen geschickt bekommst. Oft sind Neid, Eifersucht und Hass die Ursache dafür.

Ein Hinweis hierbei ist, dass du plötzlich mit einem schlechten Gefühl an jemanden denkst.

Manchmal bekommst du aber auch negative Gedankenformen, die eigentlich nicht an dich gerichtet sind. Dies kommt vor, wenn du sehr sensibel bist.

Du kannst dich mit POWER-HEALING einfach davor schützen, indem du anordnest, **dass ab sofort und für immer alle Gedankenformen, die nicht zu deinem Höchsten und Besten beitragen, automatisch im Licht gewandelt werden.**

Die Menschen, die negative Gedanken und Energien schicken, wissen meistens nicht, dass sie jemanden damit belästigen, schlechte Gefühle und sogar Schmerzen verursachen können.

Da sich deine Wahrnehmung durch deine spirituelle und bewusste Arbeit immer mehr erhöht, wirst du in Zukunft genau wissen, woher negative Energien kommen. Leite sie einfach direkt ins Licht.

Wenn du magst, ordne an, dass, wenn die Energien im Licht angekommen sind, die Person automatisch Licht und Liebe aus der allumfassenden schöpferischen Kraft bekommt. So hast du einen guten Gedanken dazugegeben und ärgerst dich nicht.

✩✩✩

251

Energetische Haken

Energetische Haken können sich ähnlich anfühlen, als wenn jemand eine Angelschnur (mit Haken) nach dir auswirft.

Energetische Haken entstehen,

- wenn dir jemand leidtut,
- wenn eine psychische Abhängigkeit besteht,
- durch eine missverstandene oder quälende Liebe,
- durch zehrenden Hass,
- durch Krankheit eines Menschen, der dir nahesteht.

Ersetze Mitleid durch Mitgefühl und löse alle quälenden Verbindungen auf.

Anwendung

Anrede: „Ich ordne an, alle Seelen, Wesen, Anhaftungen, Implantate, Parasiten, psychische Energien, Attacken, Haken und alles, was mich hindert, schädigt und schwächt, JETZT SOFORT von meinen Körpern und Feldern abzulösen und ins Licht zu geben.

Ich bitte Boten des Lichts dazu, die JETZT kommen und in Liebe alles Genannte und nicht Genannte, das mich an meiner spirituellen Weiterentwicklung hindert, mitzunehmen und ins Licht zu begleiten."

Hierbei sehe ich eine riesengroße Glastreppe. Die Boten des Lichts kommen herunter und holen die Seelen, Wesen usw. ab und tragen sie nach oben.

„Alle Wesen und Formen, vergebt euch selbst auf dem Weg ins Licht!"

„Ich vergebe euch."

„Ich ordne weiter an, dass ab sofort immer alle Gedankenformen, die nicht zu meinem Höchsten und Besten beitragen, automatisch ins Licht geleitet werden."

„Ich ordne weiter an, dass sämtliche Vereinbarungen und Verträge mit allen astralen Wesen, negativen Gedankenformen und dunklen Kräften, die ich bewusst oder unbewusst eingegangen bin, die irgendjemand in meinem Körper oder in meiner genetischen Linie eingegangen ist, entfernt, auf allen Ebenen aufgelöst und ins Licht gegeben und mit reiner Liebe ersetzt werden."

„Ich ordne weiter an, entferne alle Energien, die nicht von meiner göttlichen Kernessenz (ureigenstes Wesen) ausgehen und nicht meine Funktion oder meinen Ausdruck haben."

„Entferne alle Verbindungen und Widerstände. Reinige meinen energetischen Lichtkanal und halte ihn rein von allen fremden Einflüssen."

„Ich ordne weiter die Freilassung aller Energien, Wesen, Gedankenformen, Emotionen, zellulären Erinnerungen, Orientierungen, Wirklichkeitsbilder, Instruktionen und Effekte aus meinem Körper an, die nicht mit meinem ureigensten Wesen übereinstimmen – JETZT!"

„Ich ordne weiter an, bilde für mich und meine Felder JETZT SOFORT UND FÜR IMMER einen Schutzkreis und versiegele meinen Raum".

„Danke, zeige mir, wie es ist".

(Nimm wahr, was geschieht.)

Bei der Entlassung von Wesenheiten kann es manchmal vorkommen, dass du plötzlich Gefühle und Gedanken hast, die nicht deine eigenen sind, wie Langeweile, Distanz, Kummer, Wut, Schmerz oder auch Widerstand. All das kann von diesen Wesen kommen.

Denke daran, dass die Boten des Lichts alles für dich erledigen. Manchmal dauert es einen Moment, bis in dein Bewusstsein dringt, dass alles abgelöst ist.

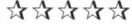

Die Wahrnehmung verschiedener zeitlicher Ebenen

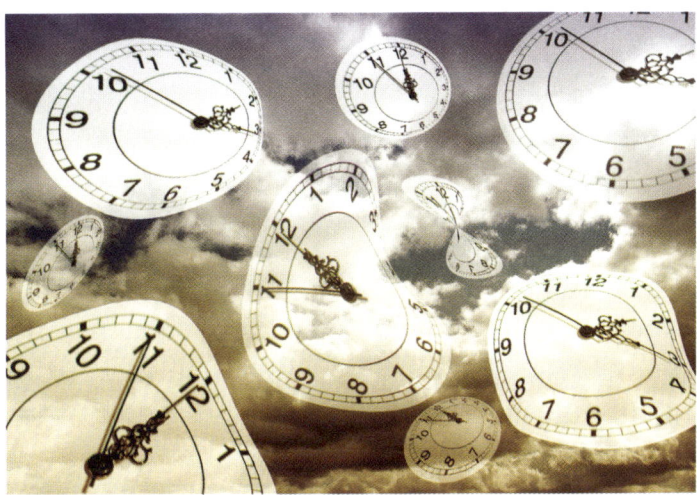

Mit POWER-HEALING reisen wir durch alle Dimensionen. So können wir in unsere Vergangenheit in diesem Leben zurückgehen, aber auch in vergangene Leben. Wir können unsere Zukunft betrachten oder gezielt fragen, welche Berufung wir haben und welcher Weg jetzt der richtige ist.

Vergangenheit

Manche Menschen erfahren schon im Mutterleib oder bei der Geburt Angst, Trauer, Schutzlosigkeit oder die ersten traumatischen Erlebnisse. Später dann erfahren wir Verletztheit, Scham- und Schuldgefühl und vieles mehr.

Um alle diese schmerzhaften und blockierenden Erlebnisse

zu lösen, können wir mit POWER-HEALING in unsere Zeit- und Lebenslinie (Time Line, Siehe Kapitel „Embryonale Erinnerungen") zurück und die Erfahrungen so neutralisieren, dass sie uns nicht mehr belasten.

Bei dieser Anwendung kannst du in dich gehen und dein „Höheres Selbst" fragen: **„Welche Erfahrung blockiert mich jetzt noch?"** Fühle dich hinein, du wirst die Antwort bekommen. Wenn du eine Situation gezeigt bekommst und/oder fühlen kannst, dann ordne an, **die Erfahrung JETZT zu harmonisieren und alle Verstrickungen zu lösen.**

Hierbei kannst du auch das „Drehbuch" mit deiner schöpferischen Vorstellungskraft verändern. Eine Möglichkeit ist auch zum Beispiel, mental die „Filmrolle" auszutauschen.

Zu dieser Anwendung empfehle ich dir zusätzlich die Vergebungsanwendung. In den Kapiteln „Embryonale Erinnerungen und Time Line" und „Das Innere Kind" findest du weitere Anleitungen zu diesem Thema.

Vergangene Leben

Die vergangen Leben sind dann interessant, wenn man aus dieser Zeit Dinge mitgebracht hat, die einen in diesem Leben blockieren oder hindern.

Solltest du in einem früheren Leben einmal die Erfahrung gemacht haben, gefangen, gefoltert und/oder getötet worden zu sein, können dich daraus verschiedenste Dinge im Hier noch belasten, wie zum Beispiel Phobien gegen Spinnen, Ratten usw. Auch Ängste wie Platzangst (Klaustrophobie) oder Angst in Räumen, in denen viele Menschen sind.

Menschen, die Angst davor haben, im Meer oder See schwimmen zu gehen, haben meistens die Erfahrung gemacht, ertrunken zu sein. Höhenangst kann die Folge eines Absturzes sein.

Häufig tragen wir auch körperliche Male, zum Beispiel Leberflecken und Feuermale in einer besonderen Form, oder fehlende oder dunklere Pigmente, die wir energetisch aus früheren Leben mitgebracht haben.

Da wohl derzeit überwiegend „alte Seelen" auf dieser Erde sind, empfehle ich, nur konkret nach dem früheren Leben zu fragen, was jetzt aufgelöst werden soll/darf, sonst bist du mehr mit deiner Vergangenheit beschäftigt, als im „HIER und JETZT" zu leben.

Empfindest du für einen Menschen sehr viel, ob positiv oder negativ, kannst du in Verbindung zur „allumfassenden Kraft" wahrnehmen, woher ihr euch kennt und welche(s) frühere(n) Leben ihr gemeinsam hattet.

Sicher ist es kein Zufall, dass ihr euch wieder begegnet. Meistens sind diese Begegnungen auch mit Aufgaben oder

Verabredungen verbunden, die ihr eventuell in früheren Leben nicht lösen konntet. Fühle dich hinein, du wirst die Antwort bekommen. Die Anwendung ist die gleiche wie vorher beschrieben.

Wenn du ein früheres Leben betrachten möchtest, brauchst du keine Angst davor zu haben „Schreckliches" wahrnehmen zu müssen, denn du kannst vorher anordnen, dass es dir so gezeigt wird, dass es für dich verständlich, aber nicht grausam ist.

Es ist möglich, dass du dich in früheren Leben auch als „Täter" wie auch als „Opfer" erfährst. Denke immer daran, dass es vergangen ist! Löse die Verbindungen, vergib dir selbst und biete den anderen an, dir ebenfalls zu vergeben.

Wenn du magst, lass dir aus deinem allumfassenden Sein auch ein Leben zeigen, in dem du sehr glücklich warst, denn nicht alle früheren Leben waren schrecklich. Wir haben immer auch gute und erfüllende Erfahrungen gemacht.

Das grenzenlose Abenteuer daran ist, dass wir sicher auch kosmische Leben haben und nicht nur irdische. Desweiteren ist es natürlich auch möglich, aus dem Jetzt gesehen, ein „früheres" Leben zum Beispiel aus dem Jahr 3054 bereits gelebt zu haben.

Du brauchst dir darüber nicht allzu viel Gedanken zu machen, wann was war, denn du bekommst es so gezeigt, dass du es lösen kannst, ohne alle Details dazu wissen zu müssen.

Hier noch zwei Erlebnisse aus meinen früheren Leben, die ich in diesem Leben gelöst habe.

Mit vierzehn Jahren ging ich in den DLRG (Deutsche Lebens-Rettungs-Gesellschaft e. V.), da ich recht gut schwimmen und tauchen konnte und es mir sehr viel Freude bereitete, die verschiedenen Ausbildungen zu machen, um dann mit anderen DLRG-Mitgliedern am Bodensee Wache zu halten.

Eines Tages, beim Training im Wasser, sprang mich ein Junge aus Spaß von hinten an und zog mich unter Wasser. Ich konnte zwar sofort reagieren und mich befreien, jedoch hatte ich von dem Moment an immer Angst beim Tauchen, sodass ich irgendwann aus dem Verein austrat, aus Angst, in einer Rettungsaktion vielleicht nicht entsprechend reagieren zu können.

Mit zweiundzwanzig Jahren hatte ich dann einen Autounfall, bei dem ich mich mit dem Auto zweieinhalb Mal überschlug. Danach bekam ich beim Schwimmen im Meer immer häufiger Panik, sobald eine Welle über mir zusammenschlug. Ich liebte das Meer und den See immer noch, jedoch ging ich nur noch hinein, wenn das Wasser ruhig war, und tauchen wollte ich überhaupt nicht mehr.

Vor einigen Jahren, nach dem Thetahealing-Seminar, ging ich mit einem Freund im Bodensee schwimmen. Je mehr wir uns vom Ufer entfernten, desto mulmiger wurde mir. Nachdem dieser Freund sich dann auch noch sehr schnell von mir entfernte, bekam ich fast Panik und schwamm wieder ans Ufer zurück. Nachdem ich mich beruhigt hatte, ging ich bewusst in meine Verbundenheit und sah, dass ich mehrmals ertrunken war. Einmal wurde ich als Hexe ertränkt, einmal war ich mit einem Schiff untergegangen und einmal ertrunken, als ich jemanden retten wollte. Danach nahm ich auch wahr, dass die Attacke damals beim DLRG-Training eine frühere Erfahrung wieder aktiviert hatte, wie auch der Autounfall durch das Überschlagen Erinnerungen des Ertrinkens in mir geweckt hatte. Ich löste und neutralisierte diese Erfahrungen aus den früheren Leben und kann seitdem wieder im offenen Gewässer schwimmen und tauchen.

Von klein an fühlte ich mich sehr unwohl, wenn ich in einem Bett schlafen musste, das mit der Seite an der Wand stand. Da mein Kinderbett immer so stand, legte ich meistens die Hände über meine Augen und die Stirn, und so konnte ich dann schlafen. Sobald ich selbst entscheiden konnte, wie mein Bett stand, stellte ich es so hin, dass das Kopfende an der Wand war, jedoch an den anderen Seiten frei stand. In dieser Position hielt ich mir nie Augen und Stirn zu.

Im Laufe der Zeit vergaß ich dieses „Problem". Doch als ich später in der Computerbranche tätig war, übernachtete ich öfters in Hotels, und manchmal hatte ich ein Einzelzimmer, in dem das Bett mit der Seite an der Wand stand. Jedes Mal konnte ich in der Nacht kaum schlafen und war am nächsten Tag wie gerädert. Jahre vergingen, und als ich auf dem Thetahealing-Seminar war, mietete ich eine private Unterkunft. In diesem Zimmer stand das Bett wieder mit der Seite an der Wand. Zuerst stellte ich das Bett von der Wand weg, jedoch war darunter so viel Chaos, dass ich mich nicht traute, das Zimmer so zu verändern und stellte das Bett wieder zurück. Ich konnte in dieser Nacht kaum schlafen, und es gelang mir erst einigermaßen, als ich meine Hände über Augen und Stirn legte.

Während des Seminars bat ich die Seminarleiterin mehrmals um Hilfe, da ich jede Nacht das gleiche Problem hatte. Sie meinte jedoch immer wieder, das würde ich selbst lösen können. Zu dieser Zeit fühlte ich mich damit gar nicht gut. Ich war, was das anging, unerfahren und wusste nicht, was ich tun sollte, und fühlte mich auch abgelehnt.

Anmerkung

Im Nachhinein bin ich dankbar für das damalige Verhalten der Seminarleiterin (die mit Sicherheit auch so handelte, weil es für sie vom Gefühl her richtig war). Hätte ich nicht mehrmals diese und ähnliche Situationen mit ihr so erlebt, hätte ich nicht so schnell MEINEN Weg gefunden. Später, als ich dann anfing, selbst Seminare zu geben, wusste ich dadurch auch, dass ich niemals einen Seminarteilnehmer, egal, in welcher Situation, damit stehen lasse, was ich bis heute umsetze.

Gerade hier möchte ich ganz besonders zum Ausdruck bringen, dass dieses Seminar mein Leben innerhalb vier Tage komplett verändert hat. Es war letztendlich der Anfang meines Wegs, mein Weg zu POWER-HEALING.

Nach dem Seminar traf ich mich kurze Zeit später mit meinem damaligen Seelenbegleiter und erzählte ihm davon. Da er besonders gerne in frühere Leben schaut, erlebten wir in unserer Verbundenheit, unserem allumfassenden Sein, dass ich in einem früheren Leben in einem Haus wohnte und nachts in einem Bett, das seitlich an der Wand stand, schlief. Zu dieser Zeit hatte ich ein Baby und war wieder schwanger. In dieser Nacht brannte das Haus, und ich wurde im Schlaf von der Wand erschlagen, an der ich lag und die durch den Brand keinen Halt mehr hatte.

Uns wurde damit klar, dass ich in diesem Leben nicht nur die Augen davor verschloss, sondern eben auch das „Dritte Auge". Deshalb verdeckte ich auch immer die Stirn.

Direkt nach der Lösung schlief ich in dem Kinderzimmer meines jüngsten Sohnes, um auszuprobieren, ob es funktioniert – und ich konnte in dieser Nacht gut schlafen, obwohl das Bett mit der Seite an der Wand stand.

Zukunft

Bei den Wahrnehmungen für die Zukunft sollte dir klar sein, dass sich deine Zukunft ständig verändert. Du triffst täglich neue Entscheidungen wie auch Menschen, die in deinem Leben sind. Dadurch entstehen neue Möglichkeiten. Wir alle haben einen freien Willen, um unsere Gegenwart und Zukunft zu erschaffen.

Es ist so, als wenn du eine Reise mit dem Zug planst, den Zug aber verpasst und nun doch mit dem Auto fährst. In diesem Moment begegnest du nicht mehr den gleichen Menschen, und du kommst zu einer anderen Zeit und an einer anderen Stelle an als mit dem Zug.

Wenn du deine Zukunft weißt, kannst du in diesem Moment auch aktiv etwas dagegen tun, indem du beschließt, einen anderen Weg zu gehen.

Es sollte jedem persönlich überlassen sein, ob er diese Informationen haben will.

Hinweis

Du musst keine Zukunftswahrnehmungen durchführen, wenn du es nicht willst, auch nicht für andere.

Ich beschränke mich darauf, nur klar formulierte Fragen zu beantworten, die sich meistens in einem Zeitfenster von maximal drei Monaten bewegen. Sollte irgendetwas für mich oder meinen Klienten JETZT wichtig sein, bekommen wir diese Informationen sowieso, und hier ist es dann wirklich wichtig, diese weiterzugeben, denn wenn wir es nicht tun, übernehmen wir die Verantwortung.

Wenn sich dir eine Information für einen anderen Menschen nahezu „aufdrängt", solltest du diese unbedingt mitteilen. Du bekommst Informationen für andere nur aus dem Grund, weil du reinen Herzens einem anderen Menschen helfen möchtest und kannst. Verschweigst du diese Informationen, übernimmst du eine Verantwortung, die dir nicht zusteht. Sieh dich in solchen Momenten als „wertfreien Vermittler" oder Medium.

Anwendung

„Ich ordne an, zeige mir, was geschieht, wenn ich diesen Weg _____ gehe."

Oder: **„Ist das JETZT der richtige Weg für mich?"**

Oder: **„Zeige mir den richtigen Weg."**

Die Zukunft verändert sich auch, wenn du deine Gefühlswelt und Glaubenssätze verändert hast.
Deshalb ist es gut, wenn du erst danach in deine Zukunft schaust.

Embryonale Erinnerungen und Time Line

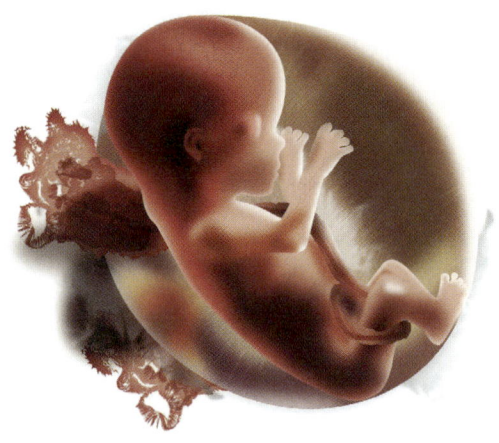

Embryonale Erinnerungen

Es kann viele Gründe geben, warum ein Embryo (Fötus) bereits im Mutterleib „Negativprogrammierungen" annimmt, zum Beispiel, weil die werdende Mutter sehr gestresst ist oder nicht schwanger werden wollte. Vielleicht hat sie Angst vor der Schwangerschaft oder lehnt sie aus irgendwelchen Gründen ab. Manchmal können werdende Eltern auch nicht die körperlichen Veränderungen der werdenden Mutter akzeptieren. Oder es kann vorkommen, dass die Mutter für das Kind Hass empfindet, weil sie mit dem Vater des Kindes Konflikte hat oder Menschen in ihrem Umfeld abfällig und negativ über die Schwangerschaft sprechen.

Auch die Information des Geschlechts kann negative E-nergien auslösen, wenn man sich zum Beispiel einen Jungen wünscht und erfährt, dass es ein Mädchen ist, oder umgekehrt.

Eine schwere Geburt kann bewirken, dass sich das Kind nicht erwünscht oder angenommen fühlt. Es erlebt die normale Geburt erst einmal mit einem großen „Lebenswillen": „Ich will geboren werden und LEBEN." Dies wird auch vom Körper des Säuglings unterstützt, indem er eine große Menge Adrenalin ausschüttet, mehr, als später im Leben eines Menschen möglich ist.

Wenn also der Geburtsweg sehr anstrengend ist, eventuell die Nabelschnur um den Hals liegt, das Kind „steckenbleibt", der Geburtskanal zu eng ist oder es der Mutter sehr schlecht geht, entsteht bei dem Kind das erste Nahtoderlebnis: „Todes-angst".

In Todesangst geboren zu werden verhindert dadurch oft, dass folgende Gefühle verankert werden.

Ich weiß und verstehe es vollständig, wie es sich an-fühlt,

- **angenommen zu sein.**
- **erwünscht zu sein.**
- **beschützt zu werden.**
- **sicher und geborgen zu sein.**
- **genährt zu werden.**

(Dies beinhaltet nicht nur die Nahrung selbst, sondern auch, dass alle Urbedürfnisse erfüllt werden, wie Körperkontakt (Stillen), Zuwendung, Aufmerksamkeit usw.)

Oft fehlt auch das Gefühl:

„Ich weiß und verstehe es vollständig, wie es sich an-fühlt, auf der Erde angekommen und mit ihr verbunden zu sein."

Dies ist sehr häufig bei Kindern und Erwachsenen der Fall, die sich immer wieder mental aus dem Leben zurückziehen. Liebevoll nennt man diese Menschen „Träumerle", schulmedizinisch ist es meist AD(H)S (Aufmerksamkeitsdefizitsyndrom mit oder ohne Hyperaktivität).

Häufig haben diese Menschen auch Haut- und/oder Atmungsallergien.

Dazu kommen negative Gefühle wie

- **Verlassensängste,**
- **Einsamkeit,**
- **nicht erwünscht zu sein,**
- **ungeliebt zu sein,**
- **gehasst zu werden.**

Sollte eine Person Suchtsymtome haben, wie Alkohol, Zigaretten, Drogen usw., können sie in der fötalen Erinnerung durch Mangel verankert worden sein, aber auch durch die Prägung der Eltern und Großeltern.

Fötale Erinnerungen sind Prägungen, die vom Fötus aufgenommen und für sich als gültig akzeptiert werden.

Prägungen, die von fötalen Erinnerungen ausgelöst werden, beeinflussen die Gegenwart. Deshalb ist es wichtig, sich von den fötalen negativen Einflüssen und Erinnerungen zu lösen.

Time Line (Zeit- oder Lebenslinie)

Allein in diesem Leben haben wir traumatische Erlebnisse und Schocks erfahren, wie ein Unfall, der Tod eines nahe stehenden Menschen, Misshandlungen oder Missbrauch. Hinzu kommen noch seelische Verletzungen, Schuld- und Schamgefühle, zum Beispiel, vor anderen Menschen bloßgestellt zu werden.

Alle diese Erfahrungen sind in unserer „Time Line" verankert und haben uns geprägt.

Auch hier können unsere Urgefühle deaktiviert worden sein und Glaubenssätze, Prägungen und Muster entstehen, die uns blockieren.

Aus der Praxis

Eine junge Frau war auf einem meiner Seminare, ich nenne sie hier Martina. Sie wurde von Anfang an sehr von ihrer Mutter vernachlässigt. Nachdem Nachbarn irgendwann das Jugendamt eingeschaltet hatten, kam Martina in eine Pflegefamilie. Ihr ganzes Leben fühlte sie sich nicht erwünscht, einsam und hatte das Gefühl, dass ihr etwas fehlte, sie nicht vollkommen war.

Nun kam im Seminar der Abschnitt „Embryonale Erinnerungen und Time Line" dran. Während dieses Prozesses wurde sie von zwei anderen Seminarteilnehmerinnen begleitet.

Gemeinsam gingen sie in den Mutterleib zurück, wie im Folgenden beschrieben.

Martina ging die Schwangerschaftswochen von ihrer Entstehung an durch.

In den ersten Wochen fühlte sie sich im Mutterleib sehr wohl und nicht alleine. Nach einer Zeit nahm sie dann wahr, dass sie eine Zwillingsschwester hatte, und empfand ein starkes Glücksgefühl, doch kurz darauf sah sie, dass eklige blaue Flüssigkeit in den Mutterleib zu ihr floss. Es machte ihr große Angst, Todesangst, und sie wehrte sich dagegen mit dem Gefühl: Ich will leben. Ihre Schwester sagte ihr daraufhin: „Ich gehe wieder. So habe ich mir das nicht vorgestellt. Das macht mir zu viel Angst." Martina spürte, dass ihre Schwester ging, und fühlte sich unendlich verlassen. Sie empfand in diesem Moment auch sehr viel Wut auf ihre Mutter und Schwester.

Martina erzählte uns, man habe ihr mitgeteilt, dass ihre Mutter, nachdem sie von der Schwangerschaft erfuhr, nahezu alles unternommen hatte, um das Kind wieder „loszuwerden". Sie trank in dieser Zeit extrem viel Alkohol und nahm Drogen und Tabletten.

Die beiden anderen Seminarteilnehmerinnen erlebten die Wahrnehmungen und Emotionen sehr ähnlich wie Martina. Gemeinsam unterstützten wir sie dann, erst einmal sich selbst zu vergeben und danach ihrer Schwester – und zuletzt auch ihrer Mutter.

Martina war erstaunt, wie einfach es war, zu vergeben, denn sie fühlte, dass es ihr damit besser ging.

Danach lösten wir die negativen Emotionen und verankerten die Urgefühle.

Martina veränderte direkt nach dem Seminar ihr Leben komplett und konnte alles, was sie sich wünschte, umsetzen, zum Beispiel die Trennung von ihrem Partner, die längst überfällig war, eine neue Wohnung und ein neuer Job.

☆☆☆

Anwendung

Mit POWER-HEALING kannst du in deiner Zeitlinie bis zum Mutterleib und zu deiner Entstehung zurückgehen.

Wenn du magst, verwende dein „Körperpendel" und fange bei deinem jetzigen Alter an. Sage im Stillen einfach deine Lebenszahlen rückwärts und pendle sie aus. Wenn du einen Impuls bei einer Zahl hast, fühle dich hinein. Meistens kommt dann plötzlich eine Erinnerung. Gerne kannst du es aber auch umgekehrt machen.

Du kannst deine Lebenszahlen, bei denen du einen Impuls hast, aufschreiben und später ALLE Situationen zusammen neutralisieren und harmonisieren oder die Erinnerungen einzeln lösen.

Denke daran, die jeweiligen Lösungsprozesse auch zu betrachten, sodass die Veränderungen in deiner Realität verankert werden.

Bei deiner eigenen Entwicklung im Mutterleib kannst du einzeln die Schwangerschaftswochen durchgehen. Üblich sind 40 Wochen, jedoch bist du möglicherweise früher oder später geboren. Vielleicht kannst du bei deinen Eltern nachfragen. Du kannst aber auch in Schwangerschaftsmonaten testen (üblich = 10 x 28 Tage).

Fühle dich hinein, was dir in der jeweiligen Zeit eventuell fehlt, was dich blockiert, oder was du brauchst. Hier kannst du dann alles verankern, was dir gezeigt wird. Nimm diese „neuen" Programme und Gefühle dann auch in deine Gegenwart mit und verankere sie dort ebenfalls.

„Ich ordne an, JETZT auf meiner Zeitlinie bis zum Mutterleib (bis zu meiner Entstehung) zurückzugehen.

Alle Gefühle, die <u>nicht</u> zu meinem höchsten und besten Wohl sind, werden gelöst, ins Licht gegeben und ersetzt mit den Gefühlen: „Ich werde bedingungslos und unermesslich geliebt", „Ich werde genährt", „Ich bin erwünscht".

(Sicher werden dir auch noch weitere Informationen gegeben, was zusätzlich zu tun ist!)

„Ich ordne weiter an, die neuen Gefühle im Mutterleib einzugeben und zu akzeptieren, im „Hier und Jetzt" auf allen Ebenen zu übernehmen und in jeder Zelle meines Seins zu verankern."

Hinweis
Nach dieser Anwendung ist es gut, auch „Das Innere Kind" und „Die Seele mit dem Körper vereinen" anzuwenden.

Das „Innere Kind"

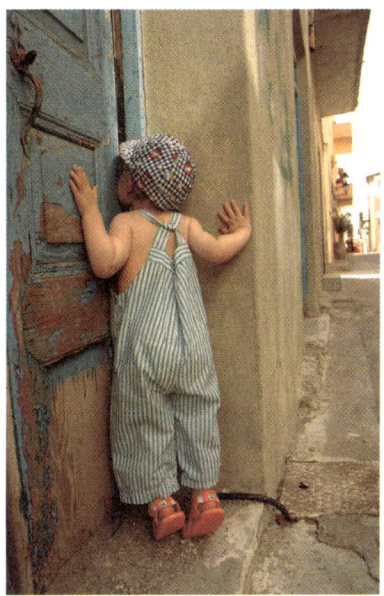

Wer ist unser „Inneres Kind"?

Unser „Inneres Kind" ist ein Anteil unserer Emotionen auf der Seelenebene. Es wird durch die Erfahrungen aus unserer Kindheit und aus früheren Inkarnationen genährt.

Hier ist auch unsere Kindlichkeit und Neugierde (mit großen Augen die Welt betrachten) auf das Leben verankert.

Wenn unser „Inneres Kind" gekränkt und verletzt wurde, verstecken wir es oder nehmen es einfach nicht wahr. Deshalb beeinflusst es unser Erwachsensein und meldet sich manchmal mit Wut, Schmollen, mangelndem Selbstwertgefühl und Selbstvertrauen zu Wort.

Abhängigkeiten, Suchtverhalten und Depressionen können die Folge sein, wie auch große allgemeine Bedürftigkeit und übertriebenes Schamgefühl.

Wenn das „Innere Kind" sehr verletzt ist, vermeiden Menschen oft tiefe Beziehungen. Häufig sind Krankheiten und auch Unfälle die Folgen.

Mit POWER-HEALING nehmen wir Kontakt zu unserem „Inneren Kind" auf, denn mit unserer Liebe können wir dieses Kind trösten, es in den Arm nehmen und wiegen.

In einem Gespräch mit ihm wirst du erfahren, was es braucht und wie es denkt. Hier findest du die Konflikte mit deinem erwachsenen Anteil. Mit sanfter Bestimmtheit wird es dir gelingen, dass dein „Inneres Kind" ab sofort im Einklang mit dir sein wird.

Im Dialog mit deinem „Inneren Kind" übernimmst du die Verantwortung für dich selbst und wirst zum Schöpfer deines Alltags, da du erfährst, dass du die Fähigkeit hast, dein Leben zu verändern.

Wenn unser „Inneres Kind" befriedigt und erfüllt ist, wir „eins" sind mit unseren Körpern, Anteilen, unserem Geist und unserer Seele, können wir Heilung mit Leichtigkeit zulassen und auf diesem Weg unser Bewusstsein erweitern, da wir erleben, dass wir nie getrennt sind von unserer „schöpferischen Kraft", sondern immer in Liebe mit dieser Energie verbunden sind.

Heilung bedeutet das Bewusstsein: „ICH BIN", ich bin eins mit mir und ALLEM-was-ist!".

Aus der Praxis
Ein Erlebnis mit POWER-HEALING von Dana Hiller

Über meine Kinderbilder bin ich in Kontakt zu meinem Inneren Kind gekommen, und prompt kam wieder mein Vater-Thema.

Ich habe mich als Kind gesehen, wie ich an meinem Vater hing und nicht loslassen wollte. Dann bin ich als große, erwachsene Frau zu der kleinen Dana gegangen, weil sie bitterlich weinte, und fragte sie, wie ich ihr helfen könne. Die kleine Dana schaute mich mit traurigen Augen an und sagte: Mein Papa lässt mich immer allein. Ich nahm sie in den Arm und erklärte ihr, dass der Papa immer in ihrem Herzen sein und nachts als Stern am Himmel strahlen würde. Daraufhin sagte die Kleine: „Immer ist nur mein Bruder wichtig, mich sieht keiner. Warum sieht mich keiner mehr???"

Ich habe ihr dann gesagt, dass ich ihr nicht versprechen könnte, dass Mama und Papa sie in den Arm nehmen und lieb haben würden, aber ich könnte sie in den Arm nehmen und sehr lieb haben. Dann habe ich der kleinen Dana noch erklärt, dass sie von den Eltern geliebt würde, auf ihre Art und Weise, und dass sie es nicht anders zeigen könnten. Danach schaute mich die kleine Dana mit großen, neugierigen, leuchtenden Augen an. Wir nahmen uns an die Hand und tanzten. Ich machte ihr den Vorschlag zu beten. Also knieten wir beide nieder, jeder mit einer Kerze in der Hand, und beteten gemeinsam und praktizierten Vergebung. Es war ein warmes, inniges Gefühl der allumfassenden schöpferischen Liebe. Wenige Minuten später rief mein Vater an, der sich zuvor fast vierzehn Tage nicht gemeldet hatte. Das war genial.

✩✩✩

Übung für die eigene Gefühlswelt

„Ich ordne an, zeige mir mein „Inneres Kind" und lass mich mit ihm sprechen."

Vielleicht siehst du dich als Kind oder Baby (jede andere Form von Wahrnehmung ist auch richtig).

Wenn du magst, umarme dein „Inneres Kind" und fühle, wie die Energie fließt.

Frage dein „Inneres Kind", ob es mit dir an seinem „Lieblingsplatz" spielen möchte.

Vielleicht magst du deinem „Inneren Kind" etwas schenken, ein früheres Spielzeug, ein Kuscheltier oder einen anderen Gegenstand, eine Emotion, ein Symbol oder eine Farbe. Frag es, was es von dir möchte, und übergib es ihm liebevoll.

Du kannst das Geschenk auch über dein Herzchakra zu deinem „Inneren Kind" fließen lassen.

Bitte dein „Inneres Kind" nun auch um ein Geschenk, vielleicht möchtest du etwas Bestimmtes oder dich überraschen lassen.

Nimm das Geschenk an und lade dein „Inneres Kind" ein, in dir seinen Platz einzunehmen.

Heile dein „Inneres Kind"

„Ich ordne an, Heilung für mein Inneres Kind!"

Es kann sein, dass du dich plötzlich an eine Situation erinnerst, die dich – dein „Inneres Kind" – sehr verletzt hat.
Erkläre deinem „Inneren Kind" die damalige Situation, tröste es und nimm es in den Arm. Schaue gemeinsam mit deinem „Inneren Kind" zum letzten Mal diese Situation an, verabschiede dich von diesem Erlebnis, von dieser Erfahrung, und lass los.
Spüre, wie sich dein „Inneres Kind" beruhigt und die Energie zwischen euch fließt.
Übergib nun dein „Inneres Kind" zur vollständigen Heilung mit deiner Herzenergie an dein „Höheres Selbst".

Ich empfehle dir, diese Anwendung zu wiederholen, wenn du Vergangenes aufarbeiten möchtest.
Frage dann, welche Gefühle du jetzt noch brauchst, um dich spirituell weiterzuentwickeln und gesund zu werden.
Du kannst hierbei alle alten Verstrickungen und verletzten Gefühle lösen und mit reiner Liebe ersetzen.

Die gleichen Anwendungen kannst du auch mit deiner „Inneren Mutter/Vater und/oder deinem „Höheren Selbst" machen.

Seele und Körper im Einklang

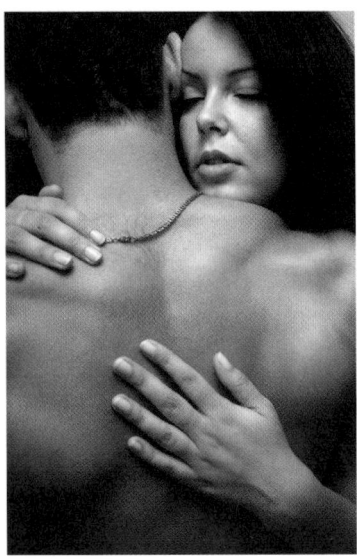

Was ist die Seele?

Die **Seele** (altgriechisch: Psyche) hat in allen Religionen eine Bedeutung, wird jedoch unterschiedlich definiert.

Das deutsche Wort „Seele" stammt vom althochdeutschen *se(u)la* ab, was *„die zum See Gehörende"* bedeutet. Nach germanischer Vorstellung leben die Seelen der Menschen vor der Geburt und nach dem Tod in bestimmten Seen.

Im Hinduismus zum Beispiel bedeutet „Seele" die persönlichen Charaktermerkmale des Menschen, verbunden mit dem Geist, aber auch mit dem Gedächtnis für die Erinnerung an gute wie böse Taten. Die „Seele" „überlebt" den Zerfall des Körpers, um im Jenseits belohnt oder bestraft zu werden. Die Strafe hierbei ist dann die Wiedergeburt.

Der englische Begriff „soul" deckt sich der Bedeutung nach nicht völlig mit dem deutschen Begriff Seele. „Soul" versteht sich nur als religiöse Vorstellung einer von Gott geschenkten und nach dem Tod weiterlebenden Seele. Im Deutschen hat der Begriff Seele zwar ebenfalls einen religiösen Hintergrund, wird jedoch häufig auch durch den Begriff Psyche oder Geist ersetzt.

Vergleiche auch: www.wikipedia.org/wiki/Seele

Die Veden („Veda" oder „vedisch" bedeutet im Indischen „Wissen". Dies bezieht sich nicht nur auf Texte, sondern auch auf das religiöse und weltliche Wissen) beschreiben den *„atma"* als **„das wahre Selbst"**, die ewige unzerstörbare innere Gestalt jedes Wesens. Atma wird häufig mit „Seele" übersetzt.

Die westliche, christliche Welt, die von der Psychologie beeinflusste Denkweise, meint mit dem Begriff „Seele" die feinstoffliche oder die psychische Struktur des Lebewesens. Mit dem Begriff Atma ist jedoch nicht dieser veränderliche Stoff der feinen Materie gemeint. Es bezieht sich einzig auf die ewige und unveränderliche innerste Identität, auf das „ICH BIN", das bewusste und unwandelbare „SELBST", der Empfänger jeglicher Wahrnehmung. Es ist das innerste unzerstörbare „ICH", das von den feinstofflichen Hüllen und dem grobstofflichen Körper eingekleidet und bedeckt wird. Die Seele ist der Kern des göttlichen Bewusstseins, das in jedem ist.

In der Bhagavad-Gita (2.12) sagt Krishna (Gott) zu Arjuna:

„Niemals gab es eine Zeit, in der du nicht existiertest, und niemals wirst du aufhören zu sein."

Vergleiche auch: www.caitanya.ch/Seele_atma.htm

Körper und Seele vereinen

Bei vielen Menschen habe ich erlebt, dass sich ihre Seele nicht an ihrem ursprünglichen Platz befindet. Dadurch können Gefühle entstehen wie „Einsamkeit", „Zerrissenheit", „Verlassensein" oder auch „Mir fehlt ein Teil von mir".

Meistens passiert dies bei traumatischen Geburtserlebnissen oder anderen schwerwiegenden Erfahrungen, zum Beispiel Unfälle, Missbrauch, Misshandlungen, Koma oder Schock-Erlebnisse.

In meiner Wahrnehmung befindet sich die Seele dann an dem „silbernen Faden", der uns immer mit unserem allumfassenden Sein verbindet. Sie ist also nicht einfach gegangen, sondern hat sich „zu weit" von uns entfernt, sodass wir nicht mehr im Einklang sind.

Aus der Praxis

Eine Klientin kam zu mir, ich nenne sie hier Birgit. Sie war schon viele Jahre in psychotherapeutischer Behandlung, weil sie sich sehr oft unwohl fühlte und nicht so richtig glücklich sein konnte.

Bereits der erste Therapeut hatte nach einigen Sitzungen den Verdacht von Missbrauch ausgesprochen. Jedoch konnte sich Birgit an nichts in dieser Richtung erinnern. Nachdem sie drei Therapien mit verschiedenen Therapeuten hinter sich hatte, war sie nicht weitergekommen. In allen Therapien kam immer wieder der Verdacht auf, dass sie Missbrauch erlebt hätte, eventuell durch ihren Stiefvater.

Für Birgit war der Gedanke sehr erdrückend, da sie ihren Stiefvater liebte und nach wie vor keinen Hinweis oder eine Erinnerung dazu bekam.

Über die Jahre wurde der innere Druck immer stärker und das Verhältnis zu ihrem Stiefvater dementsprechend immer schlechter, da sie ihm nicht mehr traute.

Weil sie endlich Gewissheit haben wollte, suchte sie nun auch eine Psychiaterin auf.

Diese empfahl ihr, da es sehr wichtig sei, die Erinnerungen wieder „aufzubrechen". Hierfür sei es gut, für einige Monate in eine geschlossene psychiatrische Klinik zu gehen, denn während der Behandlung sei sie wahrscheinlich Suizid gefährdet und sollte immer unter Beobachtung sein.

Da Birgit selbständig war, konnte sie nicht einfach für einige Monate abtauchen, dann hätte sie ihren Kundenstamm eventuell verloren. Deshalb entschied sie sich dagegen.

Doch hielt sie es nicht länger aus, ihren Eltern zu verschweigen, was sie seit Jahren bewegte, und konfrontierte sie mit dieser Anschuldigung.

Der Stiefvater war so entsetzt, weil seine Tochter dies vermutete und ihm unterstellte, dass er einige Tage später versuchte, sich das Leben zu nehmen. Er wurde noch rechtzeitig gefunden, und Birgit wusste nicht, ob dieser Selbstmordversuch ein Zugeständnis war oder ein Missbrauch tatsächlich nicht stattgefunden hatte.

Während mir Birgit in der Sitzung davon erzählte, war ich sehr erstaunt, da ich energetisch keinen Missbrauch fühlen konnte. Allerdings nahm ich wahr, dass sich ihre Seele nicht an ihrem Platz befand, was deutlich auf ein traumatisches Erlebnis zurückzuführen war.

Nach der ausdrücklichen Erlaubnis von Birgit ordnete ich an: „Zeige mir, was mit ihr und dem Vater geschehen ist." Daraufhin sah ich, wie sie als kleines Mädchen vom Vater ins Bett gebracht wurde und er sie liebevoll zudeckte. Er gab ihr noch einen väterlichen Kuss, sagte ihr, dass er sie lieb hätte und ging.

Nachdem ich Birgit meine Wahrnehmung erzählte, war sie sehr erleichtert und sagte mir, dass sie sich an solche Momente gut erinnern könnte und sie die ganzen Jahre nicht daran geglaubt hätte, dass der Vater ihr etwas angetan hätte.

Daraufhin entschied sie sich, selbst hineinzufühlen, und nach einiger Zeit erzählte sie mir: Ich sehe mich als kleines Mädchen, ich bin ungefähr vier Jahre alt. Es ist Nacht, und ich wache auf, weil ich Schreie höre. Ich stehe auf und gehe die Treppe herunter, in den Laden meiner Eltern. Ein fremder Mann würgt meine Mutter, und sie kämpfen. Plötzlich kommt mein Stiefvater dazu, reißt den fremden Mann von meiner Mutter los und schleudert ihn weg. Der fremde Mann knallt mit seinem Kopf an einen Tisch, liegt danach auf dem Boden, und es ist überall Blut. Ich drehe mich um und gehe wieder nach oben, ins Bett.

Nach diesen Informationen rief Birgit ihre Eltern an und fragte, ob das wirklich geschehen sei. Die Mutter war sehr erstaunt und fragte: „Woher weißt du das? Wir haben nicht gewusst, dass du das damals mitbekommen hast. Warum hast du uns das nie erzählt?

Daraufhin teilte Birgit ihr mit, was sie gerade erlebt und dass sie sich in all den Jahren vorher nicht daran erinnert hatte.

Birgit war damals als kleines Mädchen so schockiert, dass sie das Erlebnis in ihr Unterbewusstsein verdrängte. Mit der Entscheidung, in ihrer Selbstverantwortung für sich selbst zu schauen, löste sich die Blockade, und dadurch kam die Erinnerung wieder in ihr Bewusstsein.

Danach verankerte Birgit ihre Seele selbst, wie nachfolgend beschrieben.

Sie hat sich mit ihren Eltern ausgesprochen und geht heute ihren Weg von Herzen gerne.

Anwendung

Fühle die Verbundenheit deiner „schöpferischen Kraft" und frage, wo sich deine Seele befindet. Nimm Kontakt zu ihr auf und sprich direkt mit ihr.

Lade sie ein, ab sofort und für dieses Leben wieder mit deinem Körper verbunden und EINS zu sein, wofür sie sich ja entschieden hatte.

Begleite deine Seele in deinen Körper. Vielleicht nimmst du sie an die Hand oder trägst sie. Bette sie ein. Du wirst fühlen, wo für sie der richtige Platz ist.

EGO-Bewusstsein

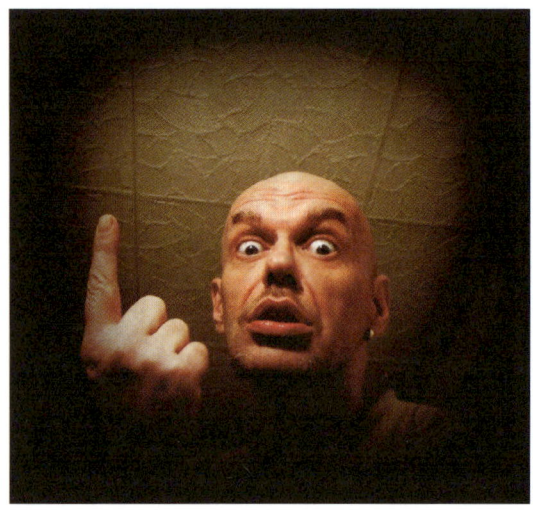

Das Ego-Bewusstsein bezieht sich immer direkt auf uns selbst. Unsere moral-philosophischen Dogmen machen uns oft unflexibel, sodass wir urteilen und verurteilen, ohne uns vorher sachkundig zu machen. Hierbei kommt uns nicht in den Sinn, vorher abzuwägen und einzuschätzen. Unser Ego-Bewusstsein meldet sich, wenn wir Angst davor haben, zum Beispiel Neues zu lernen, denn dadurch könnte sich unser Bewusstsein verändern und die alte Ordnung infrage stellen. So verhindern wir manchmal, dass wir in die nächste Stufe unserer wahren Bewusstseinsbildung und Erleuchtung kommen.

Unser Ego vermittelt uns das tiefe Gefühl von „Getrenntsein": getrennt von anderen, getrennt von der Welt. Es vermittelt uns aber auch, allen (allem) überlegen zu sein.

Es kann das Gefühl von Individualität entstehen, aber auch das der Entfremdung. Dabei kann das Gefühl von Freiheit im innersten unseres Seins auch mit Gefangensein, Begrenzung und Hoffnungslosigkeit überschattet werden.

Das Ego-Bewusstsein ist entstanden durch Sinneswahrnehmung und Erfahrungswerte im Leben. Es legt sich über das wahre SELBST-Bewusstsein des Menschen und verdeckt es damit.

In der indischen Philosophie bezeichnet man das Ego-Bewusstsein auch als „Verschleierung". Es ist aber auch der Begriff für „Schleier des Vergessens", denn der Mensch hat vergessen, was und wie er wirklich ist (Schleier der Maya).

Erst wenn sich das bewusste SEIN des Menschen erweitert und über die reine materielle Sinneswahrnehmung hinausgeht, wird auch das wahre Selbst im Menschen vom Verstand als innere Stimme wahrgenommen.

Nun sind wir heute in der Lage, unsere Existenz in Übereinstimmung mit unserem wahren Willen neu zu erschaffen und nicht an unserem Ego-Bewusstsein festzuhalten.

Wenn wir im Einklang mit unserer schöpferischen Kraft sind, können wir uns erneuern und weiterentwickeln. Dann wird das spirituelle Ego das Zentrum unseres Bewusstseins werden.

Vergleiche auch:
http://www.taoismus.de/
http://www.wie.org/de/j14/cohen.asp
http://www.hermes-trismegistos.com/dimo2.htm
http://www.demetrius-degen.de/ geistesschule/mensch.htm

Anwendung

Dieser Abschnitt dient dazu, dir selbst bewusst zu werden, was dich blockiert.

Siehe dazu auch das Kapitel „Emotionen und Gefühle erschaffen", denn dort werden alle „Ego-Gefühle" besprochen.

Bevor du mit dir oder einem anderem Menschen arbeitest, kannst du noch einmal bewusst Kontakt zu deinem Ego-Bewusstsein aufnehmen und ihm deutlich vermitteln, dass es jetzt Pause hat.

Oder setze dich mit deinem Ego-Bewusstsein in Verbindung und nimm wahr, was geschieht.

Hierbei kannst du konkret verabreden, dass du dein „EGO" nicht mehr brauchst, da du dich nun weiterentwickelst.

Selbstverständlich kannst du auch mit dem Ego-Bewusstsein anderer Menschen Kontakt aufnehmen, wenn du dies vorher verabredet hast.

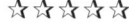

Mentale Hygiene

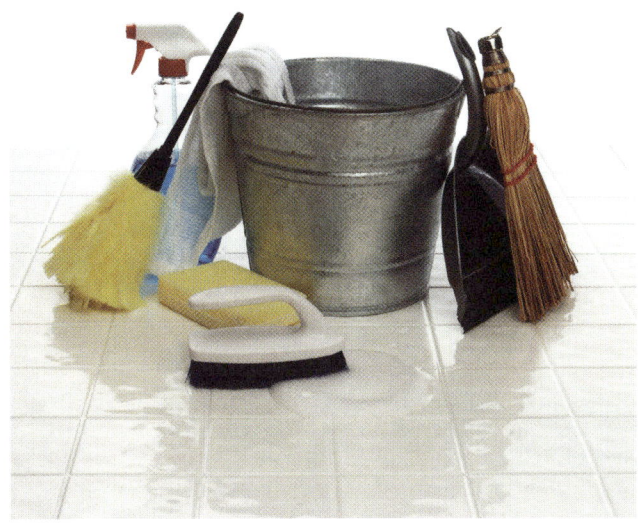

Bei den verschiedenen Anwendungen ist es sehr wichtig, dass du deine eigenen Energien, deine Körper, deinen Geist und deine Seele immer wieder reinigst und klärst.

Durch unsere Entwicklung erweitern wir unser Bewusstsein. Deshalb können wir für Wesen, die zum Beispiel eine langsamere Lichtfrequenz haben, eine „Lichtquelle" sein und ziehen sie damit an, wie Motten vom Licht angezogen werden.

Bei unserer irdischen Reise kommen wir immer wieder mit anderen Energien in Kontakt, die uns manchmal nicht angenehm sind und uns belästigen. Reinige dich im Licht und löse alle Energien, Wesen, Anhaftungen, psychische Haken usw. ab.

Je mehr Übung du mit POWER-HEALING hast, desto schneller wirst du negative Energien spüren.

Hinweise für „negative Energien" können sein

- Niedergeschlagenheit,
- Abgespanntheit,
- ständige Müdigkeit,
- Unlust,
- wenn man sich in der Umgebung/zu Hause nicht wohlfühlt.

Bei deiner persönlichen Entwicklung erlebst du neue, andere Ebenen deines „Höheren Selbst". So kannst du auch hierbei immer wieder Seelenfragmente zurückholen und Gelübde lösen.

Irgendwann hast du ein Stadium erreicht, in dem du von vielen Wesen nicht mehr wahrgenommen wirst, da dein „Licht" zu schnell schwingt, um „gesehen" zu werden.

In diesem Stadium werden sich eventuell weniger entwickelte Wesen anhaften, da sie sich durch deine Energie ebenfalls weiterentwickeln möchten.

Manche Seelen sehen dies als einzige Möglichkeit, doch noch die Erde zu verlassen und aufzusteigen zu können.

Wenn du magst, betrachte diese Arbeit als bewusste, spirituelle Entwicklungshilfe und Liebesdienst für die Seelen, und nicht als lästige Pflicht.

Reinigungsprogramm

- Entferne Wesen, astrale Parasiten, verlorene Seelen usw. Ordne an, sie ins Licht begleiten zu lassen und bitte Boten des Lichts, zu kommen und diese Energien mitnehmen.
- Hole deine eigenen Energien und Seelenfragmente durch das Licht zurück und lass deine Anteile auf dem Weg zu dir reinigen.
- Gib fremde Energien und Seelenfragmente zur Reinigung ins Licht und an die Absender zurück.
- Entferne alle Gelübde, Eide, Schwüre und Versprechen.
- Überprüfe bei Depressionen deinen Noradrenalin- und Serotoninspiegel.
- Überprüfe Belastungen durch Umweltgifte und Strahlen aller Art.
- Zum Reinigungsprogramm kann es sehr hilfreich sein, dein materielles Umfeld zu ordnen und zu „entrümpeln", denn auch dort können sich negative Energien ansammeln.

Menschen, mit denen du Schwierigkeiten hast

Frage dein „Höheres Selbst", ob es einen „ Seelenvertrag" zwischen euch gibt und was ihr lernen wollt (solch einen Seelenvertrag gibt es auch häufig innerhalb einer Familie).
Wenn das geklärt ist, löse die Verbindungen auf.
Teste auch Hass, Vergebung usw.

Wenn du dich total down und fertig fühlst

Nimm eine Lichtdusche und ordne an, alles, was nicht zu dir gehört, wegzuspülen, egal, auf welcher Ebene.
Ersetze es mit weißem allumfassenden Licht und bedingungsloser Liebe.

Körperliche Symptome

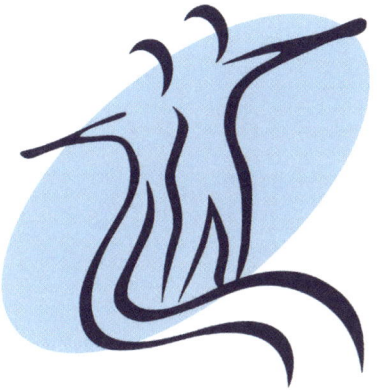

Anwendungen mit POWER-HEALING

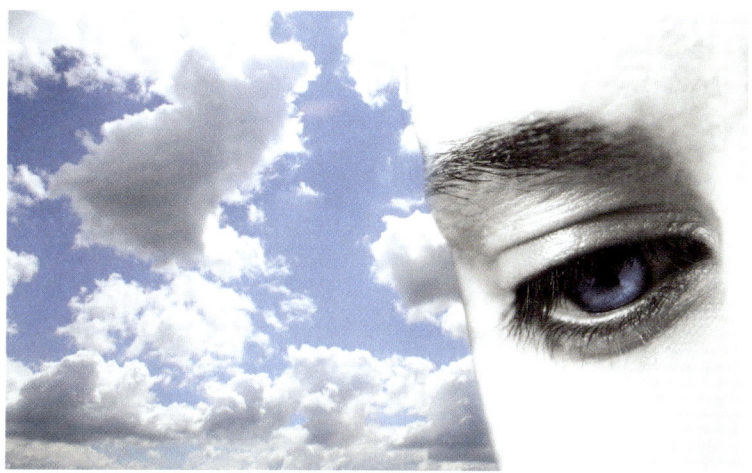

Verschiedene körperliche Symptome

Bei allen Anwendungsmöglichkeiten, die du für andere Menschen durchführen möchtest, setzte ich voraus, dass du IMMER vorher das Einverständnis einholst. Dies kann direkt oder auf Seelenebene geschehen.

Bitte denke daran, dass wir Heilung anbieten. Die Seele entscheidet jedoch immer selbst, ob sie es annehmen mag.

* **Koma**
  Wenn ein Mensch im Koma liegt oder durch seine Krankheit nicht ansprechbar ist, nimm Kontakt zu seiner Seele auf. Vielleicht mag diese Person gerne wieder zurückkommen, dann gehe über die Silberschnur, die mit dem Körper und

der Seele verbunden ist, vom Kronenchakra des Klienten aus hoch zu seiner Seele. Wenn sie sehr weit weg ist, bitte die Seele, zurückzukommen, lade sie in den Körper ein und bette sie.

Vielleicht will sie aber auch schon lange gehen und wird von einem nahe stehenden Menschen festgehalten. Frage nach, was noch notwendig ist, damit sie gehen kann.

Fühle dich ein, ob dein Klient Gefühle kennt wie: „Ich weiß und verstehe es vollständig, wie es sich anfühlt, auf der Erde zu sein" und „Ich weiß und verstehe es vollständig, wie es sich anfühlt, mit der Erde verbunden zu sein". Sollte dies nicht der Fall sein, biete diese Gefühle an.

- **Missbrauch, Misshandlungen, schlimme Erlebnisse**
Hierbei kann die Seele aus dem Körper gegangen sein und hängt am „silbernen Faden". Bitte die Seele zurückzukommen und lade sie in den Körper ein, wie im Kapitel „Die Seele mit dem Körper vereinen" beschrieben.

- **Kinder**
Wenn Kinder krank sind, ist es meistens möglich, ihnen Heilung über die Eltern anzubieten.

Sehr oft habe ich erlebt, dass ich mit den Eltern verschiedene eigene Dinge gelöst habe und kurz darauf die Kinder, die bei der Sitzung nicht dabei waren, wieder gesund wurden. Meiner Erfahrung nach ist das immer möglich, auch wenn die Kinder bereits erwachsen sind. Jedoch erlebe ich, dass besonders kleine Kinder bis circa neun Jahre überwiegend Themen ihrer Eltern mittragen. Später kommen immer mehr eigene Erfahrungen hinzu, bei denen Blockaden entstehen können.

Wenn Eltern etwas für sich lösen und Kontakt zur Seele des Kindes aufnehmen, kann die allumfassende Heilung fließen.

- **Schwere Geburt – Sauerstoffmangel – oft der Grund für Haut-, Atmungs- und Nahrungsmittelreaktionen und -allergien**
Bei **schweren Geburten** und/oder **Sauerstoffmangel** während der Geburt kann sich die Seele auch vom Körper trennen, wenn zum Beispiel ein Nahtoderlebnis stattgefunden hat oder der Schock, das Trauma, zu groß ist. Bitte auch hier die Seele zurückzukommen und lade sie in den Körper ein.
Oft haben die Menschen dabei auch das Gefühl „Ich gehöre nicht hierher", „Ich fühle mich hier nicht wohl", „Ich fühle mich hier nicht zu Hause". Schau nach der Seele. Sie ist vielleicht nicht im Körper.

Aus der Praxis
Eine Frau kam zu mir, ich nenne sie hier Marion. Sie kam wegen ihres Sohnes, der damals viereinhalb Jahre alt war, ich nenne ihn hier Philip. Er hatte seit seinem zweiten Lebensjahr eine sehr starke Neurodermitis und reagierte auf viele Nahrungsmittel allergisch. Die Folge war, dass Philip jeden Abend seine Ärmchen eingecremt und verbunden bekam und Marion zusätzlich eine spezielle Diät für ihn zubereiten musste.
In meiner Verbundenheit zu Allem-was-ist, nahm ich wahr, dass Philip eine schwere Geburt hatte. Ich spürte dabei auch eine große Enge an meinem Hals. Marion erzählte mir, dass Philip bei der Geburt die Nabelschnur zweimal um den Hals hatte. In dem Moment nahm ich wahr, dass sie auch so ein

Erlebnis hatte, und daraufhin erzählte sie mir, dass sowohl sie als auch der Vater des Kindes bei der Geburt die Nabelschnur zweimal um den Hals hatten.

(Hier wird wieder sehr deutlich, wie wir durch unser kollektives Bewusstsein geprägt sind. Erfahrungen, die uns selbst noch sehr belasten, geben wir oft an unsere Nachkommen weiter.)

Alle drei hatten bereits bei der Geburt ein Nahtoderlebnis und Todesangst. Große Ängste hatten sicherlich auch die Mütter bei den jeweiligen Geburten. Und damit nimmt auch das Kind diese Ängste auf.

Nachdem sich bei mir immer wieder das Gefühl „Vorteile für alle", aufdrängte, sagte ich das Marion und fühlte mich noch einmal mit ihr in die Situation ein.

Nach einem Moment sagte Marion: „Ja, das stimmt. Ich bin mit meinem Kind immer so beschäftigt, dass ich keine Zeit mehr für etwas anderes habe, auch nicht für meinen Mann. Unsere Beziehung ist nicht mehr so wie früher. Er ist für mich weit weg. Wir reden nicht mehr richtig miteinander, da sich alles irgendwie nur um Philip dreht, und wir haben auch schon sehr lange keinen Sex mehr. Um der Klärung und Annäherung aus dem Weg zu gehen, suche ich mir immer wieder zusätzlich eine Beschäftigung.

Mein Sohn hat den Vorteil, dass er bei allem im Mittelpunkt steht. Mir wird jetzt erst bewusst, dass er sich immer zwischen meinen Mann und mich stellt und nicht zulässt, dass wir uns näherkommen, denn nachts schläft er auch in unserem Bett.

Mein Mann ist sicher auch nicht sehr glücklich, aber durch unseren Sohn fehlt ja die Zeit, um darüber zu reden."

Daraufhin bot ich Marion die Anwendung der Selbstvergebung sowie die Vergebung an den Sohn und den Ehemann an.

294

Nachdem die beiden ihr in der Visualisierung gegenüber-standen, spürte sie, wie traurig und hilflos sich ihr Mann fühlte. So bot ich ihr an, bei dieser Gegegenüberstellung ihrem Sohn zu sagen, dass er jetzt seinen angemessenen Platz als Sohn der Familie bekäme. Ihrem Mann gab sie daraufhin liebevoll seinen Platz als männliches Oberhaupt der Familie zurück und sagte ihm, dass er ab jetzt wieder an erster Stelle stehe, so weit es möglich wäre. Plötzlich nahm sie wieder die Liebe zu ihrem Mann wahr, die vor der Geburt des Sohnes sehr intensiv war. Sie empfand ihn in diesem Moment wieder attraktiv und begehrenswert und spürte sich mehr als Frau und dann erst als Mutter.

Einige Tage später rief mich Marion an und erzählte mir, dass Philips Haut heilen würde, und zwar so schnell, dass sie die Ärmchen nicht mehr jeden Abend eincremen und verbinden musste.

Sie hatte ein wundervolles Gespräch mit ihrem Mann und fühlte sich ihm wieder sehr nahe.

Vier Wochen später rief sie wieder an, weil sich Philips Haut plötzlich, nahezu über Nacht, wieder verschlechterte. Sofort nahm ich wahr, dass Philip jetzt nicht mehr die Aufmerksamkeit bekam, die er durch das Ritual der Eincremens und Verbindens über die Hälfte seines Lebens gewohnt war. So bot ich ihr an, ein neues Ritual zu erschaffen, das sie am Abend mit Philip ma-chen könnte, wie zum Beispiel eine Geschichte vorlesen.

Marion vereinbarte daraufhin mit mir einen Termin für ihren Sohn.

Wenn Kinder zu mir kommen, vereinbare ich vorher mit den Eltern, dass die Kinder mir „ihren" Energieaustausch mitbrin-gen, zum Beispiel in Form einer Muschel, einem Stein, oder eines selbstgemalten Bildes. Philip kam mit seinem Vater zu unserem Termin und brachte mir einen Stein mit, den er selbst in Geschenkpapier eingepackt hatte.

Sein Vater war, nachdem Philips Haut zuerst so schnell heilte, neugierig geworden und wollte mich kennenlernen. Seine Frau konnte mittlerweile gut loslassen und fand es toll, dass ihre beiden Männer alleine zu mir kamen.

Mit Kindern mache ich meistens keine Sitzung wie mit Erwachsenen. Je nach Alter biete ich ihnen an, gemeinsam zu räuchern.

So zeigte ich auch Philip meine Harze, Kräuter und Gewürze. Daraufhin durfte er erst einmal die Räucherkohle anzünden, und danach lud ich ihn ein, aus den verschiedenen Gläsern das auszusuchen, bei dem er das Gefühl hatte, es wäre für ihn passend. Nachdem er fünf verschiedene Ingredienzien ausgesucht hatte, gab er nach meiner Anweisung kleine Mengen davon in den Mörser und fing an, die Zutaten zu zerkleinern.

Währenddessen beobachtete ich ihn und fragte: „Was hast du denn an deinen Ärmchen?" Darauf sagte er: „Das ist schlimme Haut." „Lebst du in einer schlimmen Haut?"

„Ja." Somit war klar, dass sich in ihm verankert hatte, dass er in einer schlimmen Haut lebte, da die Erwachsenen, seit er denken konnte, davon sprachen, auch wenn sie damit nur die allergisch reagierenden Stellen meinten. „Magst du sie behalten oder heilen lassen?" „Ich mag sie behalten." Diese Antwort erstaunte mich nicht wirklich, denn die „Vorteile" waren ja bekannt. Das Schöne an kleinen Kindern ist, dass sie noch so rein und unverfälscht sind, so klar in dem, was sie leben, was sie tun.

Während wir dann die Räuchermischung auf die Kohle gaben und Philip entzückt war von dem Duft und davon, wie die

Mischung langsam verbrannte, sagte ich ihm, dass ich ihm ein Geheimnis verraten würde, wenn er möchte. Natürlich wollte er das Geheimnis wissen. So sagte ich ihm: „Ich gebe dir heute deine Räuchermischung mit, und wenn die Zeit gekommen ist, dass du eines Tages die schlimme Haut nicht mehr magst, sie heilen willst, dann male mit deinen Eltern ein Bild. Male dich mit deiner Haut. Danach gehe mit deinen Eltern in euren Garten und mache mit ihnen ein Feuer. Verbrenne das Bild und gib deine Räuchermischung dazu. Dann wird deine Haut heilen."

Nach einigen Tagen rief mich Marion an. Sie erzählte mir, dass sie tagelang keinen Moment gefunden hätten, an dem alle drei zusammen waren. Es war wohl noch nicht die richtige Zeit. Doch da ich gesagt hätte, Philip solle ein Bild malen und dann verbrennen – und sie ungeduldig wurde, endlich die „Krankheit" weg haben wollte, malte sie ein Bild, auf dem Philip war. Sie forderte ihren Sohn mehrmals auf, auch mitzumachen, doch er wollte nicht. Irgendwann genervt, nahm er dann einen roten Stift und haute förmlich Punkte auf die Zeichnung. Daraufhin wollte Marion das Bild verbrennen, doch ging das Feuer immer an der Stelle aus, wo sie Philip gemalt hatte. Erst nachdem sie das Blatt mehrmals anzündete, brannte es dann ab. Irgendwie hatte Marion daraufhin ein „schlechtes Gewissen", da ihre Aktion nicht wirklich dem entsprach, was ich mit Philip vereinbart hatte.

Zwei Tage später kam der Vater so früh von der Arbeit, dass Philip noch wach war. Sofort sagte er zu seinem Vater: „Wir malen jetzt das Bild und verbrennen es dann mit der Räucherung, die ich bei Heike mitgenommen habe (bis dahin hütete er die Räucherung wie einen Schatz).

Gesagt, getan. Zu dritt malten sie das Bild, und gemeinsam entzündeten sie ein Feuer in ihrem Garten, verbrannten das Bild und gaben die Räuchermischung dazu.

Vier Wochen später war Philips Haut komplett abgeheilt. Kurz darauf lud mich die Familie zu einer privaten Party ein. Nachdem ich dort eintraf, sah ich, wie Marion ihren Sohn liebevoll mit Mousse au Chocolat fütterte. Sicherlich hätte Philip alleine essen können, jedoch machte es Marion viel Freude, ihn mit etwas zu füttern, das er früher nicht vertragen hätte.

Hinweis

Immer wieder erlebe ich, dass, wenn Frauen einen Sohn bekommen und danach keine Kinder mehr, sie oft so sehr mit ihm verbunden sind, dass sie manchmal ihren Partner nahezu vergessen.

Einerseits ist der Vater sehr stolz auf seinen Sohn, andererseits hat er oft auch das Gefühl, dieser hätte ihm nicht nur seine Frau genommen, sondern auch seinen Platz eingenommen. In vielen Fällen war die Beziehung vor der Geburt des Sohnes erfüllend und intensiv, und beide standen für den anderen an erster Stelle.

Nach der Geburt zieht sich die Frau manchmal so von ihrem Mann zurück, dass sie auch keine körperliche Nähe mehr erleben.

So verlieren sich dann auch noch die Geborgenheit, Verbundenheit und Sexualität.

Der Mann hat das Gefühl, nur noch geduldet zu sein und das Geld nach Hause bringen zu müssen.

Manchmal hat er auch kaum noch die Möglichkeit, sich allein um seinen Sohn zu kümmern, da seine Partnerin den Sohn kaum noch hergeben mag. So wird der Vater dem Kind gegenüber immer unsicherer, macht Fehler im Umgang und erntet Tadel von seiner Frau, sodass er sich schließlich im Umgang und der Erziehung immer mehr zurückzieht

- **Suchtkrankheiten**
Suchtkrankheiten sind immer ein **Mangel** von
„Ich fühle mich genährt", „Ich fühle mich geliebt", „Ich fühle mich erwünscht".
Sollte das „Dritte Auge" stark ausgeprägt sein, kann auch dies zur Sucht führen, wenn die Person mit niemandem darüber sprechen kann, was sie wahrnimmt oder selbst für „falsch" hält.
So empfinden es Suchtkranke als „normal", was sie mit Alkohol oder Drogen „sehen", wahrnehmen oder „hören".

- **Alzheimer – Demenz**
So weit heute bekannt ist, können diese Symptome auch durch eine Aluminiumvergiftung des Körpers entstehen.
Leite zum höchsten und besten Wohl alle Giftstoffe aus und ordne eine Zellen- und DNS-Aktivierung an. Danach kannst du noch die Heilung und Regenerierung der Nerven durchführen.
Überprüfe mental den Mineralstoff- und Hormonhaushalt.
Du kannst auch den Körper im „basisch/sauren" Bereich auf „normal" stellen.

Zusätzliche Anwendungen

- Wenn du im **Zweifel** bist
  „**Ich ordne an, dass JETZT sofort alle meine Ängste und Zweifel auf allen Ebenen gelöst und ersetzt werden mit den Gefühlen:** „Ich bin sicher", „Ich vertraue mir selbst", „Ich vertraue meinem eigenen Höheren Selbst", „Ich fühle tiefes Vertrauen".
  Zusatz:
  „**Ich ordne weiter an, gib mir das Gefühl von innerem Frieden und die Gewissheit** „Ich weiß, dass ALLES sofort geschieht."
  (Nimm wahr, was sich dir jetzt zeigt.)
- Harmonisierung mit störenden Feldern.
  „**Ich ordne an meine Harmonisierung mit dem Wetter.**"
  (Hier kannst du auch alle anderen Dinge wie Mobiltelefon, Funkfrequenzen, Wasseradern usw. einsetzen.)
  (Nimm wahr, was geschieht.)
- Harmonisierung mit meiner (natürlichen) Umwelt.
  „**Ich ordne an Harmonisierung mit meiner** (natürlichen) **Umwelt.**"
  (Sehr gut bei Allergien, Heuschnupfen, Wetterfühligkeit usw.)
- „**Ich ordne an, ab JETZT IMMER das tiefe Gefühl zu haben, dass ich meinen Weg erkenne und ALLE Unterstützung bekomme, die ich auf dem direkten Weg brauche, in Liebe, Leichtigkeit, Lebensfreude, Frieden und Humor.**"
  (Aus der Seminargruppe 01/2009)
- **Free Floating Memory** (Erinnerungen in der „Bewusstlosigkeit") entfernen

In Narkose, Ohnmacht, Koma, epileptischer Anfall oder Bewusstlosigkeit können Dinge gehört werden, die sich im Unterbewusstsein verankern, wie: „Er/Sie hat sowieso keine Chance mehr", „Das wird er/sie kaum überleben", „Er/Sie braucht sehr viel Glück, dass es wieder wird."

Auch Späße, Witze oder „blöde Sprüche" während einer Narkose können unterbewusst falsch verstanden werden.

„Ich ordne an, alle Erinnerungen aus meiner Bewusstlosigkeit (Free Floating Memory) auf allen Ebenen zu entfernen und zu wandeln."

- **Linke und rechte Gehirnhälfte** ausgleichen, auf der Basis der Gehirnhälfte mit dem höheren Stand.

„Ich ordne an, beide Gehirnhälften zu synchronisieren und auszugleichen, auf der Basis der Gehirnhälfte mit dem höheren Stand."

Je häufiger du POWER-HEALING anwendest, desto stärker bist du mit deiner allumfassenden Kraft verbunden. Dadurch entwickelt sich dein Bewusstsein immer mehr, und deine Wahrnehmungen werden klarer. So bekommst du mit der Zeit mehr Informationen für dich und andere Menschen, ohne dass du dich darauf vorbereiten musst.

☆☆☆

Allgemeine Tipps

- Für die Anwendungen mit Glaubenssätzen und Gefühlen ist es wichtig, dass dein Gegenüber alles verstanden hat und seine volle verbale Zustimmung gibt.
- Oft haben negative Programme auch Vorteile für einen Menschen, wie zum Beispiel: „Wenn ich krank bin, bekomme ich Aufmerksamkeit." Hier ist es wichtig, das Selbstwertgefühl einzusetzen, zum Beispiel: „Ich bin umgeben von Menschen, die mich lieben, immer."
- Nachdem du Glaubenssätze auf allen Ebenen zum höchsten und besten Wohl verändert hast, ist es möglich, dass sich diese Veränderung auch auf deine Eltern und Kinder positiv auswirkt, denn häufig sind die Glaubenssätze genetisch verbunden. Freunde und Kollegen reagieren „plötzlich" anders auf dich, da sie deine Veränderung wahrnehmen.
- Werde dir bewusst, was **das gesprochene Wort** auslösen kann und welche Kraft dahinter steht, welche Bedeutungen und Energien hinter Aussagen und Denkprozessen stecken können.
- Bei der Arbeit mit Klienten ist es wichtig, dass ihr die gleichen Bedeutungen zu den jeweiligen Begriffen habt. Eventuell lehnt sonst das Unterbewusstsein deines Gegenübers verschiedene Programmierungen ab.
- Wenn du **Kinder** behandelst, hole zuerst die Erlaubnis der Eltern ein. Bei Babys und kleineren Kindern frage zusätzlich die Seele des Kindes um Erlaubnis und kommuniziere auf dieser Ebene mit ihm.
  Kinder ab circa drei Jahren kannst du direkt fragen, ob sie deine Hilfe haben möchten. Wenn du nicht sicher bist, frage dein „Höheres Selbst".

- **Achte und respektiere** stets das Wesen des anderen, wenn du in sein Innerstes gehst.
- Arbeite immer in reiner Liebe **ohne Wertung und Vorurteil.**
  Betrachte die **Informationen**, die du für deine Klienten bekommst, **mit Mitgefühl und Liebe, ohne zu werten.**
- Wenn du mit dir selbst arbeitest, und es fällt dir schwer, **mit dir zu kommunizieren**, dann ordne die Kommunikation mit „**deinem Höheren Selbst**" an.
- Ist dieser Weg für dich nicht klar, kannst du erst Kontakt zu deinem „**Inneren Kind**" anordnen. Tröste und beruhige es und übergib es an „dein Höheres Selbst".
- Wenn du Flüche, Gelübde und Schwüre entfernst, überprüfe mental auch deinen Hormonspiegel.

Depressionen

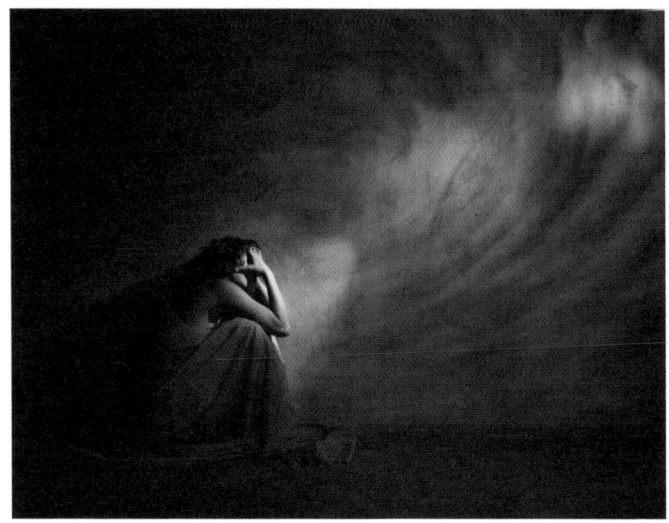

Die Informationen zu **Depressionen** (lat.: *deprimere* = nie-
derdrücken) sind sicherlich wichtig, da laut wissenschaftlicher
Studien mittlerweile circa 50 Prozent der Bundesbürger selbst
erkrankt oder als Angehörige oder Freunde schon einmal mit
Depressionen in Kontakt gekommen sind. Circa 20 Prozent
davon waren oder sind selbst von einer Depression betroffen.
Interessanterweise treten Depressionen in ärmeren Ländern
(Dritte Welt) kaum auf.

Die Depression ist ein Zustand psychischer Niedergeschlagenheit und kann in Etappen oder ständig auftreten. Diese
„Krankheit" ist eine der häufigsten in unserer Kultur. Man spricht
mittlerweile von Millionen alleine in Deutschland, die schon einmal depressive Phasen hatten oder regelmäßig haben.

Das Alter, Geschlecht oder die soziale Stellung spielen hierbei keine Rolle. Jede Gruppierung, zum Beispiel auch Schüler,

Studenten, Rentner, Beamte oder Arbeitslose, kann davon betroffen sein.

Depressionen werden von der Außenwelt oft leicht abgetan, als nicht so schlimm dargestellt, ähnlich wie Migräne, jedoch ist dieser Zustand sehr ernst zu nehmen, denn über 10 Prozent der Menschen, die unter Depressionen leiden, begehen Selbstmord oder versuchen, sich das Leben zu nehmen.

Sehr häufig liegen Depressionen lange Krankheitsgeschichten zugrunde oder auch immer wieder schwere „Schicksalsschläge", die irgendwann nicht mehr verarbeitet werden können. Die Außenwelt bemerkt anfangs nicht, wie es der Person wirklich geht, da sie versucht, es durch viele Aktivitäten zu verstecken.

Manche Betroffene sind überdreht, reden viel und wirken hektisch. Oft entwickeln sich die Auswirkungen langsam, und meistens fangen sie mit Schlaflosigkeit, Appetitlosigkeit und Übelkeit an, dazu kommt noch das ständige Gefühl, alles in der Welt sei negativ. Man verliert so in sehr kurzer Zeit das Selbstwertgefühl, gibt sich für alles die Schuld und sieht schwarz in die Zukunft.

Immer häufiger trägt unsere heutige Gesellschaft zur Ausbreitung von Depressionen bei. Viele Menschen sind arbeitslos und/oder einsam. Die Zahl der Scheidungen steigt immer weiter an, und viele Menschen haben ihrem Gefühl nach keine planbare Zukunft mehr. Hinzu kommt, dass viele Kinder ohne Vater oder Mutter aufwachsen. Diese Faktoren ziehen vielen Betroffenen den Boden unter den Füßen weg, sie verlieren die Zuversicht und das Vertrauen in eine für sie positive Zukunft.

Eine Depression kann aber auch aus anderen, bereits vorhandenen Erkrankungen entstehen. So sind zum Beispiel Menschen, die an Zwängen, Angsterkrankungen, Alkoholismus, Phobien, Schlaflosigkeit oder chronischen Schmerzen leiden, anfällig für eine Depression.

Vergleiche auch: http://www.depressionen-depression.net/

Das Fatale an einer Depression ist, dass der Zustand meistens irgendwie auszuhalten ist, sodass man in seiner elenden, aber bequemen „Komfortzone" bleibt. (Mit dem Begriff Komfortzone ist der Bereich gemeint, in dem wir uns mehr oder weniger wohlfühlen. Da wir jedoch diesen Zustand kennen, ist er uns vertraut, und wir akzeptieren ihn, denn er ist besser als eine unbekannte Veränderung.)

Bei einer Krankheit, die zum Tod führen kann, haben wir die Entscheidungsmöglichkeit „Ich will leben" oder: „Ich will sterben." Bei einer Depression haben wir häufig beides in uns verankert (duales System).

Hinweise für Depressionen

- Wenn man über mehrere Tage oder Wochen traurig ist, obwohl man nicht genau weiß, warum, und sich niederge- schlagen und hoffnungslos fühlt.
- Wenn man das Interesse an fast allem verliert, keine Freu- de mehr an Dingen empfindet, die gewöhnlich Freude be- reiten. Auch zusätzliche Appetitlosigkeit und eventueller er- heblicher Gewichtsverlust können Anzeichen sein.
- Einschlafstörungen, Durchschlafstörungen oder sehr frü- hes Erwachen.
- Antriebslosigkeit, sich langsamer bewegen oder innere Un- ruhe, dass man kaum stillsitzen kann und auf- und abgehen muss, sind klare Hinweise für eine Depression.
- Oft ist zusätzlich das sexuelle Verlangen seit längerem ver- mindert oder überhaupt nicht mehr vorhanden. Das Selbst- vertrauen sinkt immer mehr.
- Man fühlt sich wertlos und macht sich meistens auch viele Selbstvorwürfe.
- Ein weiteres Symptom können Konzentrationsschwierig- keiten sein, es fällt schwer, sich Dinge zu merken.
- Häufig bereitet es auch Mühe, einfache alltägliche Ent- scheidungen zu treffen.
- Über den Tod und auch den Suizid nachzudenken kann manchmal Stunden ausfüllen.
- Das Gefühlsleben ist oft sehr eingeschränkt, und einfachste Tätigkeiten wie Einkaufen oder Abwaschen fallen schwer.
- Bereits das Aufstehen am Morgen kann schon Probleme bereiten. Diesen Zustand nennt man auch „Morgentief". Es kann aber auch ein sogenanntes „Abendtief" eintreten. Die Symptome verstärken sich dann gegen Abend, und das

Einschlafen ist erschwert oder oft erst gegen Morgen möglich.

Vergleiche auch: http://www.wikipedia.org/wiki/Depression

Depressionen können auch genetisch bedingt sein, eventuell durch Eltern oder Großeltern. Suchterfahrungen mit Drogen, Tabletten oder Alkohol, die man selbst erfahren hat oder in der genetischen Linie erfahren worden sind, können die Ursache dafür sein. Aber auch Umweltgifte, Kampfstoffe und Röntgenstrahlen können genetische Defekte verursachen, die Depressionen verursachen.

Symptome im Überblick

Antriebslosigkeit	Reizbarkeit
Denkhemmung	Ängstlichkeit
Stimmungsschwankungen	Negative Gedanken
Inner Unruhe	Verminderung des sexuellen Interesses (Libidoverlust)
Schlafstörungen	Denkhemmung
Minderwertigkeitsgefühl	Appetitlosigkeit
Hilflosigkeit	Schlafstörungen
Hoffnungslosigkeit	Gewichtsabnahme
Schuldgefühl	Gewichtszunahme
Verringerte Konzentrationsfähigkeit	Quälendes Druckgefühl auf der Brust
Verminderte Entscheidungsfähigkeit	Schmerzen an verschiedenen Stellen
Sinnloses Gedankenkreisen (Grübeln)	Infektanfälligkeit
Permanente Müdigkeit	Suizidgefährdung (Selbstmordgedanken)

Fehlende Lebensfreude	Innere Leere
Traurigkeit	Selbstanklagen
Mangelndes Selbstwertgefühl	Gedanken an Selbstmord
Konzentrationsschwäche	Körperliche Beschwerden
Unentschlossenheit	Missbefinden
Gestörte Farbwahrnehmung (alles ist grau)	Schwindendes Interesse an alltäglichen Dingen

Zusätzliche Informationen

- Bei Depressionen, Sucht, Suizidgedanken oder auch Suizidversuch ist eine Reinigung/Entgiftung der Leber und des Verdauungssystems sehr gut. Der Körper kann mental gereinigt werden, indem du es anordnest.
Hierbei kann es geschehen, dass du dies körperlich stark wahrnimmst, manchmal über mehrere Tage.
Ich habe festgestellt, dass eine Entgiftung oft wirkungsvoller ist, wenn man sich danach mindestens einen Tag eine „Auszeit" nimmt und sich von seinem Alltag etwas zurückzieht. Weise darauf hin, dass sich in den nächsten Tagen die täglichen Ausscheidungen in der Konsistenz, der Farbe und im Geruch verändern können, da der Körper die Giftstoffe ausscheidet.
Für manche ist es auch gut, wenn sie zusätzlich selbst aktiv entgiften und mit Unterstützung eines Heilpraktikers oder Arztes eine Reinigung vornehmen. So erleben sie ihren Körper wieder stärker und tun etwas für sich selbst.
- Löse das Gefühl „Ich bin depressiv" und wandle es in „Ich lebe mit Freude".
- Solltest du Medikamente gegen Depressionen nehmen, beachte, dass es ratsam ist, nach dieser Anwendung die derzeitige Dosierung vom Arzt überprüfen zu lassen, denn hierbei könnte sich einiges verändern. Allerdings solltest du die Medikamente ohne Rücksprache mit dem Arzt <u>nicht</u> einfach absetzen.

Viele „Krankheiten" oder Persönlichkeitsveränderungen können auch entstehen, weil Hormone und Chemikalien in unserem Körper nicht ausgewogen und in der Balance sind.

Die wichtigsten Bestandteile sind Noradrenalin und Seroto-
nin. Da es aber viele verschiedene Hormone und Chemikalien
gibt, die Depressionen verursachen können, ordne an, **alles
in Balance zu bringen, was nötig ist, um die Depressionen
aufzulösen.**

Zusätzlich kannst du den „Säure-Basen-Haushalt" wieder
auf „normal" stellen, wie auch den Mineralstoff- und Hormonhaushalt.

Wenn du magst, kannst du zum Beispiel auch abfragen:
„Gibt es auf der genetischen Ebene einen Defekt?" Sollte ein
„Ja" kommen, kannst du zusätzlich auch eine DNS- und Zellen-
aktivierung vornehmen.

Da du immer zum höchsten und besten Wohl für dich und
andere arbeitest, brauchst du nicht zu wissen, in welcher Dosierung Hormone, Chemikalien usw. eingestellt werden müssen,
denn dein allumfassendes Sein in dir weiß es! Nimm einfach
wahr, was geschieht.

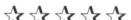

Feinstoffliche Verunreinigungen

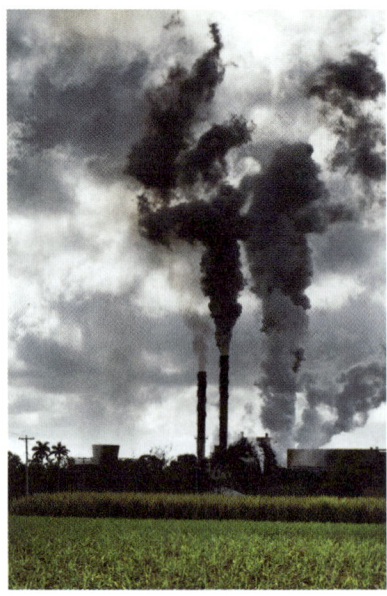

Miasmen

Vor einiger Zeit wurde ich immer wieder mit dem Thema Miasmen konfrontiert. Unter anderem erzählte mir eine Frau, dass sie seit einem Jahr die Miasmen mit homöopathischen Mitteln ausleiten würde. Mein erster Impuls war: „Das geht ja viel zu lange." So recherchierte ich über das Thema und war erstaunt, was sich dahinter verbirgt.

In meiner Verbundenheit fragte ich: „Was soll ich damit tun?" Und sofort wurde mir klar, dass es eine zusätzliche PO-WER-HEALING-Anwendung ist. Kurz darauf vernahm ich aus meinem allumfassenden Sein: „Manchmal kommen Symptome durch Verunreinigung, die über Generationen der Zeit entstanden sind. Dann reicht es, diese Stoffe zu lösen. Ordne es einfach an."

Ich beschreibe diesen Abschnitt recht umfangreich, damit du sehen kannst, dass nicht immer alles mit vergangenen Erfahrungen verbunden ist, sondern manchmal auch unser Körper vieles wie ein Schwamm aufgenommen hat, was ihn belastet.

Miasma bedeutet so viel wie übler Dunst, Verunreinigung, Befleckung oder Ansteckung einer Krankheit. Dabei ist der Bedeutungsumfang dieses Begriffs nicht rein auf den biologisch-medizinischen Effekt der „Krankheitsübertragung" beschränkt, sondern kann auch im übertragenen Sinne auf die **geistig-emotionale Ebene** angewandt werden.

Miasmen führen zu vielen Krankheiten, die unterschiedliche und verschieden große, genetische Komponenten haben.

Genetische Defekte lösen Fehler in der Proteinbildung aus. Ein einziges fehlerhaft gebildetes oder fehlendes Protein kann ausreichen, um schwere Schäden im Organismus hervorzurufen. „Verunreinigungen" durch Miasmen können unseren Körper stark beeinträchtigen.

Wird eine Krankheit unterdrückt, die von Miasmen ausgelöst wurde, wächst eines der nachstehend beschriebenen Miasmen selbstständig, oder es wird ein zusätzliches Miasma geweckt. Die Miasmen können sich in eine immer höhere und gravierendere Ebene hineinentwickeln.

Hierbei ist es bedeutungsvoll, dass wir durch unsere pathologische **kollektive Erbschaft der genealogischen Vergangenheit** (Familiengeschichtsforschung oder Ahnenforschung) von genetischen Veränderungen „geprägt" sind.

Monogene Krankheiten sind durch einen Defekt in einem einzelnen Gen bedingt. Zurzeit sind ca. 6.000 monogene Krankheiten bekannt, wie Mukoviszidose, Muskelschwund und verschiedene Tumorerkrankungen. Monogene Krankheiten können vererbt werden.

Polygene Krankheiten haben Defekte an verschiedenen Genen. Alzheimer, Multiple Sklerose und Psoriasis werden zu den polygenen Krankheiten gerechnet. Bei manchen Krankheiten existieren monogene und polygene Formen nebeneinander, wobei die polygenen weit häufiger auftreten (Alzheimer) und vererbt werden können. Die Umweltkomponenten spielen dabei ebenfalls eine Rolle.

Theorie nach Samuel Hahnemann

Samuel Hahnemann, der Begründer der Homöopathie, machte in seinen ersten praktischen Jahren der homöopathischen Behandlung die Erfahrung, dass gut gewählte Mittel bis zu einem gewissen Punkt wirkten, die Symptome oder Erkrankungen jedoch immer wiederkehrten. Jahrelang beschäftigte er sich mit zahlreichen Krankengeschichten unterschiedlicher Herkunft. Für ihn war klar, dass alle Krankheiten ihren Ursprung in dem Miasma „Psora" oder „Krätzesiechtum" hatten, und er nannte sie „Mutter aller Krankheiten".

Er zählte zu dem Miasmen-Begriff auch die Geschlechtskrankheiten, die er *sykotisches* und *syphilitisches* Miasma nannte. Diese Erkrankungen konnten sich seiner Auffassung nach nur bei einem an Psora erkrankten Menschen manifestieren. Eine Behandlung dieser Erkrankungen mit den passenden homöopathischen Mitteln brachte oft schnelle Heilung, wenn im Nachhinein keine unterdrückenden Behandlungen erfolgten.

Die Vermischung der Miasmen nannte Hahnemann *Pseudosyphilis*. Der amerikanische Homöopath **John Henry Allen** beschrieb zum ersten Mal die Beobachtung, dass Miasmen auf dem Vererbungsweg weitergegeben werden. Die Pseudopsora wurde später als eigenständiges Miasma angesehen und als „Tuberkulinie" bezeichnet.

Die Psora Gruppe

Gemüt

Wechselhaftigkeit, leeres Gefühl im Kopf, Hypochondrie (psychische Störung). Der Betroffene leidet unter großer Angst, eine ernsthafte Erkrankung zu haben, ohne dass sich dafür ein objektiver Befund finden lässt, Angst vor dem Tod und der Dunkelheit, Prüfungsängste.

Kopf

Haarausfall, Kopfschuppen, Milchschorf, Kopfschmerzen, Schwindel.

Augen

Tendenz zu Bindehautentzündungen.

Ohren

Tendenz zum Tinnitus, besonders nach einem Schock.

Nase

Gruchsempfindlich, Heuschnupfen mit Juckreiz und Brennen, Nasenbluten nach Aufregung, verstopfte Nase.

Gesicht

Akne, Ekzeme im Kopfbereich, Ticks, Risse an den Lippen, brennende Aphten (Mundschleimhautentzündungen) mit geröteten Lippen.

Hals

Angina, Heiserkeit, nervöses Räuspern oder Husten.

Verdauung

Heißhunger, Verlangen nach Süßigkeiten und Stimulanzien (Kaffee, Tee usw.), Leeregefühl, Engegefühl, nervöser Magen, Durchfall über längere Zeit, Blähungen.

Harnorgane

Sontanes Wasserlassen bei Angst oder Stress, Bettnässen, Blasenstörung, Diabetes I oder II.

Männliche Genitalien

Juckreiz, Impotenz nach Schock oder Verlust, Rötung, brennende Ausschläge.

Weibliche Organe

Ausbleiben der Menstruation, schmerzhafte starke Menstruation, Überempfindlichkeit vor der Menstruation, Durchfall während der Menstruation, brennender oder juckender Scheidenausfluss.

Atmung

Atmungsbeschwerden, trockener Husten.

Herz

Funktionelle Herzbeschwerden, auch nach Schock oder Verlust, Herzrhythmusstörungen.

Bewegungsapparat

Brennende Handflächen und/oder Fußsohlen, fehlende Kraft in den Beinen, schlechte Koordination (fällt leicht hin), rheumatische Schmerzen, besonders durch medikamentöse Unterdrückung von Krankheiten.

Haut

Trocken, juckend, unrein, Allergien, juckende Akne, schlechte Wundheilung, starkes Schwitzen.

Schlaf

Einschlafstörungen, nächtliches Erwachen (nach circa 3 Uhr), Schlaf unerquicklich, heiße Füße im Bett.

Verschlimmerung

Nach Stimulanzien (Kaffee, Tee, Süßigkeiten, Alkohol), Winter, Kälte.

Verbesserung

Im Sommer oder durch warme Anwendungen, Bewegung, durch Ausscheidungen wie Schwitzen, Blutungen (Nasenbluten, Menstruation), bei Durchfall und Auftreten von Hautausschlägen.

Sykose (Gonorrhoe)

Laut Hahnemann entspricht die Sykose der **Feigwarzen-krankheit** beziehungsweise der Folge der **Gonorrhoe** (Geschlechtskrankheit. Eine Kontaktinfektionskrankheit durch Bakterien, auch „Tripper" genannt). Die Gonorrhoe ist weltweit die häufigste Geschlechtskrankheit (25 Millionen Neuansteckungen pro Jahr) und kann auch bei der Geburt übertragen werden. Die moderne Form ist die Chlamydieninfektion.

Diese Infektion kann auch Generationen zurückliegen. Das bedeutet, dass durch diese Krankheit eventuell genetische Veränderungen hervorgerufen wurden. Außerdem können Patienten die Symptome der Gonorrhoe haben, ohne sich selbst infiziert zu haben.

Das sykotische Miasma ist blockierend und erstickend. Die sykotischen Krankheiten entwickeln sich meist langsam. Der Patient stirbt aber plötzlich.

Zur Sykose gehören auch: Fisteln, Entzündungen, Abszesse, Geschwüre, Mongolismus, Missbildungen wie Hasenscharte, Herzfehler, Blutschwämme, Muttermale, Ödeme, alle Arten langsam wachsender Tumore, Zysten, Polypen, dicklich-gelber Ausfluss (Nase, Ohr, Scheide).

Symptome

Gemüt
Verwirrtheit, Alzheimer, Parkinson-Krankheit, schlechtes Kurzzeitgedächtnis, Suchtneigung, introvertiert, nachtragend, feige, Workaholic, Minderwertigkeitskomplexe, Ängste wie Lampenfieber, Angst vor Verantwortung.

Kopf

Zysten, Warzen, Kopfschmerzen einseitig am Hinterkopf, trockenes Haar.

Augen

Ptosis (Herabhängen des Augenoberlids), Hornhautgeschwüre, Tendenz zu Gerstenkörnern.

Ohren

Tubenkatarrh, erhöhte Schmalzproduktion, Fischgeruch, dicklich, gelber, übelriechender Ohrausfluss, Schwerhörigkeit.

Nase

Chronisch verstopfte Nase, Tendenz zu Erkältungen.

Gesicht

Blass, gelblich, fleckig, rote Lippen.

Mundhöhle

Gelbe, verfaulende Zähne.

Verdauung

Gastritis, übermäßiges Verlangen nach warmem Essen, fettem Fleisch,

Colitis mit gelbem Schleim im Stuhl, Diarrhoe mit schleimigem, wässrigen Stuhl.

Harnorgane

Nierensteine, Nierenkolik, Blasenreizung bei der Menstruation, trüber und dunkler Urin (kann Blut enthalten).

Männliche Genitalien

Hämorrhoiden, Hoden- und Nebenhodenentzündungen, Sterilität, Prostatitis.

Weibliche Genitalien

Eileiterentzündungen, Veränderung der Gebärmutterschleimhaut, Menstruationsblut ist dunkel, klumpig, fadenziehend, übelriechend, krampfartige, kolikartige Schmerzen, Scheidenentzündungen, Sterilität.

Herz/Kreislauf

Bluthochdruck, Thrombosen, Aortenaneurysma (spindel- oder sackförmige Erweiterung des Querschnitts arterieller Gefäße).

Bewegungsapparat

Arthritis, Gicht.

Symptomatik der Gonorrhoe

Frau

Harnröhrenentzündung mit eitrigem Ausfluss, Brennen beim Wasserlassen, kolikartige Schmerzen, hohes Fieber, Abszesse an den Eierstöcken, Tumore, Sterilität

Mann

Jucken oder Brennen beim Wasserlassen, eitriger Ausfluss, fischige Absonderungen, Entzündung der Prostata, Sterilität, eitrige Bindehautentzündung, Meningitis, Arthritis, Fieber, Pusteln in Gelenknähe.

Die Feigwarzenkrankheit

Hier handelt es sich um eine Viruserkrankung von über 60 verschiedenen Sorten, die Tumore auslösen können, zum Beispiel: Hautviruswarzen, genitale Warzen, Schleimhautwarzen sowie auch Tumore, die als Male sichtbar sind.

Die Erreger werden durch Schmierinfektion auf Mikroverletzungen der Haut oder auf die Schleimhaut übertragen und bilden zunächst flache, einzelne oder beetartig auftretende Papeln (kleine Knötchen), die schwer zu erkennen sind. Sie können weiter wachsen und hahnenkamm- oder blumenkohlartige Formen mit rötlicher, grau-bräunlicher oder weißlicher Farbe annehmen. Typische Lokalisationen sind Schamlippen, Scheide,

Penis, Harnröhre, Analkanal, Enddarm und in seltenen Fällen der Gebärmutterhals. Da die Papeln sehr infektiös sind, kann es zu erheblichen Infektionen bei aufeinanderliegenden Hautfalten kommen, aber auch zu Hämorrhoiden und Analekzemen.

Die syphilitische Gruppe

Die Syphilis ist eine gefährliche Geschlechtskrankheit und nach wie vor aktuell, denn die Zahlen der Fälle steigen wieder. Sie gehört zu den sexuell übertragbaren Krankheiten und wird durch Geschlechtsverkehr und Bluttransfusionen übertragen.

Während der Schwangerschaft kann es zur Infektion des Fötus kommen. Damit hat das Kind dann eine „angeborene Syphilis". Manchmal kommt es aber auch zu einer Totgeburt im 7. oder 8. Monat der Schwangerschaft. Liegt die Infektion der Mutter länger zurück, kann das infizierte Kind Symptome des zweiten Stadiums, zum Beispiel Hepatitis, Anämie oder Lungenentzündung, aufweisen. Nach der Geburt kann das Kind zunächst beschwerdefrei sein und erst nach Jahren oder Jahrzehnten erste Symptome entwickeln.

Stadium I

Harte Knötchen, circa zwei Zentimeter groß mit hartem Rand (auch „harter Schanker" genannt) an der Eintrittspforte der Bakterien, meist im Genitalbereich, Mund oder Anus, häufig schmerzlos. Abheilung innerhalb von 3 – 7 Wochen mit Narbenbildung.

Stadium II

Circa neun Wochen nach der Infektion fühlt sich der Patient krank und hat grippeähnliche Symptome wie Fieber, Gelenkschmerzen, eventuell bildet sich ein Ausschlag am Körper und die Lymphknoten sind vergrößert. Gleichzeitig treten Papeln im Mund und am Genital- oder Analbereich auf.

Nach circa vier Monaten gehen die Ausschläge zurück, können aber wiederkommen. Manchmal lassen sie depigmentierte Hautstellen zurück, vor allem am Nacken. Deshalb trugen früher infizierte Prostituierte als „Schmuck" oft ein Samthalsband, um die Zeichen der Krankheit zu verstecken. Diese Pigmentflecken werden auch „Halsband der Venus" genannt.

Haarausfall kann ebenfalls in diesem Stadium auftreten.

Nach Abklingen des zweiten Stadiums kann die Krankheit in eine Latenzphase übergehen. Diese Phase kann mehrere Jahre, Jahrzehnte oder sogar lebenslang andauern.

Empfindliche Antikörpertests haben gezeigt, dass eine unbehandelte Syphilis so gut wie nie spontan abheilt, sondern entweder zeitlebens fortbesteht oder in die nächsten Stadien übergehen kann.

Stadium III bis IV

5 bis 50 Jahre nach Ausbruch der Infektion entwickelt sich bei einem Drittel der unbehandelten Patienten die Syphilis III mit folgenden Symptomen: geschwürartige Wucherungen (meist schmerzlos) und Zerfall des befallenen Gewebes. Hierbei sind vor allem Haut, Zunge, Knochen, Muskeln, Herz, Magen, Darm, Rektum, Leber und Hirn betroffen. Rückenmarksschwindsucht, Inkontinenz, Impotenz sowie Temperatur-, Schmerz- und Sensibilitätsverluste kommen im Endstadium dazu.

Vergleiche auch:
www.heilpraktiker-direkt.de
www.wikipedia.org/wiki/Miasma
www.onmeda.de

Angst, die durch Miasmen entstehen kann

* Angst vor Neuem aufgrund fehlenden Vertrauens oder aus Mangel an Vorstellungskraft, aber auch Prüfungsangst beziehungsweise Angst, etwas nicht zu schaffen.

* Bindungsangst in Verbindung mit Freiheitsdrang.

* Angst vor Blamage (hervorgerufen durch Feigheit beziehungsweise Minderwertigkeitskomplex), Angst im Dunkeln.

* Todesangst, unerträgliche Angst in Verbindung mit Selbstmordgedanken.

Mit POWER-HEALING können wir die Miasmen ausleiten. Da der Ursprung auch in früheren Leben liegen kann, werden wir die Miasmen auf **allen Ebenen auflösen.**

Giftstoffe

Als **Gift** bezeichnet man einen Stoff, der Lebewesen über ihre Stoffwechselvorgänge Schaden zufügt.

Von Lebewesen ausgeschiedene Giftstoffe oder Abfallprodukte werden als **Toxine** (die giftige Substanz) bezeichnet.

In der „Toxikologie" (Giftkunde) werden Gifte erforscht, und man beschäftigt sich mit ihrer Wirkung und ihren Behandlungsmöglichkeiten. Sie befasst sich mit giftigen Substanzen, Tieren, Pflanzen und Mikroorganismen, mit den physiologischen Mechanismen der Giftwirkung und deren Aspekten. Gift kann vorübergehend beeinträchtigen, dauerhaft schädigen (chronische Vergiftung) oder auch töten (akute Vergiftung).

Viren und Bakterien gehören nicht zu den Giften, sondern zu Krankheitserregern, auch wenn Bakterien oft Toxine ausscheiden und Krankheiten hervorrufen.

Substanzen oder Gegenstände, die ein Lebewesen ausschließlich „mechanisch" oder über Strahlung schädigen, gelten nicht als Gift.

In Landwirtschaft und Industrie werden Giftstoffe als Pestizide (chemische Substanzen, die lästige oder schädliche Lebewesen töten, vertreiben oder in Keimung, Wachstum oder Vermehrung hemmen) zur Schädlingsbekämpfung eingesetzt.

Pflanzenschädigende Substanzen = Herbizide, Insektenschädigende Substanzen = Insektizide, sowie gegen schädliche Pilze (Fungizide).

Vergleiche auch:
www.wikipedia.org/wiki/Gift#Beispiele_einzelner_Gifte_des_Menschen

Giftstoffe, die sich im Körper ablagern und Krankheiten verursachen können

Meistens spielen verschiedene Umweltgifte bei Krankheiten eine große Rolle. Bei „Alzheimer" wird heute auch eine Aluminiumvergiftung als Ursache gesehen.
Wir werden diese Gifte später ebenfalls auf **allen Ebenen** **entfernen**.

Hier einige Beispiele

Medikamente	Haushaltsprodukte	Drogen
Psychopharmaka	Insektizide	Alkohol
Hypnotika	Reinigungsmittel	Nikotin
Analgetika/ Schmerzmittel	Kosmetika	Koffein
		Opiate, Heroin
		Kokain
		Amphetamin
Chemikalien	**Gase**	**Nahrungsmittel**
Lösungsmittel/ Flüssigkeitsgift	Kohlenmonoxid	Bakterien
Säuren, Laugen	Kohlendioxid	Giftpflanzen
Mineralölprodukte	Reizgase	Giftpilze
Blutgifte		

Pflanzliche Gifte	Pilz- und Bakteriengifte	Andere Gifte
Belladonnalilie	Acromelalga	Alkohol
Ritterstern (Amaryllis)	Botulinustoxin	Ammoniak
Nikotin (Tabakpflanze)	Exotoxin A	Beryllium
Taxole (Eibe)	Shigatoxin	Cyanwasserstoff
Digitoxin (Fingerhut)	Verotoxin	DDT
Strychnin (Brechnussbaum)	Mykotoxin (Schimmelpilz	E 605
Coniin (Schierling) Colchicin (Herbstzeitlose)	Amatoxine (Knollenblätterpilz)	Kaliumcyanid (Zyankali) Kohlenstoffmonoxid
Aconitin (Eisenhut)		Schwefelwasserstoff
Rizin (Rizinus)		Schwermetalle wie Arsen oder Plutonium
Tropan-Alkaloide (Tollkirsche, Stechapfel, Engelstrompete, Bilsenkraut)		Phospin
Curare (Sammelbezeichnung verschiedener alkaloider Gifte, von Indios aus Südamerika als Pfeilgift genutzt. Herstellung aus eingedickten Extrakten von Rinden und Blättern verschiedener südamerikanischer Lianenarten.		Alle Phenole Methanol

Tierische Gifte

Schlangengift	Bienen-, Wespen-, Hornissen-, Mückengift	Skorpiongift
Fischgift	Gift wirbelloser Meerestiere wie Seewespe oder blaugeringelte Krake	Froschgift
Amphibiengift	Gift der männlichen Schnabeltiere	

Stoffe, die Krankheiten erzeugen können

Aluminium	Asbest	Schimmelpilze
Blei	Brom	Salmonellen
Bronze	PCB	Penicillin
Messing	Dioxin	Kortison
Kadmium	DDT	Antibiotika
Stahl legiert V2A (legiert)	Formaldehyd	Antihistaminika
Edelstahl	Rattengift	Antireumanika
Eisen	Blausäure	Bakterien
Chrom	Salmiak	Elektrosmog
Mangan	Bindemittel	Röntgenstrahlen
Kobalt	Farbstoffe	Teflon
Kupfer	Imprägniermittel	Latex
Nickel	Konservierungsstoffe	Silikon
Zinn	Ameisensäure	Klebstoffe
Amalgam	Blütenpollen	Lack
Quecksilber	Gräserpollen	Holzschutzmittel
Titan	Chlor	Erdöl

Silber	PCB	Benzin
Gold	Nikotin	Dioxin
Platin	Teer	Chlor
Arsen	Ozon	

Quelle: www.wikipedia.org/wiki/Gift#Beispiele_einzelner_Gifte_des_Menschen

Der Grund für Krankheiten, die durch Gifte entstehen, könnte sein, dass sich der Mensch weigert, die Welt so anzunehmen, wie sie ist, begleitet von Wut, Hoffnungs- und Hilflosigkeit. Deshalb ist es hier auch angebracht, die Glaubenssätze abzufragen.

Fühle dich hinein, was zu tun ist.

Aus der Praxis

Im Sommer, nach einem Seminartag, saß ich mit meinen Seminarteilnehmern auf der Terrasse. Ein Seminarteilnehmer, ich nenne ihn hier Volker, reagierte auf Wespengift allergisch und war etwas ängstlich, wenn Wespen in unsere Nähe kamen.

Ich erzählte ihm, es sei möglich, einen Schutzkreis anzuordnen, sodass alle Insekten in respektablem Abstand um uns herumfliegen. Jeden Sommer hatte ich bisher die Erfahrung gemacht, dass an meinem Tisch niemand gestochen wurde. Gemeinsam wollten wir gerade diesen Schutzkreis anordnen, als plötzlich eine Wespe auf Volker zuflog. Er hatte gerade seine Hände für eine Geste erhoben, und die Wespe stach ihn gezielt in den Mittelfinger der rechten Hand.

Wir waren alle in diesem Moment fassungslos. Bei Volker schwoll die Hand und kurz darauf der Arm stark an. Sofort ging ich bewusst in meine Verbundenheit und kam wieder zur Ruhe. Danach bot ich Volker an, einen Notarzt zu rufen, ihn ins Krankenhaus zu fahren oder POWER-HEALING anzuwenden. Er entschied sich für die mentale Methode, obwohl er mittlerweile fühlte, dass auch sein Brustkorb anschwoll.

Sofort ordnete ich an, dass das Gift JETZT herausgespült und lud Volker ein, selbst wahrzunehmen, wie es geschehen würde. Alle anderen Seminarteilnehmer unterstützten den Prozess. Danach kamen uns verschiedene Glaubenssätze, die zu lösen waren. Volker konzentrierte sich dabei auf sein Ausatmen und war bereit, alles zu lösen, was sich in diesem Moment zeigte.

Nach wenigen Minuten fühlte er, wie die Schwellung zurückging. So, wie wir nach dem Wespenstich zusehen konnten, wie die Hand und der Arm anschwoll, konnten wir nun alle erleben, wie die Schwellung sichtlich wieder zurückging.

Nach einiger Zeit gingen dann alle nach Hause. Volker hatte zwar noch am nächsten Tag eine leichte Schwellung am Mittelfinger, jedoch fühlte er sich gut und war sehr froh, diese Erfahrung gemacht zu haben.

Anwendung

„Ich ordne an, alle Miasmen und Giftstoffe auf allen Ebenen JETZT zum höchsten und besten Wohl für mich zu entfernen und ins „Licht" zu geben.

Ich ordne weiter an, alle Zellen, Nerven und genetische Defekte JETZT zu reparieren, zu regenerieren und zu heilen."

Ich ordne weiter an, JETZT meine Aura und Energiefelder zu reinigen und alle Stoffe, die mir schaden und daran haften, ins „Licht" zu geben.
Fülle meine Körper und alle meine Felder JETZT mit Licht und Liebe auf."
„Danke."
(Nimm wahr, was geschieht.)

Bakterien – Viren – Pilze – Parasiten

Bakterien

In Anbetracht der unzähligen verschiedenen Bakterien, die den menschlichen Körper bewohnen, verursachen nur sehr wenige Arten Infektionen und Krankheiten, und zwar nur dann, wenn das Immunsystem des „Wirts" (Mensch, Tier 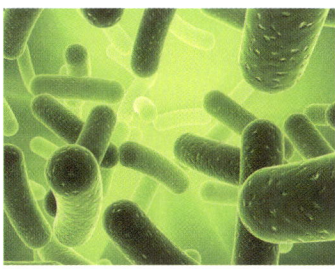 oder Pflanze) geschwächt ist. Die meisten Infektionen entstehen dadurch, dass Bakterien in das Gewebe eindringen. Sie nisten sich dort ein und vermehren sich, was zu einer akuten Entzündungsreaktion des Körpers führen kann. Nur wenige Krankheiten entstehen durch Toxine, die Bakterien außerhalb des „Wirts" produzieren, wie zum Beispiel bei der Lebensmittelvergiftung durch Staphylokokken.

Die Lebensweise und der Stoffwechsel der Bakterien sind sehr unterschiedlich. Es gibt Bakterien, die Sauerstoff benötigen, und solche, für die Sauerstoff Gift ist, während andere tolerant auf Sauerstoff reagieren.

Manche Bakterien, zum Beispiel der *Bacillus,* bilden Sporen, durch die der komplette Stoffwechsel zum Erliegen kommt. In diesem Zustand können die Bakterien für sie ungünstige und auch extreme Umweltbedingungen überstehen und mehrere Jahre überdauern. Andere Bakteriengattungen haben eine andere Strategie entwickelt und ihren Stoffwechsel direkt extremen Umweltbedingungen angepasst. Diese werden „Extremophile" genannt.

Vergleiche auch: http://de.wikipedia.org/wiki/Bakterien#Aufbau

Viren

Viren sind die kleinsten aller Parasiten. Sie brauchen die Zelle des „Wirts", um sich selbst zu vermehren, da sie keinen eigenen Stoffwechsel haben. Für ihre eigene Reproduktion benutzen sie Menschen, Tiere oder sogar Bakterien 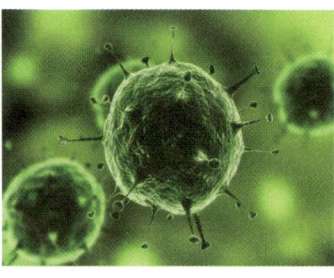 als Wirt. Dabei dringt nur der Zellkern (DNS), der normalerweise allein Infektionen auslösen kann, als infektiöses Material in die Zelle ein. Mehrere hundert unterschiedliche Viren können Auslöser von relativ harmlosen Infektionen sein, wie zum Beispiel einer Erkältung, aber auch von lebensgefährlichen Krankheiten wie Hepatitis oder AIDS. Eine Virusinfektion kann den Wirt schwächen und dadurch das Risiko, an weiteren bakteriellen Infektionen zu erkranken, erhöhen.

Vergleiche auch: http://de.wikipedia.org/wiki/Viren

Fast jeder hat zum Beispiel einen Herpes-Virus in sich, meistens verursacht durch Windpocken. Wenn der Herpes aktiv wird, bekommen die meisten Bläschen an den Lippen, die schmerzhaft sind und oft lange brauchen, bis sie trocknen und abheilen. Allerdings kann es auch vorkommen, dass man den Herpes im Genitalbereich oder im Auge bekommt. Die sogenannte „Gürtelrose" (Herpes Zoster) wird ebenfalls dadurch ausgelöst. Der Herpes kann im akuten Stadium ansteckend sein.

Er bricht häufig auch aus, wenn wir uns vorher zum Beispiel sehr erschreckt oder vor etwas geekelt haben. Manchmal reicht es, nur aus einem Glas zu trinken und danach festzustellen, dass es schmutzig ist.

Immer, wenn ich Bekannte treffe, in Kneipen, auf dem Fußballplatz oder beim Einkaufen, die gerade Herpes an der Lippe
haben, frage ich sie, ob sie es behalten oder lösen möchten.

Die meisten entscheiden sich sofort, es zu lösen.

Nach der Zustimmung frage ich: „Gibt es etwas, worüber
du nicht sprechen willst/kannst? Du musst mir nicht erzählen,
worum es dabei geht, es reicht, wenn es dir bewusst ist." Bisher
haben es alle immer bejaht.

Dann sage ich zum Beispiel: „Stell dir den Herpes in deinem
Körper vor. Hast du einen Impuls, wo er sein könnte?" Auch hier
antworten die meisten sofort und nennen einen Bereich in ihrem
Körper. „Stell dir vor, dass du im Stillen dem Virus jetzt sagst,
dass er ab sofort in Harmonie bei dir weiterleben darf. Sollte er
sich jedoch noch einmal zeigen, muss er ins Licht. Stell dir vor,
wie jetzt eine Farbe, die dir gerade einfällt oder ein Licht dorthin
fließt, auch an deine Lippe, in die Bläschen. Sag den Zellen um
den Virus, dass sie ab sofort auf ihn aufpassen sollen."

Obwohl dies in der Öffentlichkeit stattfindet, schließen die
meisten sofort die Augen und folgen meinem Angebot.

Wenn ich bei einer Begegnung das Gefühl habe, die Person ist im Moment nicht dafür offen, in der Öffentlichkeit diese
Anwendung selbst auszuführen, mache ich dies nach der Zustimmung im Stillen. Es funktioniert genauso.

Ich finde es jedoch besser, die Menschen mit einzubeziehen, da sie es dann selbst getan haben, und diese Erfahrung
bleibt nachhaltig. Wenn ich es im Stillen mache, kann der Ein-
druck entstehen, ich hätte besondere Fähigkeiten, aber diese
haben wir schließlich alle.

Bisher bekam ich immer die Rückmeldung, dass der Herpes extrem schnell abgeheilt und auch nicht mehr ausgebro-

chen sei. Einmal jedoch traf ich einen Bekannten, mit dem ich diese Anwendung schon einmal durchgeführt hatte. Nun hatte er wieder Herpes an der Lippe. Er sagte: „Siehst du, es klappt doch nicht." Daraufhin fühlte ich mich in die Situation hinein und bekam sofort: „Über ein Jahr hatte er keinen Herpes mehr. Jetzt hat er eine neue Partnerin, und dadurch wurde der Herpes wieder aktiviert."

Nachdem ich ihm das sagte, bestätigte er meine Wahrnehmung sofort, allerdings war es ihm etwas peinlich, da er verheiratet war.

Daraufhin sagte ich ihm: „Vielleicht magst du die Situation ja klären? Denn sie kann der Grund dafür sein, dass du wieder Herpes an deiner Lippe hast, das steht für mangelnde Kommunikation."

Zum Schluss erklärte ich ihm noch einmal die Anwendung, und wir verabschiedeten uns.

Einige Tage später rief er mich an und erzählte mir, dass er sich mit seiner Frau ausgesprochen und die andere Beziehung beendet hatte. Seitdem ist bei ihm kein Herpes mehr aufgetreten.

Hier möchte ich ausdrücklich darauf hinweisen, dass der Herpes auch gegangen wäre, wenn er sich mit seiner Frau ausgesprochen, sich aber für die neue Beziehung entschieden hätte. In unserem Leben geht es in erster Linie um Klarheit!

Meine Tochter Geraldine fuhr früher immer mit dem Zug zur Schule. Eines Tages auf dem Hinweg warf sich ein junges Mädchen vor den Zug. Meine Tochter saß im letzten Abteil des Zuges, also direkt dort, wo das Mädchen lag. Sie konnte zwar nichts sehen, jedoch fühlen. Sofort machte sie sich zuerst Gedanken um den Zugführer und schickte ihm mental Heilung und Licht, denn sie dachte, das Mädchen wäre sowieso tot. Also brauchte erst der Zugführer Hilfe. Danach nahm sie Kontakt zur Seele des Mädchens auf und zeigte ihr den Weg ins Licht.

Alle Leute im Zug mussten über zwei Stunden warten, bis es weiterging. Viele weinten und standen unter Schock. Meine Tochter aber war so beschäftigt, anderen zu helfen, dass sie gar nicht merkte, dass sie selbst Unterstützung gebraucht hätte.

Nachdem sie endlich mit den anderen in der Schule ankam, waren dort schon Seelsorger, Psychologen und Lehrer, die sich bestmöglich um die Schüler kümmerten und Hilfe anboten. Da Geraldine aber meinte, die anderen hätten Hilfe nötiger, nahm sie diese nicht in Anspruch.

Nachdem ich meine Tochter dann von der Schule abholte, konnte sie zum ersten Mal darüber sprechen, und ich fühlte, wie sehr sie betroffen war, denn das Mädchen war nur ein Jahr älter als sie gewesen.

Kurz nachdem wir zu Hause ankamen, zeigte mir Geraldine ihren Bauch, an dem viele kleine Bläschen waren. Mir war sofort klar, dass sie eine Gürtelrose hatte, und ich bot ihr an, die „Virus-Anwendung" zu machen, die ich dann gemeinsam mit ihr ausführte. Da meine Tochter drei Tage später auf Klassenfahrt fahren wollte, sollte sie nicht unter dem Druck stehen, die Gürtelrose müsste gehen. Deshalb ging ich mit ihr auch noch zu einer Ärztin, denn ich wollte, dass Geraldine auch die Möglichkeit hatte, selbst zu entscheiden, eventuell Medikamente zu nehmen, falls sie während der Reise Schmerzen bekommen sollte. Sie sollte wissen, dass sie nicht beweisen musste, sich selbst heilen zu können.

Nachdem wir mit einer Menge Medikamente zurückgekommen waren, wollte Geraldine diese nicht nehmen. Drei Tage später, am Tag der Abfahrt, waren die Bläschen bereits getrocknet und zum Teil schon verheilt.

Anmerkung

Am Anfang meines spirituellen Weges habe ich gelernt, dass man bei einem Virus die DNS zerstören soll. Das Ergebnis war sehr gut (zum Beispiel Herpes, Grippe usw.), allerdings fühlte es sich für mich nicht gut an, den Virus zu zerstören, denn das passt meiner Meinung nach nicht so ganz zur Lichtarbeit.

So bekam ich die Information aus meiner „schöpferischen Kraft", dass der Virus harmonisiert werden kann, denn ein Virus kann in unserem Körper leben, ohne uns zu beeinträchtigen.

Seitdem nehme ich, wie bereits beschrieben, Kontakt zu dem Virus auf. Ist er etwas hartnäckiger, „drohe" ich ihm an, dass er sonst ins „Licht" gehen muss. Diese Variante funktioniert hervorragend, und es fühlt sich für mich besser an.

Pilze

Pilze können allergische Reaktionen oder Infektionen verursachen, die vor allem die Lungen, die Haut sowie den Genitalbereich betreffen und sich manchmal auf den ganzen Körper ausweiten können. Die meisten Pilze sind gewöhnlich nicht krankheitserregend, so lange der Wirt nicht geschwächt ist. Menschen, die in Behandlung sind oder unter Bedingungen leben, die das Immunsystem beeinträchtigen, neigen besonders zu Pilzinfektionen.

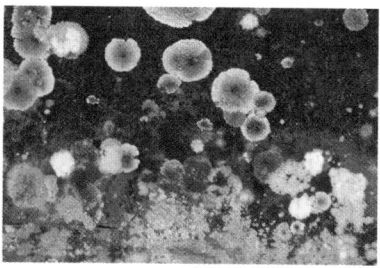

Vergleiche auch: http://infections.bayer.com/de/diseases/bacteria/index.html

☆☆☆

Parasiten

Parasiten sind Organismen (Pflanzen oder Tiere), die temporär oder dauerhaft auf Kosten anderer Lebewesen, eines sogenannten Wirtes, zur Befriedigung ihrer Bedürfnisse (Nahrung, Fortpflanzung usw.) leben.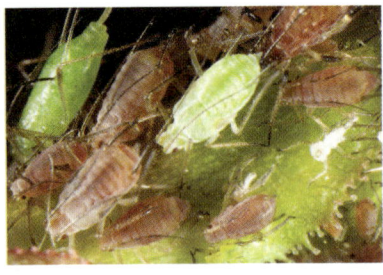
Sie halten sich ständig am oder im Körper des Wirts auf und leben von dessen Körpersubstanz oder von der aufgenommenen Nahrung, ohne jedoch den Wirt zu töten. Der Wirtsorganismus hat keinen Nutzen von ihnen, er wird mehr oder weniger stark geschädigt.

Viele Parasiten übertragen häufig andere Parasiten und können von einem Tier auf einen Menschen und von einem Menschen auf ein Tier übertragen werden.

Pflanzliche Parasiten sind zum Beispiel Mistel und Sommerwurz. Zu den tierischen Parasiten gehören Bandwürmer, Blutegel und Flöhe.

Die Wandlungsfähigkeit der Parasiten ist einzigartig. Sie tricksen sogar das Immunsystem des Wirtes aus, um am oder im befallenen Körper bleiben zu können. Zu diesem Zweck haben sie verblüffende Überlebensstrategien parat. Stilette, Dornen und Hornzähne gehören zur Grundausstattung.

Verschiedene Parasiten

Plasmodium	ist der Erreger der gefährlichen Tropenkrankheit Malaria. Das Sporentierchen ist nur 0,01 mm lang und wird durch Mücken übertragen.
Toxoplasma gondii	ist der Verursacher der Toxoplasmose
Zecken	ernähren sich vom Blut ihrer Opfer. Sie übertragen Krankheiten wie Frühsommer-Meningoenzephalitis, eine Hirnhautentzündung, und Borreliose.
Flöhe	Weltweit gibt es circa 1100 verschiedene Arten. Die exzellenten Springer befallen bevorzugt Hunde und Katzen, aber auch Menschen.
Bettwanzen	verstecken sich in Zimmerritzen. Nachts krabbeln sie unter Decken, um ihren Opfern das Blut auszusaugen.
Kopf- und Filzläuse	klammern sich mit kräftigen Klauen eisern an Haaren fest. Alle zwei bis drei Stunden machen sie sich über das Blut ihres Wirtes her.
Haarbalgmilben	sind achtbeinige Spinnentiere, die sich vom Talg an den Kopfhaaren ernähren.
Krätzmilbe	gräbt sich bis zu fünf Zentimeter lange Gänge in die Oberhaut.
Fuchsbandwurm	Menschen infizieren sich oft durch den Verzehr von Waldbeeren. Hat sich der Parasit einmal in der Leber eingenistet, wächst er über viele Jahre zu einem stattlichen Wurm heran.
Bandwurm	kann bis zu zwölf Meter lang und achtzehn Jahre alt werden. Er quartiert sich gerne in menschlichen Darmwindungen ein.

Vergleiche auch: http://www.lexi-tv.de/lexikon/thema.asp?InhaltID=1495

Anwendung

„Ich ordne an, alle Bakterien, Viren, Pilze, Parasiten und Verunreinigungen, die für mich schädlich sind und mich schwächen, auf allen Ebenen JETZT zum höchsten und besten Wohl für mich zu entfernen und ins „Licht" zu geben.

Ich ordne weiter an, alle Zellen, Nerven und genetischen Defekte jetzt zu reparieren, zu regenerieren und zu heilen."

Ich ordne weiter an, JETZT meine Aura und Energiefelder zu reinigen und alle Stoffe, die mir schaden und daran haften, ins „Licht" zu geben.

Fülle meine Körper und alle meine Felder JETZT mit Licht und Liebe auf."
„Danke."
(Nimm wahr, was geschieht.)

Zusätzliche Anwendungsmöglichkeiten

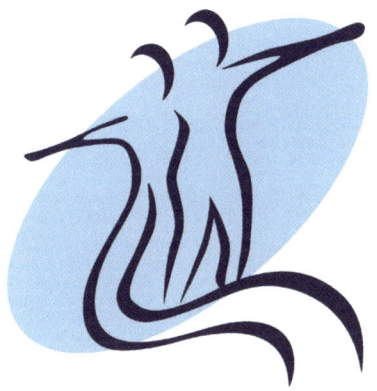

Wünsche manifestieren

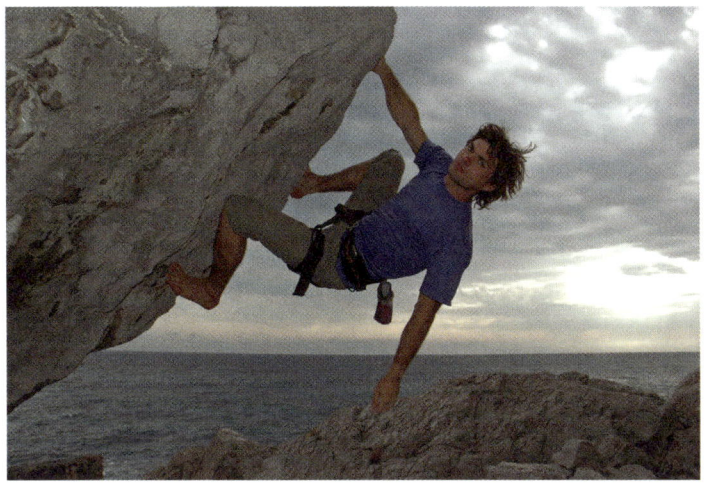

Mit dieser Technik erschaffst du deine eigene Realität.

Beachte dabei, dass du mit Lichtarbeit keinen anderen Menschen zu deinem Nutzen manipulieren kannst. Das heißt, wenn du in jemanden verliebt bist, diese Person aber nicht mit dir zusammen sein will, kannst du es nicht erzwingen, denn das würde in die Handlungsfreiheit des anderen eingreifen.

Sonst kannst du alles manifestieren, sowohl materielle Dinge, wie auch neue Wegbegleiter, die zu dir passen.

Überlege dir genau, was du willst.

Bei materiellen Dingen reicht es nicht, zum Beispiel einfach nur „ein Auto" zu bestellen, dann bekommst du auch „irgendein Auto".

Stell dir das Auto genau vor. Welche Marke oder welcher Typ, Farbe, Innenausstattung usw. Mach dir dabei keine Gedanken darüber, wie du dieses Auto bezahlen kannst. Wenn du diesen Wunsch manifestiert hast, wird auch das Geld dazu in irgendeiner Form vorhanden sein.

Wenn du dir einen Lebenspartner wünschst, kannst du genau angeben, welche für dich wichtigen Eigenschaften dieser haben soll, zum Beispiel das Alter, das Aussehen, die Hobbys, sexuelle Neigungen oder was auch immer.

Ich empfehle hierbei, einen Lebenspartner, der auch Seelenpartner ist und sich in der gleichen Geschwindigkeit in die gleiche Richtung wie du weiterentwickelt.

Wenn du dir eine Lebensveränderung wünschst, betrachte genau, was du verändern möchtest.

Schreibe dir deinen Wunsch am besten vorher auf, so wirst du leichter feststellen, was dir wirklich wichtig ist.

Du darfst auch für andere Menschen manifestieren, wenn sie dich darum bitten.

Übung

Diese Übung kannst du besonders gut mit anderen zusammen machen.

Stell dir etwas vor, was du gerne haben möchtest. Hierbei sollte es unbedingt ein materieller Wunsch sein, zum Beispiel ein Fahrrad, Auto, Haus usw. Beachte auch, dass der Wunsch wirklich für dich ist und nicht für jemand anderen, zum Beispiel Familie, denn hier geht es erst einmal um eine Übung. Sollte es dir am Anfang noch nicht so leicht gelingen, stell dir zusätzlich vor, dass ein großer Sack mit Geld neben dir steht.

Wenn du alleine bist, kannst du den Wunsch auch gerne aufschreiben. Probierst du es mit anderen zusammen aus, dann wechselt euch ab. Das heißt, sobald der eine seinem Wunsch nichts mehr hinzuzufügen hat, ist der nächste dran. Es dürfen auch gerne mehrere Wünsche sein.

Nun, waren die Wünsche klar artikuliert?

Beachte hierbei, dass du auch die Zeit- und Ortsangabe berücksichtigst. Manifestiere, wo und wann es geschehen soll.

Fiel es dir leicht, die materiellen Wünsche zu formulieren? Bei einigen Menschen kommt erst einmal das Gefühl: „Eigentlich habe ich doch alles." Woher kommt aber dann das Gefühl, nicht alles zu bekommen?

Konntest du dir deinen Wunsch vorstellen, hast du ihn ausgeschmückt, oder warst du eher bescheiden?

In meinen Seminaren erlebe ich oft bei dieser Anwendung, dass der eine Teilnehmer bereits seine Villa mit Pool und ein teures Auto gewünscht hat, während der andere noch sein Fahrrad beschreibt, das er haben möchte.

Manchen würde es anfangs leichter fallen zu sagen, was sie alles nicht wollen.

Bei dieser Übung geht es nicht darum, dass man auch ohne materielle Dinge glücklich sein kann, sondern um die Vorstellungskraft, die du hierbei üben kannst.

Nachdem ich damals das Thetahealing-Seminar besucht hatte, wollte ich unbedingt die Lehrer-Ausbildung dafür machen, die aber in den USA stattfand. Zu dieser Zeit verfügte ich nicht über die finanziellen Mittel, doch der Wunsch war so stark, und ich wusste, dass dies mein Weg war.

Kurz darauf wurde mir ein Geldbetrag von einem Amt auf mein Konto überwiesen. Es war eine Nachzahlung. Bis heute ist mir nicht ganz klar, warum, jedoch war es genau der Betrag, den ich für Flug, Seminar und Hotel sowie für die Betreuung meiner Kinder während meiner Abwesenheit benötigte.

Anwendung

„Ich ordne an die Manifestation von _____."

„Danke."

Stell dir vor, wie du von oben in eine Glaskugel schaust, in der du dich und dein Leben betrachtest. Deine Hand mit der schöpferischen Kraft greift in die Kugel und rührt, bis ein Wirbel entsteht. Nachdem sich der Wirbel aufgelöst hat, siehst du dich mit deinem Wunsch, deiner Veränderung.

Gerne kannst du auch zum Beispiel ein Schneehäuschen nehmen, das du schüttelst. Wenn der Schnee gesunken ist, siehst du dich mit deinem Wunsch, deiner Veränderung.

Jede andere Vorstellung ist richtig, wenn sie aus dem Gefühl deiner Verbundenheit kommt.

Hier noch eine zusätzliche Anwendung, die ich selbst immer wieder gerne nutze. Sie ist von meinem guten Freund Alexander Müller.

Wenn du magst, dann verwende dafür ein Büchlein, in das du hineinschreiben kannst. So kannst du immer mal wieder nachlesen, was alles in Erfüllung gegangen ist. Obwohl ich weiß, dass es geschieht, bin ich trotzdem immer wieder erstaunt, wie schnell sich die Wünsche erfüllen können.

Manifestationen für dich

Schreibe dir auf
1. drei materielle Wünsche,
2. drei immaterielle Wünsche

und beginne zum Beispiel mit

Auf vollkommene Art und Weise manifestiere ich JETZT:

oder

Auf vollkommene Art und Weise manifestiere ich JETZT, dass SOFORT zu meinem höchsten und besten Wohl ...!

Danach

3. drei Dinge, für die du heute dankbar bist.
4. Drei Dinge, die du heute gut gemacht hast.
5. Drei Menschen oder Situationen, an die du Licht und Liebe sendest.
6. Drei Affirmationen für diesen Tag.

Anmerkung
Natürlich darfst du auch mehr oder weniger aufschreiben.
Ich habe die Erfahrung gemacht, dass ich hierfür ungefähr fünfzehn Minuten benötige. Wenn du magst, kannst du diese Anwendung täglich machen, oder wenn dir danach ist.

Seelengefährten – Seelenpartner

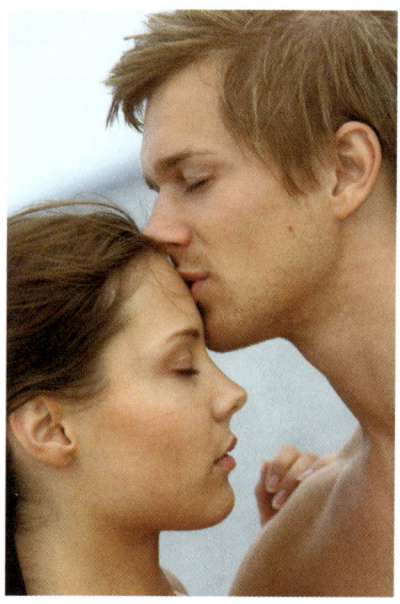

Seelenpartner oder auch Seelengefährten sind Seelen, mit denen wir eng verbunden sind. Sie können Liebespartner oder sehr gute Freunde sein. Gemeinsam begleiten sie uns durch die verschiedenen Leben und Zeiten. Wir lernen voneinander und haben auch die Möglichkeit, alte Dinge, die in einem früheren Leben nicht gelebt oder gelöst wurden, in diesem Leben miteinander aufzuarbeiten. Meistens entscheiden wir uns auch, mit diesem Menschen in irgendeiner Form zu leben.

Sicher sind alle deine Familienmitglieder und engsten Freunde deine Seelenpartner und gehören zu deiner „Seelenfamilie", deinem „Familienstern", egal, wie dein Verhältnis in diesem Leben zu ihnen ist. Gemeinsam reist ihr durch alle Zeiten und Planeten.

Seelenpartner sind ständig um uns, wir erkennen sie nur nicht immer auf Anhieb.

Begegnungen mit Menschen, die dir sehr vertraut sind, zum Beispiel Arbeitskollegen, Nachbarn und Bekannte, oder Menschen, mit denen du sehr beeindruckende Erlebnisse hattest, ob positiv oder negativ, gehören dazu.

In der heutigen Zeit begegnen wir mehr Seelengefährten als jemals zuvor, da so viele alte Seelen „unterwegs" sind. Deshalb haben wir auch eine große Auswahl für unsere jeweiligen Lebensabschnitte. Vielleicht ein Grund, warum immer mehr Menschen für den Lebensabschnitt der Familiengründung einen Partner haben und danach eine neue Liebe für den nächsten Lebensabschnitt wählen.

Auch wenn wir nach einer Zeit der Freundschaft oder Liebe feststellen, dass die Beziehung nicht mehr passt, so haben wir bei der Auswahl keinen „Fehler" gemacht, sondern die Erfahrung gebraucht.

Seelenpartner zeigen dir manchmal deine Muster und Verhaltensweisen, die dir selbst nicht gefallen. Sie „spiegeln" dir damit deine Themen. Dies kann dich in deiner Entwicklung voranbringen, aber auch blockieren, und es ist häufig der Grund, warum Beziehungen wieder auseinandergehen.

Ein Seelenpartner kann auch bedeuten, der EINE Mensch zu sein, mit dem wir Erfüllung, Harmonie und reine Liebe erfahren, da wir eine tiefe Verbundenheit fühlen und es alles übersteigt, was wir (in diesem Leben) bisher erfahren haben.

Die Schwingung eines Seelenpartners wühlt dich auf, und du weißt, wenn auch vielleicht nicht bewusst, dass ihr euch schon lange kennt. Das ist auch der Grund, warum wir von „Liebe auf den ersten Blick" sprechen. Meistens hat man dabei

„keine Schmetterlinge im Bauch", sondern ein tiefes Gefühl von „VERTRAUTSEIN".

Oft wird bei solchen Begegnungen auch von Dual- oder Zwillingsselen gesprochen. Hierbei ist gemeint, dass zwei Seelen seit Urzeiten miteinander verbunden sind. Manche sprechen auch davon, dass aus einer Seele zwei Seelen entstanden wären. In meiner Wahrnehmung sind wir alle eigenständige Individuen und haben immer unseren freien Willen.

Wenn wir „Liebesschmerz" erfahren, brauchen wir die „Enttäuschung" als „Lerngeschenk", um zu erkennen, was wir wirklich wollen.

Wenn du einen Seelenpartner für dich wünschst und herbeirufen magst, dann manifestiere den optimalen Seelenpartner, der sich mit dir in der gleichen Geschwindigkeit und in die gleiche Richtung weiterentwickelt.

Überlege dir, ob du eine freundschaftliche und/oder eine sexuelle Beziehung haben möchtest.

Wenn du zum Beispiel Wert auf sexuelle Treue beziehungsweise monogames Verhalten legst, dann gib das bei deiner „Bestellung" mit an. Sicher ist es auch gut, die eigenen sexuellen Wünsche und Bedürfnisse zu berücksichtigen.

Mit dem Seelen-Lebenspartner erlebst du Erfüllung und reine Liebe, wenn du dich selbst angenommen hast, Liebe für dich empfindest und glücklich mit dir sein kannst.

Begegnungen mit den Begleitern des Lichts

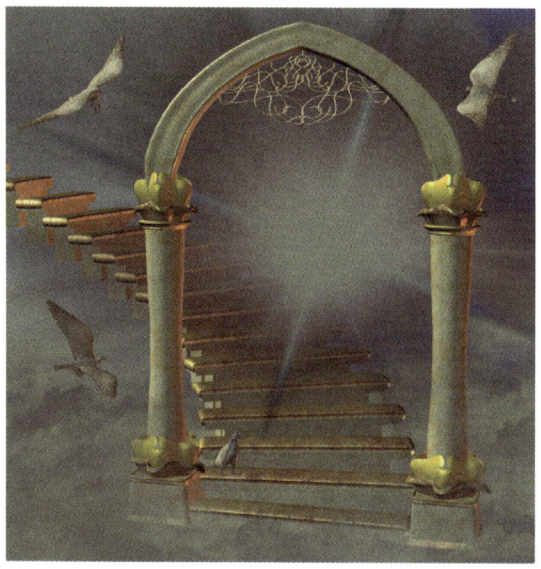

Es ist ein wunderschönes Erlebnis, Kontakt mit den Begleitern des Lichts aufzunehmen.

Lichtwesen, die uns helfen und beistehen, erfüllen für uns verschiedene Aufgaben nach dem „allumfassenden universellen Plan". Wir kennen sie als Engel, Schutzengel, Erzengel, Meister oder als Totem- oder Krafttiere.

Zusätzlich stehen uns „Begleiter" (manche nennen sie auch „geistige Führer", jedoch entscheiden wir unseren Weg und nicht jemand anderer, deshalb empfinde ich das Wort Begleiter passender) zur Verfügung, die uns unterstützen und alles lehren, was wir für unsere Weiterentwicklung brauchen. Dies geschieht meist nachts, wenn wir schlafen.

Oft erinnere ich mich daran, dass ich in der Nacht wieder in das „Schulungscamp" gereist bin.

Lichtwesen nehmen manchmal andere Formen an als wir vermuten, wenn wir ihnen begegnen. Wir erkennen sie auch in abstrakten Formen, Regenbögen, Lichtformen und vielem mehr.

Vielleicht siehst du Farben und Licht und fühlst die Energie dieser verschiedenen Wesenheiten.

Bei der Kontaktaufnahme zu Boten und Begleitern können wir aber auch Wesenheiten wie Elfen und lustige Kobolde treffen, die uns auf unserem Weg begleiten.

Jedes Mal, wenn wir uns wieder weiterentwickelt haben, bekommen wir neue Begleiter.

Bei der Kontaktaufnahme mit Lichthelfern kann es auch geschehen, dass wir „kleine Seelen" wahrnehmen, die darauf warten, geboren zu werden. Du kannst mit allen, die du wahrnimmst, sprechen und zum Beispiel fragen, ob sie eine Botschaft für dich haben.

Wenn du Kontakt zu deinen Lichtbegleitern aufnehmen willst, verbinde dich zuerst mit deiner „allumfassenden schöpferischen Kraft". So schließt du aus, dass du eventuell anderen Wesenheiten begegnest, die sich auch auf der Ebene der Lichtbegleiter bewegen können. Diese lieben es nämlich, dir „falsche" Informationen zu geben und dich zu „foppen".

Anwendung

Dies ist die einzige Anwendung, die ich etwas anders durchführe als gewohnt.

Ich fühle mich in meine Verbundenheit und ordne für mich oder meinen Klienten an, wie unten beschrieben, gehe dann wieder zurück in meinen Körper, zu meinem Herzchakra, und schaue von dort aus auf meine oder die Schultern der anderen Person.

Du kannst aber auch direkt von oben auf dich oder den anderen herunterschauen.

Probiere es einfach aus, du wirst es richtig machen.

Anrede:
**„Ich ordne an Kontaktaufnahme zu meinen Lichtbeglei-
tern, jetzt!"**

Statt Lichtbegleiter kannst du auch direkt deine Schutzengel, Meister, Totem- oder Krafttiere und Begleiter ansprechen.

Schutz für dein Haus – deine Umgebung

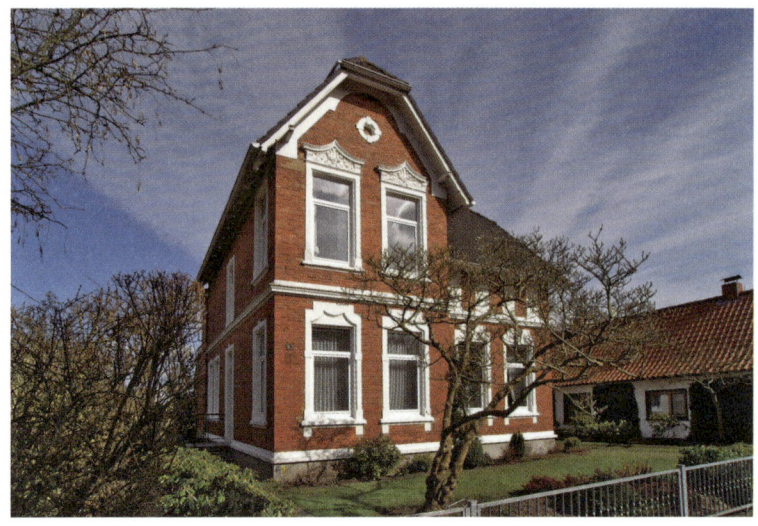

Mit diesen Methoden kannst du dein Umfeld, deine Umgebung, energetisch reinigen und schützen. Du kannst den Schutz für Mensch und Tier, aber auch für dein Zuhause, deinen Arbeitsplatz, dein Auto usw. anordnen.

Einfach und schnell

Schutz für dich selbst

„Ich ordne an, dass ich JETZT, SOFORT geschützt und sicher bin!"

Ziehe weißes Licht in dein Kronenchakra und lass es in alle deine Zellen fließen. Wenn du nach einer Zeit das Gefühl hast, vollkommen aufgefüllt zu sein, lass das Licht aus deinem Kronenchakra über deinen Körper fließen. Hülle dich in ein „Ei" aus weißem Licht, bis du das Gefühl hast, geschützt zu sein.

Anmerkung

Weißes Licht beinhaltet alle Farben! Als Schutz gegen bestimmte Situationen oder Personen kannst du dir auch Gold, Violett, oder welche Farbe auch immer für dich passend ist, visualisieren.

Schutz für Dein Haus

„Ich ordne an, Reinigung und Schutz für mein Haus, meine Umgebung!"

Ziehe einen Energiekreis um dein Haus (deine Umgebung), der für ALLES Gute durchlässig ist und ALLES Negative draußen lässt.

(Nimm wahr, was geschieht.)

Das Vielfachgitter

Das Vielfachgitter ist mir ursprünglich bei einer Erzengel-Anwendung begegnet. Da sie mir persönlich etwas zu begrenzt war, habe ich diese Variante erfahren.

Du kannst dieses Vielfachgitter von jedem Ort aus erstellen, auch wenn du nicht physisch anwesend bist. Die kreisförmige Geometrie des Schutzgitters ist sehr stabil, einfach anzuwenden und zu „pflegen". Lebe darin, und es wird einfacher sein, den „Himmel auf Erden" zu leben.

Wende das Vielfachgitter nur für Gebäude und Räume an, nicht für dich selbst, da die Kraft der Veränderung sich in einer Geschwindigkeit dreht, die für deine Felder zu intensiv sein kann. Bei Menschen und Tieren reicht zum Schutz ein einfacher Lichtkreis.

„Ich ordne an, Schutz für mein Haus. Installiere das Vielfachgitter."

„Alle nötigen kreisförmigen Gitter um mein Haus, Kreissicherheit!"

„Ich ordne an, die Gitter so lange zu drehen, bis alles mit der entsprechenden Geschwindigkeit herausgewirbelt wird, wie astrale Wesen, widrige astrologische und karmische Einflüsse, astrale Störungen und elektromagnetische Frequenzen, Viren, Pilze, Bakterien, Angst, Disharmonie, Ärger, Erwartungen, Frustrationen, Sorgen, Misskommunikationen, Traurigkeit, Feindbilder, Mangel,

Einsamkeit und alles, was die klare Kommunikation, das Bewusstsein und die Spiritualität stört und hindert."

„Ich ordne weiter an, alles herauszuwirbeln, was hier nicht erwähnt wurde, mein Innerstes aber weiß, dass es seinen Platz jetzt verlassen muss."

Stell dir vor, wie zum Beispiel goldene Ringe über das Gebäude gelegt werden, sodass ein Gitter entsteht.

Schutzgitter energetisieren

„Ich ordne an, die Schutzgitter zu energetisieren mit Frieden, Freude, Reinheit, Wissen, Freiheit, Harmonie, Toleranz, Liebe, Gnade, Barmherzigkeit, vereinigten Chakren, Zentriertheit, Klarheit, Bewusstsein, vollständiger Verbindung zur Spiritualität, klarer Kommunikation, Gesundheit, Wohlstand und Souveränität."

„Energetisiere alles, was hier nicht genannt wurde, mein Innerstes aber weiß, dass es nun kommen darf."

„Ich ordne an Versiegelung der Schutzgitter."

Schutzgitter neu aktivieren

Hin und wieder kann es sein, dass du das Bedürfnis hast, das Schutzgitter neu zu installieren oder zu aktivieren. Dies kann vorkommen, wenn zum Beispiel eine Person bei dir zu Besuch war, die viel Unruhe und/oder negative Energie mitgebracht hat.

Selbstverständlich kannst du das jederzeit tun, denn es wird immer zum höchsten Wohl für dich und die Menschen geschehen, die mit dir leben.

Es reicht dabei, die nachstehende Anwendung auszuführen, wenn du jedoch möchtest, benutze ruhig die vorherige.

„Ich ordne an, die Gitter der Kreissicherheit zu meinem höchsten und besten Wohl neu auszurichten und zu harmonisieren."

„Entlasse alle Störungen aus dem Gitter und energetisiere die Frequenzen für eine klare Kommunikation aus meiner „höchsten schöpferischen Kraft".

Versiegele das Gitter."

Gruppenheilung mit POWER-HEALING

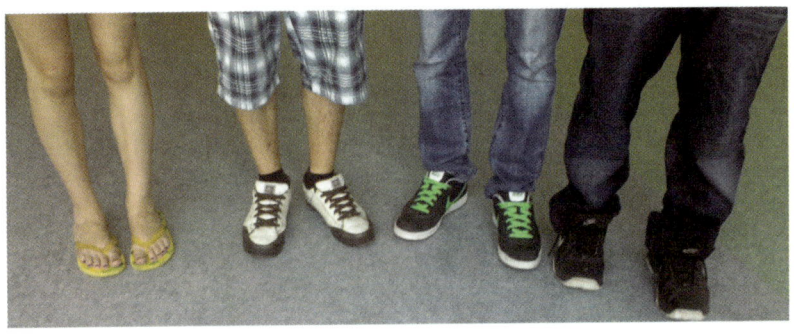

Während eines Seminars wurde mir eine für mich neue Form der Gruppenheilung gezeigt, die wir dann gleich am Seminarende durchführten. Diese Anwendung ist seitdem ein fester Bestandteil geworden.

Bei einer Gruppenheilung können auch Menschen mit einbezogen werden, die nicht anwesend sind.

Denke immer daran, dass die Heilung von der Person, für die sie bestimmt ist, nicht angenommen werden muss. Eine Gruppenheilung ist lediglich ein Angebot für die Seele des Menschen, und sie entscheidet selbst, ob sie es annehmen mag.

Anwendung

Alle Teilnehmer bilden einen Kreis (hierbei ist es nicht notwendig, sich an den Händen zu halten).

Wenn wir mit einem Menschen eng verbunden sind, fällt es uns manchmal nicht leicht, Heilung anzubieten, denn wir haben vielleicht Angst vor Ablehnung.

Deshalb bittet ein Teilnehmer einen anderen aus dem Kreis um Heilung für eine bestimmte Person. Hierbei kann der Name genannt werden, auch die Verbindung zu dieser Person, es reicht aber auch aus, dass derjenige, der darum bittet, an denjenigen denkt, an den das Heilangebot gesandt werden soll.

Der angesprochene Teilnehmer aus dem Kreis ist in diesem Moment Vermittler (Medium) und kann „wertfrei" das Heilangebot „abgeben".

Während dies geschieht, kann die Gruppe entweder Licht und Liebe an den Teilnehmer senden, der den Auftrag angenommen hat, die Heilenergie an die genannte Person zu geben. Es ist aber auch möglich, dass mehrere Personen gleichzeitig Heilungsangebote für verschiedene Menschen übernehmen, während die anderen wiederum Licht und Liebe an diejenigen senden, die die „Aufträge" übernommen haben.

Bei einer Gruppenheilung kann jeder Teilnehmer auch den anderen „reine Liebe" senden, oder zum Beispiel das Gefühl von tiefem Vertrauen und Sicherheit usw.

So erfährt jeder in der Gruppe, wie es sich anfühlt, reine Liebe zu geben und zu erhalten. Allein die Schwingungen der reinen Liebe bewirken schon Heilung, denn: Liebe ist die größte Kraft im „allumfassenden Sein" und hat die höchste Schwingung überhaupt. Deshalb kannst du sie für alle Heilungen verwenden.

Eine sehr schöne Anwendung ist es auch, wenn sich jeweils einer aus der Gruppe in die Mitte stellt und von allen anderen Heilenergie angeboten bekommt, oder aber eine Person sitzt auf einen Stuhl, und alle anderen lassen die Heilenergie fließen, über Füße, Hände, Schultern, über die Stellen, an denen es sich für alle Beteiligten gut anfühlt.

Gruppenheilungen sind genauso wirkungsvoll wie individuelle Heilungen, wenn sie angenommen werden.

Nachwort

Liebe Leserin, lieber Leser,
nun hast du alle „Werkzeuge", um dein Leben selbstverantwortlich und in Fülle zu gestalten und zu leben.

Wenn du mit POWER-HEALING immer zum „höchsten und besten Wohl ALLER" und mit Liebe und Mitgefühl arbeitest, dich von deinem Höheren Selbst führen lässt, werden deine Wahrnehmungen immer richtig sein.

Denke daran, du hast kein Recht, andere Menschen zu manipulieren. Zeige ihnen den Weg, den sie gehen können, aber lass sie selbst entscheiden, ob sie es auch tun wollen.

In meinen Seminaren und Behandlungen vermeide ich es „Du musst" oder „Du darfst nicht" zu sagen, meiner Erfahrung nach nehmen die Menschen die „Wegweiser" besser an, wenn man ihnen sagt: „Du kannst", „Du darfst", oder „Wenn du magst".

Ich wünsche dir von ganzem Herzen ein gesundes und erfolgreiches Leben voller Licht und Liebe!

Seminare

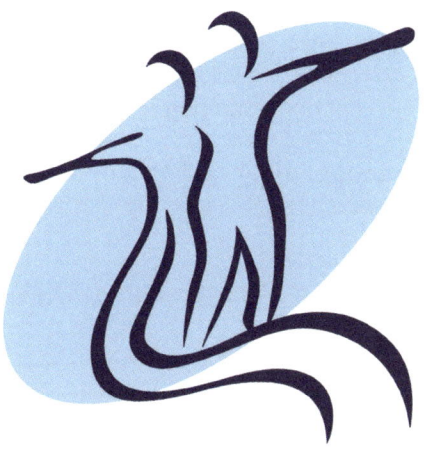

4 Tage Basis-Seminar POWER-HEALING – Selbstheilung

3 Tage POWER-HEALING Aufbaukurs –
Anwender für Beratungen und Behandlungen

Heike Schweden
Paradiesweg 9
D – 88677 Markdorf
Fon: 0(049) 7544 – 95 84 41
Fax: 0(049) 7544 – 95 84 42
heike@power-healing.de

www.power-healing.de

Bildquellenverzeichnis

Wodurch entsteht die Realität

Die 7 Ebenen der schöpferischen Existenz

Die Aura

Energiezentren – Chakren

Die Basis der Wahrnehmungen mit POWER-HEALING

Visualisieren

Die POWER-HEALING „Technik"
Seite 91   fotolia: Helping hand © DifferenceMaker #5394579

Energetische Reinigung und Schutz
Seite 114   fotolia: Hands catching clean water close up. Environmental concept.©Elenathewise #3925505

Heilung – Spontanheilung – Heilung für dich selbst
Seite 116   fotolia: Kinderhände © RRF #5580468

Verschiedene Muskeltests (Kinesiologie)
Seite 134   fotolia: Durchtrainierter Körper © Visionär #12574862

Emotionen und Gefühle erschaffen
Seite 148   fotolia: Augen verdecken © Robert Kneschke #20397589

Alte Muster, erlernte Verhaltensweisen, Prägungen, Glaubenssätze und Blockaden
Seite 171   fotolia: versteckt #1 © Doreen Salcher #704943

Aktivierung der Zellen, Zellmembran und DNS
Seite 191   fotolia: menschliche zellen mit zellkern © Sebastian Kaulitzki #11882379

Seite 191   fotolia: dns 2 © Spectral-Design #573378

Seite 198   www.commons.wikimedia.org/wiki/File:Chromosom_ Chromatide_Feinstruktur. png?uselang=de

Seite 200   www.wikipedia.org/wiki/Datei:HumanChromosomes ChromomycinA3.jpg?uselang=de (Autor: Steffen Dietzel, Lizenz: ttp://creativecommons.org/licenses/by-sa/3.0/deed.de)

Seite 201   www.wikipedia.org/wiki/Datei:Human_male_ karyotpe_high_resolution.jpg?uselang=de

Behandlungen im Liegen mit POWER-HEALING
Seite 213   fotolia: Multicolored © Murat Subatli #19546458

Feinstoffliche Verunreinigungen

Seite 312   fotolia: Luftverschmutzung durch Industrie – Schornsteine © ABC.pics#15249708

Bakterien – Viren – Pilze – Parasiten

Seite 333   fotolia: bakterien © Sebastian Kaulitzki #7966575
Seite 334   fotolia:3d virus © Sebastian Kaulitzki #5941553
Seite 339   fotolia: Pilze auf Stein © Sulabaja #11867617
Seite 340   fotolia: Aphids congregating on rose © jscalev #4954821

Wünsche manifestieren

Seite 345   fotolia: the climb #3 © Andrey Plis #2358516

Seelengefährten – Seelenpartner

Seite 350   fotolia: a young couple kissing © Yuri Arcurs #1041879

Begegnungen mit den Begleitern des Lichts

Seite 353   fotolia: himmelstür © Ancello #11045923

Schutz für dein Haus – deine Umgebung

Seite 356   fotolia: stadtvilla © Anne Katrin Figge #473807

Folgende Bildrechte liegen bei der Autorin:

Seite 140, 141, 142, 146, 218, 219, 220, 362

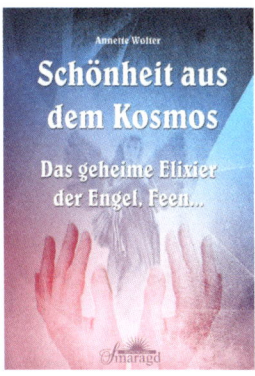

Annette Wolter
Schönheit aus dem Kosmos
Das geheime Elixier der Engel, Feen,...
208 Seiten, A5, broschiert
ISBN 978-3-941363-48-9

Welche sind die Engel, die den Schlüssel zur Schönheit in ihren Händen halten? Wie kommen wir mit ihnen in Kontakt? Geht es nicht eigentlich nur um die innere Schönheit, und ist nicht die Beschäftigung mit der äußeren oberflächlich und unwesentlich? Antworten auf alle diese Fragen werden sich dir im Laufe des Lesens erschließen.

Die Engel der Schönheit verleihen unserem Leben Farbe, Duft und Leichtigkeit. Wenn du ihr Licht gesehen hast, strahlt es aus deinen Augen so, wie der Mond das Sonnenlicht reflektiert. Ja, sie liften unser Leben!

Bade in der Energie der Engel und wirf einen Blick in ihre Schatztruhe, deren Inhalt an Symbolen, Schönheitsrezepten und Beauty-Magneten sich mehr und mehr vor dir ausbreiten wird.

Mit zahlreichen praktischen Beauty-Tipps.

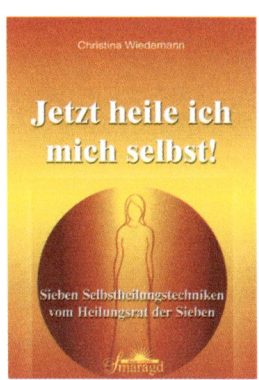

Christina Wiedemann
Jetzt heile ich mich selbst!
Sieben Selbstheilungstechniken vom Heilungsrat der Sieben
168 Seiten, Großformat, gebunden, mit Leseband
ISBN 978-3-941363-34-2

2006 trat der Heilungsrat der Sieben (Isis, Hilarion, Metatron, Saint German, Lady Nada, Jesus, Maria Magdalena) an das Medium heran und teilte sieben Selbstheilungstechniken mit, die es galt, sprachlich und grafisch leicht verständlich umzusetzen.

Auf das Wesentliche konzentriert, werden Auralehre, Chakrenlehre, kosmischer Verbindungsaufbau, Kreieren eines Auraschutzes, Kreieren einer Energiekugel sowie die Wichtigkeit des endokrinen Systems für die Gesundheit erläutert.

Der Leser lernt Schritt für Schritt, seinen persönlichen Weg zum Inneren zu finden und sich selbst als Lichtwesen zu verstehen.

Mit zahlreichen farbigen Abbildungen.

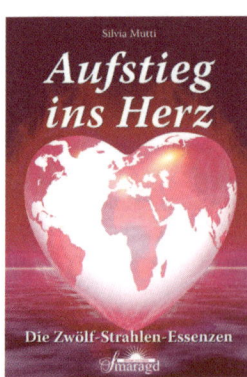

Silvia Mutti
Aufstieg ins Herz
Die Zwölf-Strahlen-Essenzen
280 Seiten, A5, gebunden, mit Leseband
ISBN 978-3-941363-42-7

Wir stehen vor dem Jahr 2012, dem Aufstieg ins Herz

Ein neues Bewusstsein erwacht, das im Herzen liegt. Mitgefühl, Toleranz und Freiheit werden aus diesem Herzen fließen. Ein Herz ist immer frei. Ein Herz ist auch tolerant. Und ein Herz hat Mitgefühl.

Steigen wir auf ins Herz. Die Aufgestiegenen Meisterinnen und Meister sowie Jesus Sananda helfen uns dabei. Jeder von ihnen ist ein voll entfaltetes Wesen und großartig in seiner Einzigartigkeit. Und trotzdem bilden sie zusammen ein Herz – sie alle tragen in sich das Bewusstsein eines großen Herzens.

Dieses neue Bewusstsein kommt nun auf die Erde – in Form von Essenzen, Informationen und Strahlen, die uns helfen, in das Bewusstsein des Herzens aufzusteigen und dort mitzuschwingen, denn im Herzen ist unser wahrer Platz. Dort sind wir zu Hause. Für immer.

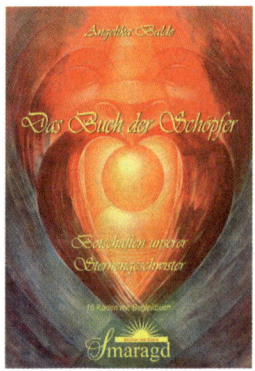

Angelika Balde
Das Buch der Schöpfer
128 Seiten, vierfarbig, mit 16 Karten in Stulpbox
ISBN 978-3-941363-39-7

Dieses Kartenset, durchgegeben von den 15 Gefährten der „Galaktischen Förderation, hilft der Erde und somit uns Menschen bei ihrem Heilungsprozess, um den Regenbogenweg von der Vierten in die Fünfte Dimension zu beschreiten.

Der Regenbogen ist eine Brücke der göttlichen Kreativität, geführt von Erzengel Michael, und wir selbst, jeder für sich, wählen unseren individuellen Weg. Am Ende des Weges werden wir an der Pforte der Neuen Zeit als bewusst gewordener Schöpfer mit unserem einzigartigen Erfahrungsschatz willkommen geheißen.

„Willkommen im Goldenen Zeitalter!"

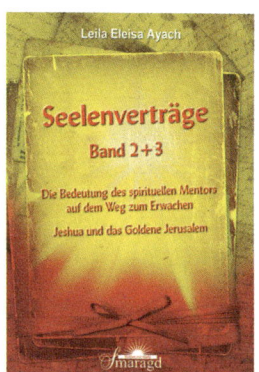

Leila Eleisa Ayach
Seelenverträge Band 2 und 3
Die Bedeutung des spirituellen Mentors auf dem Weg zum Erwachen
Jeshua und das Goldene Jerusalem
168 Seiten, A5, broschiert
ISBN 978-3-941363-44-1

Die Bedeutung des spirituellen Mentors auf dem Weg zum Erwachen
„Dieses Mal habt ihr Hilfe in Form eines mensch-lichen Mentors, der vor euch den Weg gegangen ist und um die Tücken und Herausforderungen des spirituellen Wegs, die Läuterungsprozesse und um die Dunkelheit weiß, über die der Schleier des Vergessens bisher lag. Er begegnet euch zur rechten Zeit, wie es verabredet war, und er hilft euch zu erkennen, was Wirklichkeit und was Dualität ist.“
Jeshua und das Goldene Jerusalem
„Die Menschheit tritt ein in das Zeitalter des Goldenen Jerusalems, das sym-bolisch für den göttlich erwachten Menschen auf Erden steht. Es ist die Rück-kehr des Menschen ins Paradies, in den Garten Eden. An dem Tag, an dem eine bestimmte Anzahl von Menschen weltweit erwacht ist, ist Lady Gaia ge-heilt. An diesem Tag habt ihr eine neue Erde und einen neuen Himmel.“

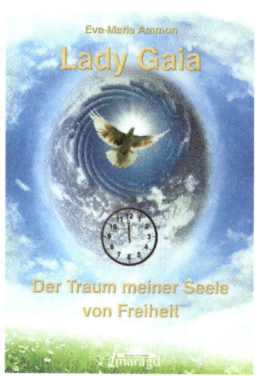

Eva-Maria Ammon
Lady Gaia –
Der Traum meiner Seele von Freiheit
272 Seiten, gebunden, mit Leseband
ISBN 978-3-941363-49-6

Im Angesicht zunehmender Naturkatastrophen wird ein Ausruf immer lauter. „Mutter Erde wehrt oder rächt sich.“ Ist das tatsächlich so? Was geschieht wirklich auf unserer Erde, und woher kommen die Naturkatastrophen, die immer mehr „Opfer“ for-dern? Lassen wir Gaia, die Seele unserer Mutter Erde, selbst zu Wort kommen. Gaia betont sehr deutlich: Es ist später als 2 Minuten vor 12. Doch was be-deutet dies im Tanz der Ewigkeiten? Es ist an der Zeit, aktiv zu werden für unser aller Lebensraum, den wir Erde nennen. Wegschauen war gestern. Hin-schauen ist heute. Erkennen, Erfahren, Erwachen, Handeln.

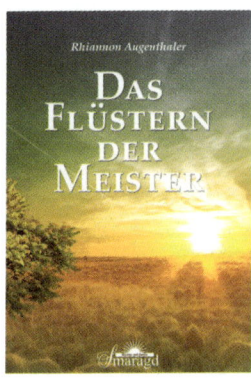

Rhiannon Augenthaler
Das Flüstern der Meister
304 Seiten, A5, broschiert
ISBN 978-3-941363-43-4

„Jeder von euch irdisch inkarnierten Menschen ist ein Meister oder ein Meister der Zukunft, – jeder, der dieses möchte.
Jetzt, während des Aufstiegs der Erde, lichten sich die Nebel zwischen unserer und eurer Dimension, sodass ihr uns, wann immer ihr bereit seid, mit eigenen Ohren hören und mit eigenen Augen sehen werdet.
Mit Freudentränen in den Augen werden wir euch umarmen, denn unsere Liebe zu euch ist unendlich und unbeschreiblich. Bis dahin werden wir flüstern. Mögest du unser Lächeln, unser Augenzwinkern empfangen, das dir jederzeit offenbart werden kann."

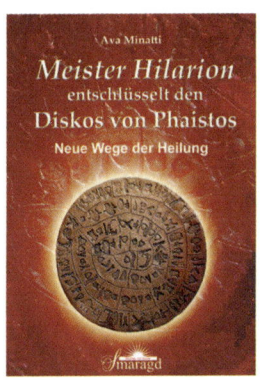

Ava Minatti
Meister Hilarion entschlüsselt den Diskos von Phaistos
Neue Wege der Heilung
264 Seiten, A 5, broschiert
ISBN 978-3-941363-46-5

Meister Hilarion lädt dich ein, seinen ätherischen Tempel der Heilung über Kreta zu betreten, um dich vom grünen Strahl durchströmen zu lassen. Er erzählt dir von der Geschichte und den Kraftorten der Insel und ruft dich auf, dein Heiler- und Heilerinnensein anzunehmen. Hilarion spricht über die Medizin der Neuen Zeit, die Bedeutung der Zentralsonne in der Heilarbeit, über das Basiszentrum und die Kundalinienergie von Europa sowie über Erdheilung. Gleichzeitig aktiviert der grüne Strahl dabei deine Selbstheilungskräfte und weitet deinen Heilkanal.
Das Herzstück bildet die Entschlüsselung der Symbolsequenzen des Diskos von Phaistos, eines geheimnisvollen Fundes aus der Bronzezeit, der uns bis heute Rätsel aufgegeben hat und gibt. Hilarion zeigt uns, wie wir seine Symbole zur Unterstützung der Heilung unserer Körper anwenden können.

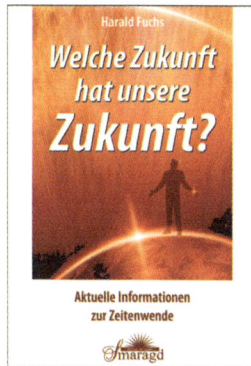

Harald Fuchs
Welche Zukunft hat unsere Zukunft?
Aktuelle Informationen zur Zeitenwende
216 Seiten, A5, gebunden, mit Leseband
ISBN 978-3-941363-45-8

Noch nie da gewesene Veränderungen sind zurzeit spürbar. Sie betreffen die sozialen, politischen, ökonomischen, finanziellen, geologischen, meteorologischen, militärischen und atmosphärischen Strukturen der Erde.

Alte Strukturen und Systeme, die uns nicht mehr dienlich sind, dürfen sich verabschieden und lösen sich auf. Nur so wird Platz für Neues geschaffen, und in einigen Jahren wird sich unsere Welt so verändert haben, dass wir sie heute nicht wiedererkennen würden.

Körper, Hormone, Zellen und Psyche verändern sich, Emotionen werden frei, die Schmerzen durch die Wehen immer stärker. Diese Vorstellung weckt in uns das Verständnis, warum beim Entstehen von Neuem auch manchmal schmerzliche Prozesse in Kauf zu nehmen sind. Doch dann ist es endlich geschafft – die lange Reise hat ein Ende!

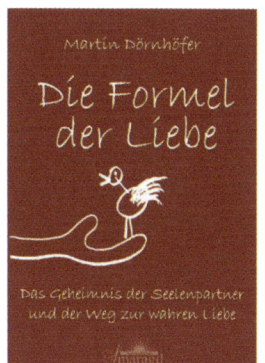

Martin Dörnhöfer
Die Formel der Liebe
Das Geheimnis der Seelenpartner und der Weg zur wahren Liebe
392 Seiten, A5, gebunden, mit Leseband
ISBN 978-3-941363-35-9

Warum treffen die meisten Singles immer wieder auf die gleiche Sorte Partner? Was ist der Grund hinter den alltäglichen Machtkämpfen in der Partnerschaft? Gibt es einen Seelenpartner? Was ist Liebe? Lässt sich Liebe mit nur zwei Worten beschreiben?

Der Autor erläutert, wie wir durch zwei einfache Faktoren in der Lage sind, unser Leben glücklich und in Liebe zu leben. Das Loslassen unserer Ängste und das Vertrauen in unsere Herzenswünsche sind der Schlüssel für dieses bewusste und liebevolle Leben. Alles, was wir zu Beginn dafür tun müssen ist, eine Entscheidung zu treffen, wie sich unser Leben in Zukunft entwickeln soll. Angst oder Liebe? Denn alles beginnt mit einer Entscheidung!